Kurt Fellöcker
Silvia Franke (Hrsg.)

Suchtvorbeugung in Österreich

SpringerWienNewYork

Kurt Fellöcker
Silvia Franke

Satz: H. Meszarics • Satz & Layout • A-1200 Wien

Gedruckt auf säurefreiem, chlorfrei gebleichtem Papier – TCF

SPIN: 10758867

Die Deutsche Bibliothek – CIP-Einheitsaufnahme
Ein Titeldatensatz für diese Publikation ist bei der Deutschen Bibliothek erhältlich

ISBN 3-211-83509-1 Springer-Verlag Wien New York

Geleitwort

Als das Bundesministerium für Umwelt, Jugend und Familie in Zusammenarbeit mit den Landesjugendreferaten im Jahr 1994 den „Präventiven Herbst 1994“ als Veranstaltungsreihe zur Fortbildung und Sensibilisierung von JugendleiterInnen für suchtpräventive Maßnahmen gründete, konnte wohl niemand die Entwicklung der nächsten Jahre vorausahnen.

Innerhalb von ein paar Jahren etablierten sich in ganz Österreich Fachstellen für Suchtvorbeugung, im schulischen und insbesondere im außerschulischen Bereich wurden eine Vielzahl von Präventionsprojekten initiiert.

Ich freue mich, dass mit der hiermit vorliegenden Publikation der nunmehrige Stand der Suchtvorbeugung in Österreich auch umfassend dokumentiert wird. Dieser Überblick sollte aber auch den Anstoß geben, sich nicht auf dem Erreichten auszuruhen. Es gibt noch viele Ideen und offene Fragen, wie

- die vermehrte Qualifizierung von Präventionskräften,
- die Weiterentwicklung der strukturellen Prävention,
- die Frage der Mitbestimmung Jugendlicher bei der Entwicklung präventiver Modelle und Projekte, um nur einiges exemplarisch zu nennen.

Ich danke den Autorinnen und Autoren für Ihre Arbeit, die damit einen Einblick in die vielfältige Arbeit der Suchtprävention geben.

Damit wird auch ersichtlich, wieviel Mut, Engagement und Weitblick für diese Arbeit notwendig sind und andererseits wie viele Menschen und Institutionen diese Arbeit auch tragen.

Ihnen sei an dieser Stelle herzlich dafür gedankt.

Dr. Martin Bartenstein
Bundesminister für Umwelt, Jugend und Familie

Geleitwort

Da die Schule – neben dem Elternhaus – eine sehr wichtige Rolle bei der Sozialisation von Kindern und Jugendlichen spielt, gehört die Suchtprävention auch zu ihren bedeutenden Aufgaben. Das Entstehen von Sucht ist immer ein komplexer Prozess. Wirksame Suchtprävention kann daher von niemandem im Alleingang geleistet werden, sondern verlangt koordiniertes Handeln im privaten und im öffentlichen Bereich.

Österreichs Schulen haben sich in den letzten Jahren ganz bewusst dieser Herausforderung gestellt. Erfahrungsgemäß ist Suchtprävention besonders wirksam, wenn sie zu einem frühen Zeitpunkt einsetzt, noch bevor die Schülerinnen und Schüler in ein Alter kommen, in dem sie vielleicht selbst Suchtmittel ausprobieren. Zentrales Element ist dabei die Stärkung der Persönlichkeit der Jugendlichen, aber auch die Information um die Gefährlichkeit von Suchtmitteln.

Die Schule ist daher gefordert, ihre pädagogischen Möglichkeiten auszuschöpfen, das Selbstwertgefühl der Schülerinnen und Schüler zu stärken, sie zu aktiver und kreativer Lebensgestaltung zu motivieren und sie zu befähigen, schwierige Lebensphasen zu bewältigen.

Ebenso wichtig für den Erfolg von Suchtprävention ist es, sie als längerfristige Maßnahme zu konzipieren und die interdisziplinäre Zusammenarbeit zwischen LehrerInnen, Eltern und Fachleuten zu forcieren.

Die vorliegende Publikation gibt einen hervorragenden Überblick über die Bedeutung und Grundsätze der Suchtvorbeugung in Österreich und im europäischen Vergleich und präsentiert beispielhaft verschiedene Aspekte suchtpräventiver Aktivitäten und Projekte in Österreich. Sie unterstützt damit auch die Schwerpunktsetzungen des Unterrichtsressorts auf diesem Gebiet, die seit Frühjahr 1998 zu einer Vielzahl zusätzlicher Aktivitäten geführt haben.

Wir danken allen Autorinnen und Autoren für Ihren Einsatz und ihr Engagement und hoffen, dass diese Publikation viele Leserinnen und Leser dazu ermutigt, einen Beitrag zur Sicherung der Qualität von Suchtprävention zu leisten.

Dr. Beatrix Haller
Bundesministerium für Unterricht und kulturelle Angelegenheiten

Geleitwort

Suchtvorbeugung ist ein sehr vielschichtiges Thema: als Querschnittaufgabe berührt es verschiedene Politiken, insbesondere aber die Gesundheits-, Sozial-, und Jugendpolitik. Verantwortliche verschiedenster Institutionen und Professionen setzen suchtpräventive Aktivitäten auf lokaler, regionaler, nationaler, supranationaler und internationaler Ebene. Interdisziplinarität und Interinstitutionalität sind ebenso zu Schlüsselbegriffen in der Suchtprävention geworden wie Evaluation und Qualitätssicherung.

Die österreichische Gesundheitspolitik misst primärpräventiven Aktivitäten, die die „Lebenswerkzeuge“ von Kindern und Jugendlichen fördern, um sie weniger empfänglich für einen problematischen Umgang mit Rauschmitteln zu machen, sehr große Bedeutung bei. Zunehmend gewinnt auch die Präventionsarbeit mit Zielgruppen und „Szenen“ Aktualität. Wichtige Grundsätze sind die „Nachhaltigkeit“ von Präventionsmaßnahmen und die Ausrichtung an einem weiten Suchtbegriff, der neben den illegalen auch die legalen und stoffungebundenen Süchte einbezieht. Die Priorität liegt bei lokalen und regionalen Interventionen, die die orts- und bereichsspezifischen Bedingungen berücksichtigen.

Die Komplexität dieses Themas und die Geschwindigkeit, mit der sich die Suchtvorbeugung national und international entwickelt, verlangten nach sachkundiger literarischer Aufarbeitung, zumal eine aktuelle Publikation zu diesem Thema in Österreich bis dato fehlte. Das vorliegende Buch, mit dem es Kurt Fellöcker und Silvia Franke gelungen ist, diese Lücke zu schließen, vermittelt einen Überblick über die Entwicklung und den „state of the art“ in der österreichischen Suchtprävention. Theoretische Grundlagen werden darin ebenso behandelt wie die österreichische Präventionspraxis – von der Suchtvorbeugung im Kindes- und Jugendalter über Suchtprävention im Betrieb bis hin zur Altenpflege. Die verschiedensten Aspekte der Suchtvorbeugung – geschlechtsspezifische Ansätze, peer-group, Ravekultur, Suchtprävention in Grenzregionen und viele andere mehr – finden ebenso Raum wie etwa die für eine effektive

Präventionsarbeit wichtige Frage nach einem Präventionsleitbild der Fachstellen für Suchtprävention.

Kurt Fellöcker und Silvia Franke – beide kompetente und erfahrene Präventionsexperten – haben eigene Beiträge und Beiträge anderer namhafter österreichischer TheoretikerInnen und PraktikerInnen der Suchtprävention zu einer informativen Publikation zusammengefasst. Eine Übersicht über Kontaktpersonen und Adressenmaterial vervollständigt das Werk, von dem ich überzeugt bin, dass es alle Interessierten ansprechen und allen nach theoretischen Hintergründen, Ideen und Projektpartnern suchenden ProfessionistInnen im Bereich des Gesundheitswesens, der Pädagogik und der Sozialarbeit als wichtiger Wegweiser in ihrer Arbeit dienen wird. Kurt Fellöcker und Silvia Franke haben mit dieser Publikation einen wichtigen Beitrag für die österreichische Präventionsarbeit geleistet.

Johanna Schopper
Bundesministerium für Arbeit, Gesundheit und Soziales

Vorwort

Die österreichische Suchtvorbeugung hat im Lauf der letzten fünfzehn Jahren inhaltlich wie strukturell eine dynamische und prosperierende Entwicklung genommen. Waren die Anfänge noch stark von den Auswirkungen eines Paradigmenwechsel in Drogenpolitik und Suchtarbeit sowie den damit verbundenen Standortbestimmungen geprägt, kam es im Verlauf zunehmend zu einer Konsolidierung und Institutionalisierung auf professioneller Basis. Mit heutigem Stand gibt es in acht Bundesländern mit der Koordination von Suchtvorbeugung beauftragte Fachstellen, die unter anderem eng mit regionalen Bildungsinstitutionen zusammenarbeiten. Dadurch konnte die Aus- und Weiterbildung von Schlüsselpersonen im pädagogischen, sozialen und anderen relevanten Bereichen flächendeckend umgesetzt werden. Gleichzeitig wurde auf der Praxisebene die Vernetzung der Fachkräfte und die Zusammenarbeit mit Präventions- und Suchtforschung im Sinne der Qualitätssicherung forciert.

Suchtprävention wird heute als eigene, hoch qualifizierte Profession verstanden. Inhaltlich hat sie sich von einer vorwiegend pathogenetischen Ausrichtung zunehmend entfernt und als Teil umfassender Gesundheitsförderung salutogenetische Ansätze integriert. Sie umfasst eine breite Palette von Ansätzen und Methoden, mit denen vielfältige Zielgruppen von Kindern bis zu alten Menschen, von der Jugendarbeit bis zum Betrieb, von der Gemeinde bis zur landesweiten Öffentlichkeit erreicht werden.

Als Präventionsfachleute konnten wir den oben beschriebenen Prozess der Suchtvorbeugung in Österreich von Beginn an begleiten. Die Tatsache, dass es trotz dieser erfreulichen, bundesweiten Entwicklung noch keine zusammenfassende Publikation über die österreichische Suchtprävention gab, hat uns dazu motiviert, das vorhandene Spektrum an Grundlagen, Ansätzen und Methoden zu reflektieren und ausschnittsweise zu dokumentieren. Nicht zuletzt möchten wir damit auch einen Beitrag zum Selbstverständnis eines möglichen „österreichischen Weges“ in der Suchtvorbeugung leisten.

Aus Platzgründen haben wir dabei den Anspruch auf eine annähernd vollständige, bundesländerweite Dokumentation hintangestellt. Dadurch konnten eine Vielzahl von wesentlichen Projekten und Methoden – wie z.B. das Projekt „Step by Step“ im Schulbereich oder die lebendigen Impulse präventiver Theaterpädagogik – nicht berücksichtigt werden. Bei der von uns getroffenen Auswahl haben wir uns vorwiegend auf primärpräventive Ansätze beschränkt, es gibt aber auch Überschneidungen zur Sekundärprävention. Der Adressteil im Anhang soll dabei behilflich sein, regionale und überregionale Ansprechpartner für Suchtvorbeugung leichter kontaktieren zu können.

Wir hoffen, dass es uns gelungen ist, mit diesem Buch einen Überblick über die österreichische Präventionslandschaft zu bieten und wünschen viel Freude beim Lesen.

Kurt Fellöcker und *Silvia Franke*

Inhaltsverzeichnis

Angaben zu den AutorInnen XV

Fellöcker, K., Franke, S.: Suchtprävention – eine Einführung 1
Drobesch-Binter, B.: Gesundheitsförderung und Suchtvorbeugung: eine Positionierung 13
Springer, A.: Drogenpolitik und Suchtprävention in Österreich 25
Haas, S.: Suchtprävention im europäischen Vergleich 45
Koller, G.: Von der Not zur Wendigkeit – 15 Jahre Suchtvorbeugung in Österreich 57
Uhl, A.: Leitbild der österreichischen Fachstellen für Suchtvorbeugung 65
Deutenhauser, T.: Prävention attraktiv gestalten – Öffentlichkeitsarbeit in der Suchtvorbeugung 85
Franke, S.: Suchtprävention in der Kindheit 101
Acker, N.: Geschlechtssensible Suchtprävention 117
Mitterbauer, E., Sokopp, M.: Suchtprävention in der Schule ... 125
Kahr, C.: Peer-group-education in der Suchtvorbeugung – Partizipation oder Manipulation? 141
Foissner, M.: Suchtvorbeugung und Jugendarbeit – Chancen und Grenzen einer Kooperation 157
Beiglböck, W., Feselmayer, S.: Alkohol am Arbeitsplatz – Betriebliche Suchtprävention in Österreich 169
Franke, S., Höld, E.: Suchtvorbeugung im Alter 181
Fellöcker, K.: Lebensweltorientierte Sekundärprävention im ländlichen Raum 199
Kriener, H.: Neue Wege in der Suchtprävention: das wissenschaftliche Pilotprojekt *ChEck iT!* 215
Höld, E.: Grenzerfahrungen – Reflexionen aus der Ostregion ... 225

Kontaktadressen 239

Angaben zu den Autoren

Mag.[a] Nina Acker, Psychologin, während ihres Studiums Tutorin für differentielle Psychologie und Frauenforschung. Seit 1998 Mitarbeiterin der Informationsstelle für Suchtprävention der Stadt Wien mit den Schwerpunkten wissenschaftliche Forschung und Evaluation sowie geschlechtsspezifische Suchtprävention.

Dr. Wolfgang Beiglböck, Univ.-Lektor, Klinischer und Gesundheitspsychologe, im Anton-Proksch-Institut/Stiftung Genesungsheim Kalksburg, in der Behandlung Abhängiger tätig. Organisationspsychologische Beratung von Unternehmen bei der Implementierung von Suchtpräventionsprogrammen und entsprechende Schulungstätigkeit.

Tina Deutenhauser, diplomierte Sozialpädagogin, Studium der Psychologie im DiplomandInnenstadium. Von 1995–1998 Mitarbeiterin im Krisenzentrum Wien-Nussdorf für jugendliche Mädchen, seit 1992 Tätigkeit im Verein DIALOG, seit 1999 hauptamtliche Mitarbeiterin im Beratungs- und Betreuungszentrum für Drogenabhängige, Wien 21.

Dr. Barbara Drobesch-Binter, Pädagogin. Seit 1992 Mitarbeiterin der Unterabteilung Gesundheitsförderung und Sozialmedizin beim Amt der Kärntner Landesregierung, Koordinatorin für Suchtprävention in Kärnten. Schwerpunkt strukturelle Gesundheitsförderung.

Kurt Fellöcker, diplomierter Sozialarbeiter, Psychotherapeut (PD), Supervisor. Berufserfahrung in der Sozialarbeit im Strafvollzug und in der Drogenberatung. Professor an der Bundesakademie für Sozialarbeit in St.Pölten, Leiter der Fachstelle für Suchtvorbeugung Niederösterreich. Lehrtätigkeit im ÖAGG.

Dr. Senta Feselmayer, Univ.-Lektorin, Klinische und Gesundheitspsychologin, im Anton-Proksch-Institut/Stiftung Genesungsheim Kalksburg, in der Behandlung Abhängiger tätig. Leiterin der psychologischen Abteilung des Anton-Proksch-Institutes. Organisationspsychologische Beratung von Unternehmen bei der Implementierung von Suchtpräventionsprogrammen und entsprechende Schulungstätigkeit.

Max Foissner, Studium der Pädagogik/Philosophie/Psychologie und Theologie (im Abschluss begriffen). Mehrjährige Erfahrung in der niederschwelligen Drogenarbeit (Ganslwirt) und der primären und sekundären Suchtvorbeugung. Seit 1995 Mitarbeiter der Jugendberatungsstelle WAGGON in Mödling.

Silvia Franke, diplomierte Sozialarbeiterin, Psychotherapeutin. Von 1980–1993 Streetwork mit jugendlichen Drogenabhängigen, seit 1995 Leiterin der Informationsstelle für Suchtprävention der Stadt Wien. Coaching bei der Entwicklung von Präventivstrategien, Weiterbildung für MultiplikatorInnen, Lehrtätigkeit im ÖAGG.

Dr. Sabine Haas, Soziologin. Von 1987 bis 1995 sozialwissenschaftliche Forschung zu AIDS, zunächst am Ludwig Boltzmann-Institut für Medizin und Gesundheitssoziologie (Wien) und dann im Rahmen der Dissertation; seit 1995 am österreichischen Bundesinstitut für Gesundheitswesen (ÖBIG) mit Projekten zu Drogen und Sucht befasst, zuständig für den REITOX Focal Point Österreich, österreichische Koordinatorin der EWSP 1998.

Dr. Ewald Höld, Facharzt für Psychiatrie und Neurologie, Psychotherapeut. Oberarzt im Anton-Proksch-Institut/Alkoholabteilung. Konsiliartätigkeit in der Sonderanstalt für entwöhnungsbedürftige Rechtsbrecher in Wien-Favoriten und der Therapiestation Münchendorf. Organisationsberatung bei der Entwicklung von Präventivstrategien, Fortbildungstätigkeit für MultiplikatorInnen.

Claudia Kahr, diplomierte Sozialarbeiterin, ehem. Mitarbeiterin der Drogenberatungsstelle des Landes Steiermark, seit 1996 Geschäftsführung und Leitung von VIVID – Fachstelle für Suchtprävention Steiermark, Schwerpunkt Peer-group-education und MultiplikatorInnenschulung.

Gerald Koller, freier Pädagoge, Geschäftsführer des Österreichischen Bildungsforums für fördernde und präventive Jugendarbeit. Seit 1987 national und international in primärer Suchtprävention, Gesundheitsentwicklung und Netzwerkarbeit tätig.

Harald Kriener, Studium der Psychologie in Wien und Berkeley (CA) mit den Schwerpunkten Kognitive Psychologie und Psychophysiologie. Seit 1999 als Leiter des Projekts *ChEck iT!* beim Verein Wiener Sozialprojekte tätig.

Mag. Eva Mitterbauer, AHS Professorin für Biologie und Umweltkunde sowie Informatik, Unterrichtstätigkeit seit 1980 an einer Wiener AHS. Seit 1992 Leiterin des Gesundheitsförderungszentrums in Wien mit der Aufgabe, gesundheitsfördernde Maßnahmen im Schulalltag durch LehrerInnenfortbildung, Schulinterne LehrerInnenfortbildung und Projektentwicklung sowie Beratung an Schulen zu etablieren.

Dr. Alfred Springer, Univ. Prof., Facharzt für Psychiatrie und Neurologie, Psychotherapeut, Psychoanalytiker (WVP); Leiter des Ludwig-Boltzmann-Institutes für Suchtforschung, Anton-Proksch-Institut Wien. Vorsitzender der Arbeitsgruppe zur Evaluation der Primärprävention im Rahmen der COST-A6 Aktion der Europäischen Kommission.

Margot Sokopp, seit 1975 Lehrerin an einer Wiener Hauptschule, seit 1978 Durchführung von Projekten zum Thema Suchtprävention in der Schule. Seit 1993 am Pädagogischen Institut der Stadt Wien zuständig für Fortbildungen im Bereich der Suchtprävention. Vortrags- und ReferentInnentätigkeit für LehrerInnen und Eltern, Unterstützung von Projekten an Schulen.

Dr. Alfred Uhl, Gesundheitspsychologe. Seit 1977 wissenschaftlicher Mitarbeiter des Ludwig-Boltzmann-Instituts für Suchtforschung am Anton-Proksch-Institut, Kalksburg, Wien. Schwerpunkte: Forschungsmethodologie und Statistik, Evaluation, Fragebogenentwicklung, Prävention, Epidemiologie.

Suchtprävention – eine Einführung

Kurt Fellöcker und **Silvia Franke**

1 Arbeitsgrundlagen moderner Suchtvorbeugung

1.1 Ursachenmodelle süchtigen Verhaltens

In der Expertise zur Primärprävention des Substanzmissbrauchs (Künzel-Böhmer et al., 1993) kommen die AutorInnen zu der Erkenntnis, dass es zwar eine Fülle von theoretischen Erklärungsmodellen zur Entstehung des Substanzmissbrauchs gibt, diese jedoch nur eine gewisse Reichweite bezüglich ihres Erklärungswertes haben.

Lettieri u. Welz (1983) haben alleine 38 Ursachenkonzepte bezüglich der Entstehung eines Substanzmissbrauchs gesammelt, wovon jedes nur als ein Repräsentant einer bestimmten Theoriegruppe (psychologisch, physiologisch, soziologisch etc.) aufgenommen wurde.

Auf Grund der Fülle der vorhandenen theoretischen Ansätze sollen deshalb hier nur einige grundlegende Ursachenmodelle erwähnt werden, die für die Suchtprävention relevant waren und sind, wie z.B. das Trias-Modell nach Kielholz u. Ladewig (1973), das Substanzmissbrauch aus dem Zusammenwirken verschiedener Einflussfaktoren in der Person, der Umwelt und der jeweiligen Substanz erklärt oder die Ansätze von Silbereisen (1983) bzw. Hurrelmann (1997), die Drogenkonsum vor allem in funktionellem Zusammenhang mit den Anforderungen und Belastungen jugendspezifischer Entwicklungsaufgaben sehen. Auch systemische oder biologische Ansätze wie z.B. das Konzept der körpereigenen Drogen haben in der präventiven Praxis einen wichtigen Niederschlag gefunden.

Allgemein lässt sich festhalten, dass sich die Suchtvorbeugung weitgehend von eindimensionalen Modellen verabschiedet hat und sich stärker an ganzheitlichen, prozess-, entwicklungs- und interaktionsorientierten Konzepten orientiert, die ein Zusammenwirken persönlicher und struktureller Faktoren beinhalten und Substanzkonsum und -missbrauch nicht per se pathologisieren, sondern diese als eine Bewegung auf dem Kontinuum menschlicher Entwicklung betrachten.

1.2 Grundlegende Konzepte präventiven Handelns

1.2.1 Salutogenetischer Ansatz

Nach Aaron Antonovsky (1979) fahren wir alle – bildlich gesprochen – während unseres Lebens eine lange Skipiste herunter, deren Ende ein unumgänglicher und unendlicher Abgrund ist. Die pathogenetische Forschung beschäftigt sich hauptsächlich mit jenen, die an einen Felsen gefahren, mit einem Baum oder anderen SkifahrerInnen kollidiert oder in eine Gletscherspalte gefallen sind. Weiters versucht dieser Ansatz uns davon zu überzeugen, dass es das beste sei, überhaupt nicht Ski zu fahren. Die Salutogenese beschäftigt sich hingegen damit, wie die Piste ungefährlicher gemacht werden und wie man Menschen zu sehr guten SkifahrerInnen machen kann.

Antonosvky führte den Begriff der Kohärenz ein, den man als eine generelle Lebenseinstellung beschreiben könnte, die das Leben als sinnhaft, bewältigbar und erklärbar betrachtet. Als Ressourcen für eine gelungene Lebensbewältigung bezeichnet er u.a. ein Vertrauen in die Kontinuität des Lebens, soziale Ressourcen sowie die Fähigkeit, innerhalb der sozialen Bezüge immer wieder Verbindlichkeiten auszuhandeln. Gesundheit und Krankheit sind zwei Pole auf dem Kontinuum des Lebens, zwischen denen wir uns bewegen, wir sind also nie ganz gesund oder ganz krank.

Umgelegt auf den Umgang mit Suchtmitteln jeglicher Art entspricht das oben genannte Bild einem suchtpräventiven Verständnis, bei dem die Stärkung von Ressourcen und die Minimierung von Risikofaktoren auf persönlicher und struktureller Ebene unter Verzicht auf gänzliche Abstinenz zugunsten von Autonomie und Risikooptimierung im Vordergrund stehen. Nicht zuletzt ist die salutogenetische Orientierung ermutigend für den Umgang mit Krisen, weil sie den Blickwinkel vom pathogenen Geschehen auf die vorhandenen Bewältigungsressourcen lenkt. Dieser Ansatz bildet daher ebenso wie die WHO-Charta zur Gesundheitsförderung ein Rahmenkonzept für die Arbeit der österreichischen Suchtpräventionsfachkräfte.

1.2.2 WHO-Konzept zur Gesundheitsförderung

Suchtvorbeugung konzentriert ihre Bemühungen nicht nur auf das Verhalten bestimmter Zielgruppen, sondern im Sinne der Verhältnisprävention auch auf die Verbesserung von Lebensbedingungen und die Weiterentwicklung gesellschaftlicher Strukturen. Leitfaden für diese Orientierung ist das WHO Konzept zur Gesundheitsförderung, das einer ganzheitlichen Definition von Gesundheit folgt. Im Sinne der Ottawa Charta (WHO, 1986) ist Gesundheitsförderung ein Prozess, der Menschen dazu in die Lage versetzen soll, mehr Einfluss auf ihren Gesundheitszustand zu entwickeln und ihre Gesundheit aktiv zu verbessern. Explizit wird als Ziel ein Zustand vollständigen körperlichen, geistigen und sozialen Wohlbefindens definiert.

Betrachtet man Gesundheit jedoch als dynamischen, an Lebensphasen orientierten und prinzipiell instabilen Prozess, so ist diese Zielsetzung zwangsläufig zu hinterfragen. Die ganzheitliche Ausrichtung der Gesundheitsförderung bildet jedoch einen guten Rahmen für ein präventives Selbstverständnis, das sich als Teil umfassender Gesundheitsförderung versteht und im breiten Kontext gesellschaftspolitischer Aufgabenfelder, wie z.B. wirtschafts- und marktpolitischer Vorgaben, Sozial-, Familien- und Gesundheitspolitik, agieren und intervenieren will.

1.2.3 Konzept der protektiven Faktoren

Als Schutz- oder protektive Faktoren sind Bedingungen zu verstehen, die eine Person davor bewahren, eine bestimmte Krankheit bzw. selbstschädigende Verhaltensweisen wie z.B. Substanzmissbrauch zu entwickeln. Dem Konzept liegt die Beobachtung zu Grunde, dass verschiedene Personen auf die gleichen Einflüsse wie z.B. Stress oder Unglücksfälle sehr unterschiedlich reagieren: einige nehmen überhaupt keinen Schaden, andere großen. Das Ausbleiben dieser Folgeschäden bezeichnet man auch mit dem Begriff der Resilienz. Diese ermöglicht es Individuen, auch angesichts extremer Widrigkeiten Optimismus zu erhalten, wo andere Personen zu Aufgabe und Hoffnungslosigkeit tendieren.

Als zentrale Schutzfaktoren werden u.a. Selbstvertrauen, Fremdvertrauen und Hoffnungsbereitschaft sowie die Fähigkeit, Nähe und Distanz regulieren zu können, angeführt (v. Troschke, 1995). Untersuchungen zeigen bei gesunden Familien eine hohe Bereitschaft, Veränderungen zu akzeptieren, Abschied nehmen und Neues erproben zu können sowie soziale Fähigkeiten wie die Mitteilung eigener Gefühle und Interesse an Gefühlen anderer (Skynner u. Clees, 1994). Protektiven Faktoren kommt auch eine Schlüsselfunktion im Verständnis von Risikoprozessen zu, nach Rutter (1990) besteht ihre Wirkung in der Minimierung der Risikoeinwirkung und der Verhinderung von negativen Kettenreaktionen. Sie beinhalten daher wesentliche Implikationen für Prävention und Intervention.

1.2.4 Konzept der Risikokompetenz

Risiko kann nicht nur dadurch minimiert werden, in dem man die Einwirkung möglichst gering hält. Risiko kann auch relativiert werden, wenn es mit positiven Bewältigungserfahrungen gekoppelt wird. Risikoverhalten hat u.a. die durchaus positive Funktion, den Umgang mit Grenzsituationen zu lernen. Der Erwerb von Risikokompetenz ist somit als eigenständige Entwicklungsaufgabe des Jugendalters zu betrachten (Franzkowiak, 1994). Darüber hinaus sind Unsicherheit und Risiken Grundkategorien menschlichen Lebens, sie auszuschalten, stellt einen Angriff auf das Leben selbst dar (Erben, 1986).

Prävention sollte deshalb nicht auf eine Strategie der maximalen Risikovermeidung setzen, sondern die funktionale Sinnhaftigkeit von Risikoverhalten berücksichtigen, das zu Grunde liegende kreative Potential wahrnehmen und den Umgang mit Risiken bewusst integrieren. Auf diesem Hintergrund können sich Möglichkeiten für ein Verhalten erschließen, das als sinnhafte Alternative akzeptiert und mit der Lebensweise Jugendlicher vereint werden kann (Franzkowiak, 1994; Nöcker, 1990).

In der suchtpräventiven Praxis wurde dieser Ansatz im primärpräventiven Bereich, z.B. in der Abenteuerpädagogik umgesetzt, findet sich aber v.a. auch im Bereich der Sekundärprävention über das Prinzip der harm reduction wieder (wie z.B. mittels des Angebots von Ecstasytestungen für KonsumentInnen bei Rave-Veranstaltungen). Gemeinsam ist hier, dass von den spezifischen Lebensweisen und Bedürfnissen der AdressatInnen ausgegangen und anstelle von Risikoabstinenz die Entwicklung von Risikokompetenz gefördert wird.

1.2.5 Konzept des sozialen Lernens

Die Theorie des sozialen Lernens (Bandura, 1979) geht davon aus, dass der Erwerb eines Verhaltens mit den damit verbundenen negativen oder positiven Konsequenzen korreliert und dass Verhaltensweisen von als Modell akzeptierten Personen übernommen werden. Präventionsstrategien auf dieser Basis zielen in erster Linie auf die Entwicklung von Strategien gegenüber externen Einflussfaktoren ab, wie z.B. sozialem Druck in Hinblick auf Konsumverhalten. Grundzüge dieses Ansatzes finden sich auch in der suchtpräventiven Peergroup-Education.

1.2.6 Förderung der Alternativen zum Substanzmissbrauch

Im Rahmen der Verhaltensforschung bei Tieren wurde beobachtet, dass die Eltern bei unerwünschten Verhaltensweisen ihrer Kinder deren Aufmerksamkeit auf akzeptables Verhalten umlenkten (Dohner, 1972). Danach entsteht psychische Abhängigkeit, wenn ein Verhalten ein unbefriedigtes Bedürfnis abdeckt bzw. als Ersatz fungiert. Dieses Verhalten wird solange nicht eingestellt, als keine besseren Alternativen gefunden sind. Für die Suchtvorbeugung bedeutet dies, die Entwicklung eines möglichst breiten Spektrums an Verhaltensmöglichkeiten zu fördern, die variabel einsetzbar sind und z.B. bei der Bewältigung konflikthafter Situationen, aber auch beim Umgang mit Langeweile dienlich sind (Koller, 1999).

1.2.7 Konzept der Lebenskompetenzen (life skills approach)

Hinter diesem Konzept steht die Annahme, dass ein Mensch der über eine Reihe effektiver Fähigkeiten zur Lebensbewältigung verfügt, weniger Gefahr läuft, in selbstschädigende Prozesse wie z.B. eine Substanzabhängigkeit zu geraten. Der Begriff umfasst u.a. die Fähigkeit, sich verständlich zu machen und andere zu verstehen, seine Bedürfnisse bewusst wahrzunehmen, eigene Stärken und Schwächen zu akzeptieren sowie Verantwortung für eigenes Handeln zu übernehmen. Dazu gehört auch die Fertigkeit, Beziehungen aufzubauen, andere um Rat und/oder Hilfe bitten zu können und bei Problemen kollektive Lösungen anzustreben und zu erarbeiten. Die Mehrheit der Studien zeigt deutlich positive Ergebnisse für präventive Maßnahmen auf Basis der Lebenskompetenzförderung bezüglich einer Verhinderung bzw. Verzögerung des Konsumbeginns und einer Verhinderung des langfristigen Missbrauchsverhaltens (Künzel-Böhmer et al., 1993).

Dieses Konzept findet sich derzeit in fast allen gängigen suchtpräventiven Ansätzen wieder, sei es in der Arbeit mit Kindern, Jugendlichen oder alten Menschen. Es ist vor allem an der Förderung der Persönlichkeit orientiert, und lässt strukturelle Faktoren eher außer Acht, was im Sinne umfassender Suchtvorbeugung eine Schwachstelle darstellt.

2 Paradigmenwechsel in der Suchtvorbeugung

Das Verständnis von Suchtvorbeugung hat sich im Laufe der letzten 20 Jahre zumindest in der Fachwelt tiefgreifend verändert. Abschreckung und rein suchtmittelspezifische Drogenaufklärung erwiesen sich in vielen Studien (De Haes, 1987; Nevermann und Perlwitz, 1986) und Meta-Studien (Tobler, 1986) als wirkungslos oder sogar kontraproduktiv, illegale Drogen stehen nicht mehr allein im Zentrum der präventiven Bemühungen. Das Ziel der völligen Abstinenz ist zugunsten eines zielgruppengemäßen und an Risikooptimierung ausgerichteten Ansatzes zurückgetreten.

Dieser Veränderungsprozess in der Suchtprävention verlief parallel zu einem Paradigmenwechsel in der Drogenpolitik, die letztlich auch den Rahmen für die inhaltliche Ausrichtung von Suchtprävention bildet und für ihre strukturelle Verankerung sorgt. Von der langsamen Verschiebung der drogenpolitischen Ansätze in Richtung Entkriminalisierung und harm reduction – die noch bei weitem nicht als abgeschlossen zu betrachten ist – profitierte auch die österreichische Suchtprävention. Viele ihrer ersten Ansätze wurden ja in Anlehnung an Schweizer Modelle entwickelt, wo dieser drogenpolitische Prozess vor dem Hintergrund einer dramatischen Entwicklung der Drogenproblematik schon länger in Gang war.

Wurde Suchtvorbeugung früher als zusätzliche Aufgabe der Medizin oder gar der Exekutive angesehen, so bewirkte ihre zunehmende strukturelle Etablierung in Form von Fachstellen auch eine Professionalisierung: meist verfügten die dort tätigen Präventionsfachkräfte über eine Grundausbildung in Pädagogik, Sozialarbeit, Psychologie und Soziologie sowie Psychotherapie und brachten entsprechende Konzepte in die Suchtprävention ein.

Kernpunkt des Paradigmenwechsels in der Suchtprävention ist die Umorientierung von der pathogenetischen Leitfrage, warum Menschen krank und süchtig werden, zur salutogenetischen Frage, wie Menschen gesund und suchtresistent bleiben können. Suchtvorbeugung hat sich damit von der Ursachenorientierung zur Entwicklungs- und Gesundheitsförderung weiterentwickelt. Sie ist heute drogenunspezifisch ausgerichtet, in kontinuierliche pädagogische Prozesse eingebunden und hat die Vermittlung umfassender psychosozialer Kompetenzen sowie eines kritischen Umgangs mit jeglichen psychoaktiven Substanzen zum Ziel. Im Sinne eines „erweiterten Suchtbegriffs" werden legale Suchtmittel, aber auch substanz-unabhängige Süchte stärker thematisiert, in letzter Zeit stehen dabei vor allem Essstörungen im Blickpunkt. Dabei wird eine Auseinandersetzung mit Konsumformen und Bewältigungsmechanismen ebenso angestrebt wie die Erarbeitung von alternativen Handlungsmöglichkeiten bei Konflikten (Rausch u. Warnke, 1995).

Ziele sind u.a. die Stärkung der Persönlichkeit und der Konfliktlösungsfähigkeit, dabei orientiert man sich eher an den vorhandenen

Ressourcen als an Defiziten, dies gilt auch für geschlechtssensible Ansätze. Suchtvorbeugung berücksichtigt immer den sozialen und gesellschaftlichen Kontext und verfolgt auch hier Einbringungsstrategien im Sinne eines strukturellen Ansatzes.

Das Spektrum der Zielgruppen hat sich erweitert: Suchtprävention bezieht sich nicht nur auf Jugendliche, sondern wird im weiten Umfeld von Familie, Schule und Gesellschaft gesehen. Sie erstreckt sich vom Kindesalter bis zum alten Menschen und berücksichtigt unterschiedliche Lebenswelten. Meist wird jedoch nicht direkt mit Zielgruppen gearbeitet, sondern mit sogenannten Schlüsselpersonen, die mit ersteren in einem kontinuierlichen Prozess stehen.

Anstelle eines punktuellen Ansatzes, der das Problem und dessen Lösung nur beim Betroffenen sieht, tritt eine systemische Sichtweise. Suchtprävention ist – wenn sie dauerhaft wirksam sein will – unmittelbar mit der Stärkung der Selbstorganisation und der Beziehungen sowie der Verbesserung der Kommunikation innerhalb eines Systems (z.B. Betrieb, Schule, Familie, Arbeitsplatz) verbunden. Dies gilt auch für die Beeinflussung des makrosozialen Klimas im Sinne von Integration und Toleranz von Suchtkranken und anderen Randgruppen.

Suchtprävention versteht sich letztlich als ein Teil allgemeiner Gesundheitserziehung und Gesundheitsförderung, die zur Unterstützung der individuellen Entfaltungsmöglichkeiten jedes Einzelnen beiträgt.

3 Ebenen der Suchtprävention

Suchtprävention kann man als Bündel von Maßnahmen auf primärer, sekundärer und tertiärer Ebene verstehen. Im Allgemeinen bezeichnet man jedoch sekundäre und tertiäre Angebote als Beratung bzw. Therapie und Rehabilitation (letztere auch als Quartärprävention). Das Zusammenwirken der jeweiligen Arbeitsfelder, deren Vernetzung und Kommunikation sind vor allem in Hinblick auf die Entwicklung neuer Strategien unerlässlich. An dieser Stelle sollte allerdings auch festgehalten werden, dass primäre Suchtvorbeugung dort, wo es einen Mangel an beratenden und/oder therapeutischen Ressourcen gibt, häufig Gefahr läuft, anstelle der notwendigen und kostenintensiveren Etablierung entsprechender Angebote, als Feigenblatt für strukturelle Defizite eingesetzt zu werden.

Tabelle 1: Ebenen der Suchtprävention

Primärprävention für Gesunde	Sekundärprävention für Personen in Krisen	Tertiärprävention für Süchtige, Ex-Süchtige etc.
Setzt bei den Ursachen ein	Setzt bei entstehenden Problemen ein	Setzt bei der Not der Betroffenen an
Maßnahmen, die zu einem gesundheitsförderlichen Klima beitragen und Strukturen fördern, die helfen, Probleme und Konflikte zu lösen	Maßnahmen, die helfen, Krisen zu bewältigen und Probleme zu meistern	Maßnahmen, die Hilfe für Süchtige und Hilfe zur Integration von Ex-Süchtigen bieten
Prävention durch:	Beratung und Hilfe in Krisen durch:	Betreuung und Behandlung mittels:
– **Öffentlichkeitsarbeit** (Medienkampagnen, Presseaktionen, Infostände, Großveranstaltungen, Theater etc.) – **Bildungsarbeit** mit **Schlüsselpersonen** in Kindergarten, Schule, Elternbildung, Betrieb etc. – **Bezirksarbeit** (Veranstaltungszyklen, Maßnahmen zur Förderung der Lebensqualität, Beratung von Gremien etc.)	– Eltern – Freunde – Lehrpersonen – SchulpsychologInnen – Beratungsstellen etc.	– **Entzugstherapien** und Rehabilitation, Angebote für spezielle Zielgruppen (z.B. Schwangere) – **Überlebenshilfe** (Arbeitsprojekte, Tageszentren, Notschlafstellen, Spitalsverbindungsdienste etc.) – **Substitutionsprogramme** oder **diversifizierte Drogenabgabe** – **medizinische Hilfe** (Erstversorgung, HIV/HC-Prävention, Gesundheitsräume, Spritzentausch)

Verändert nach: Suchtpräventionskonzept Kanton Zürich, 1991.

4 Ausblick

Suchtmittelkonsum und seine jeweilige Ausprägung sind immer im Kontext gesellschaftlicher und kultureller Bedingungen zu sehen. Laut Bericht des österreichischen Bundesinstituts für Gesundheitswesen über die österreichische Drogensituation (ÖBIG, 1999) ist der Konsum leistungsfördernder Substanzen im Ansteigen, dies entspricht auch dem europäischen Trend.

Die schon vor Jahren erstellte Prognose, dass sich der Gebrauch von Suchtmitteln im Sinne einer sozialen Indikation erhöhen werde, hat sich bewahrheitet. Die KonsumentInnen haben mit dem Bild herkömmlicher, „leistungsverweigernder“ Drogenabhängiger nichts mehr gemeinsam: die neuen Risikogruppen sind neben hedonistisch orientierten FreizeitkonsumentInnen vor allem chronisch leistungsüberforderte Menschen, die Substanzen benützen, um den steigenden Anforderungen im Rennen um Jugendlichkeit, Geschwindigkeit und Bildung besser genügen zu können.

Kennzeichen unserer Zeit sind eine starke Individualisierung und für viele anonyme und großteils fremdbestimmte Arbeitsbedingungen. Die Anforderung, sich dem beschleunigten Zivilisationsprozess anzupassen, fordert einen hohen kulturellen, sozialen und gesundheitlichen Preis. „Dem Umbau der Gesellschaft, dem Wandel der zwischenmenschlichen Beziehungen entsprechend, baut sich auch der Affekthaushalt des Einzelnen um" (Elias, 1976). Nach Norbert Elias erfordert der Prozess der Zivilisation u.a. Selbstbeherrschung und genaueste Regelung der eigenen Affekte als unerlässliche Voraussetzungen sozialen Erfolges.

Dass Suchtmittel aller Art hier eine notwendige Entlastungsfunktion haben, ist naheliegend.

Vergegenwärtigt man sich in Hinblick auf den derzeitigen gesellschaftlichen Wandel noch einmal Antonovskys Bild der Schipiste, so könnte man sich vorstellen, dass diese in stillschweigender, allgemeiner Übereinkunft zur Rennpiste erklärt worden wäre, auf der Geschwindigkeit, Konkurrenz und die Wahrung des individuellen Vorteils die höchsten Werte darstellen. Obwohl die Sicherheitsmaßnahmen verstärkt und die SchifahrerInnen bereits im Kindesalter wettkampfmäßig trainiert werden, kommt es auf Grund verschärfter Bedingungen wie dem Setzen eines steilen Kurses und dem Vereisen der Piste vermehrt zu Unfällen.

Es stellt jedoch kaum jemand die Sinnhaftigkeit des Rennens an sich in Frage.

Übertragen auf die Aufgabenstellungen der Suchtvorbeugung bedeutet dies einerseits, dass die Sekundärprävention sicherlich in Zukunft einen größeren Stellenwert einnehmen wird müssen. Andererseits werden durch die derzeitige Entwicklung in Richtung Beschleunigung, Globalisierung und einer zunehmenden Verknappung bisher selbstverständlicher Güter, wie Erwerbsarbeit oder eines leistbaren Gesundheitssystems, auch gesamtgesellschaftliche Bruchlinien deutlich. Es ist daher zu überlegen, ob primäre Suchtprävention nicht wieder stärker strukturell, in politischen und kulturellen Kategorien gedacht werden sollte. In den letzten Jahren ist das Pendel präventiver Orientierung von einer ursachenorientierten Ausrichtung mit gesellschaftskritischem Bezug in Richtung allgemeiner Gesundheitsförderung geschwungen, derzeit liegt ein deutlicher Schwerpunkt auf der Förderung individueller Lebenskompetenzen. Der leitbildhaft angeführte präventive Anspruch zur Veränderung suchtfördernder Strukturen konnte bisher in größeren Zusammenhängen, wenn überhaupt, nur marginal eingelöst werden.

„Die Prävention der Zukunft... wird in vermehrtem Maße auf krankmachende Lebensbedingungen achten und sich entsprechend ausrichten müssen – und dabei unweigerlich mit zum Teil gegenläufigen Interessen kollidieren“ (Uchtenhagen, 1999). Sicherlich ist eine solche Ausrichtung, die strukturelle Bezüge herstellt und auch benennt, angreifbarer als eine Betonung der Förderung individueller Lebenskompetenzen, mit der sich eine breite Basis identifizieren kann. Gerade primäre Suchtprävention hat hier jedoch die Chance, über meinungsbildende Prozesse viele Menschen zu erreichen und im Umgang mit Ängsten, Wertfragen und der Suche nach Sinn orientierend zu wirken.

Dabei gilt es, zwischen Problem- und Lösungsorientierung in Balance zu bleiben, und neben der Vermittlung von positiven Werten, von Lebensfreude und Selbstwert auch die Ursachen von Sucht als schmerzhaften Teil der Lebensrealität im Auge zu behalten und an ihrer Veränderung zu arbeiten.

Vor sieben Jahren wurde die erste österreichische Suchtpräventionsfachstelle in Vorarlberg gegründet. Vielleicht bräuchte es in der Suchtvorbeugung, die in der professionellen Realität entgegen ihren eigenen Ansprüchen meist mehr vom Tun als vom Sein geprägt ist, ein Innehalten, eine Art Sabbatical zur Entwicklung neuer und adäquater Strategien. Schließlich sind Präventionsfachkräfte vor allem an den Übergängen gesellschaftlichen Wandels immer wieder gefordert, eigenes Handeln im Dialog mit den Zielgruppen kritisch zu hinterfragen, den aktuellen Kontext zu analysieren und in Kooperation mit ProponentInnen der Suchtarbeit und -forschung sowie anderen relevanten Kräften innovative Ansätze einzubringen.

Literatur

Antonovsky A (1979) Health, stress and coping. San Franciso, Jossey u. Bass

Bandura A (1979) Sozial-kognitive Lerntheorie. Stuttgart

De Haes W (1987) Looking for effective drug education programs; 15 years exploration of the effects of different drug education programs. Health Education Research 2 (4)

Dohner A (1972) Alternatives to drugs – a new approach to drug education. Journal of Drug Education 2(1), Seite 3–22

Erben R (1986) Die Ökologie des Körpers. In: Wenzel E (Hrsg) S 13–121

Elias N (1976, 1997) Über den Prozess der Zivilisation (Bd. I u. II). Frankfurt a.M., Suhrkamp

Franzkowiak P (1994) Jugendliches Risikoverhalten und neue Orientierungen für die Suchtprävention. Prävention 4, S 121–122

Hurrelmann K (1997) Drogengebrauch – Drogenmissbrauch. Juventa, Weinheim

Künzel-Böhmer J, Bühringer G, Janik-Konecny Th (1993) Expertise zur Primärprävention des Substanzmissbrauchs. Baden Baden, Nomos
Kielholz P, Ladewig D (1973) Die Abhängigkeit von Drogen. München
Koller G (1999) ZuMutungen. Ein Leitfaden zur Suchtvorbeugung für Theorie und Praxis. Wien, Bundesministerium für Jugend und Familie
Lettieri D J, Welz R (Hrsg) (1983) Drogenabhängigkeit. Ursachen und Verlaufsformen. Weinheim, Beltz
Nevermann C, Perlwitz E (1986) Prävention gegen Tabakrauchen und ihr Erfolg bei Schülern 9. Klassen eines Großstadtbezirks. Suchtgefahren 32, Seite 428–431
Nöcker G (1990) Von der Drogen- zur Suchtprävention. Minister für Arbeit, Gesundheit und Soziales (Hrsg) Nordrhein Westfalen
Österreichisches Bundesinstitut für Gesundheitswesen (1999) Bericht zur Drogensituation 1999. Im Auftrag der Europäischen Beobachtungsstelle für Drogen und Drogensucht und des Bundesministeriums für Arbeit, Gesundheit und Wirtschaft. Wien, ÖBIG
Rausch C, Warnke A (1995) Eine heilige Kuh? Der Paradigmenwechsel in der Suchtprävention darf vor „Keine Macht den Drogen" nicht haltmachen. Prävention 3
Rutter M (1990) Psychosocial resilience and protective mechanisms. In: Rolf J, Masten AS, Cicchette D, Nuechterzein KH, Weintraub S (eds) Risk and protective factors in the development of psychopathology. Cambridge, Cambridge University Press
Silbereisen R K (1983) Entwicklungspsychologie. München, Psychologie Verlag
Tobler N (1986) Meta-analysis of 143 adolescent drug prevention programs: Quantitative outcome results of program participants compared to a control or comparison group. Journal of Drug Issues (16) 4, S 537–567
Troschke Jv (1995) Gibt es einen Paradigmenwechsel in der Prävention? Prävention 1, S 3–6
Skynner R, Clees J (1994) Life and how to survive it. London, Mandarin
Uchtenhagen A (1999) Blick nach vorn. Quattro Stagioni, Winter 1999, S 7–8
Wenzel E (Hrsg) (1986) Die Ökologie des Körpers. Frankfurt a. M.
WHO (1986) Ottawa Charta. Genf, WHO

Gesundheitsförderung und Suchtvorbeugung – eine Positionierung

Barbara Drobesch-Binter

1 Einleitung

Gesundheitsförderung und Suchtprävention sind Begriffe, die zunehmend in den sprachlichen Alltagsgebrauch verschiedenster Fachbereiche einfließen. Dieser Trend hat aber auch zur Folge, dass es zu einer Verwischung der einzelnen Definitionen kommt und Fachdiskussionen oftmals auf Grund unterschiedlicher Präzision der Begrifflichkeit eine Diffusität erfahren.

Daher soll in diesem Beitrag der Versuch einer Positionierung der Bereiche Gesundheitsförderung und Suchtprävention unternommen werden.

2 Zur Definition von Prävention und Gesundheitsförderung

Nach Dorsch (1982) definiert man Prävention als „die Vorbeugung gegen Krankheiten und deren Folgen". Prävention als zentrales Anliegen des öffentlichen Gesundheitswesens wurde auch auf psychische und psychiatrische Störungen übertragen, was angesichts der Problematik eines medizinischen Krankheitsbegriffs für diesen Bereich nicht ohne Widerspruch bleiben konnte. Im Hinblick auf die Zuordnung von Präventionsprogrammen ist mit Caplan (1964) zwischen primärer, sekundärer und tertiärer Prävention zu unterscheiden (vgl. Dorsch 1982).

Hurrelmann (1990) versteht Prävention als Intervention und macht den Zeitpunkt im Prozess der Entstehung von Krankheit bzw.

Störung oder Beeinträchtigung davon abhängig, ob einer Intervention eine vorbeugende, korrigierende oder rehabilitative Bedeutung zukommt. In diesem Sinne ist diese Strukturierung den Präventionsbegriffen Caplans analog zu verstehen.

Der Begriff der präventiven Intervention wäre somit für alle jene Maßnahmen geeignet, die angewandt werden, bevor es zu ersten Anzeichen von Beeinträchtigungen (psychisch oder physisch) kommt und richtet sich somit an den gesunden Menschen (primäre Prävention). Von supportiver oder kurativer Intervention spricht man, wenn der Versuch unternommen wird, am konkreten Krankheitsbild korrigierend einzuwirken (sekundäre Prävention). Unter kompensatorischer oder rehabilitativer Intervention werden alle jene Maßnahmen verstanden, die zur Linderung bzw. Vermeidung der Folgen von Krankheit eingesetzt werden (tertiäre Prävention) (vgl. Hurrelmann, 1990).

Gemeinsames Ziel aller dargestellten Präventionsarten ist die Wiederherstellung bzw. Erhaltung von Gesundheit. Sie unterscheiden sich lediglich in der Art und Weise, wie dieses Ziel erreicht werden soll. Vereinfacht gesagt geht es bei Prävention immer um die Vermeidung von Krankheit, wobei der Begriff der Gesundheitsförderung darüber hinausgeht und alle Strategien zur Verbesserung des Gesundheitszustandes umfasst und somit wesentlich die Bedeutung des psychosozialen Wohlbefindens betont (vgl. Lohaus, 1993). Weiters entfällt im Rahmen der Gesundheitsförderung die Konzentration auf das einzelne Individuum.

Maßnahmen richten sich in erster Linie an verschiedene Bevölkerungs- bzw. Risikogruppen und versuchen einem multikausalen Ansatz gerecht zu werden. Im Rahmen der Ottawa-Charta zur Gesundheitsförderung proklamierte die WHO weltweit, dass Erkrankung als Störung der Balance zwischen Belastungen bzw. Risiken einerseits und Ressourcen andererseits gesehen werden müsse. Es gehe darum, den Menschen ein Höchstmaß an gesundheitlicher Selbstbestimmung zu ermöglichen und sie damit zur Intensivierung ihrer Gesundheit zu befähigen (WHO, 1986).

Nach Kühn und Rosenbrock (1994) konnte belegt werden, dass diese Grundthese zutrifft, wenn es gelingt, Menschen durch soziale, materielle und ideelle Unterstützung zu befähigen, Belastungen besser standzuhalten, wodurch auch die Erkrankungswahrscheinlichkeit unspezifisch gesenkt wird.

Lohaus (1993) unterscheidet zwischen Gesundheitsförderungsprogrammen, die zur Verbesserung der physischen und jenen, die der psychischen Gesundheit dienen. Idealerweise sollte aber eine Wechselwirkung zwischen beiden Modellen bestehen. In der Realität erscheint eine Trennung von Maßnahmen psychischer und physischer Gesundheitsförderung eher künstlich, allerdings sind bei der Konzeptorientierung und Durchführung von Programmen die Aufgabenschwerpunkte unterschiedlich definiert. Die Art der einzelnen Gesundheitsförderungsprogramme richtet sich in weiterer Folge danach, ob diese sich direkt am Individuum orientieren oder ob Veränderungen individueller Rahmenbedingungen im Vordergrund stehen (ebd.). Kühn und Rosenbrock differenzieren hier zwischen Prävention durch Verhaltensbeeinflussung und Verhältnisprävention.

a) *Prävention durch Verhaltensbeeinflussung:*
Die hier angewandten Strategien haben zum Ziel, auf das Verhalten der Menschen durch Propagierung gesunder Lebensweisen einzuwirken. Es soll nach dem Motto der WHO „Make the healthier way the easier choice" der Bevölkerung die bewusste Entscheidung zum gesunden Lebensstil erleichtert werden. Kritisch ist hier anzumerken, dass diese Überlegungen davon ausgehen, ein solcher Weg würde ausschließlich vom persönlichen Verhalten bzw. Willen des einzelnen abhängen. Soziale, materielle oder umweltspezifische Probleme werden hierbei nicht berücksichtigt. Dadurch bleiben Strategien, die sich nicht an spezifische Zielgruppen richten und deren besondere Lebensverhältnisse berücksichtigen, wirkungslos. Im Extremfall bewirken sie sogar das Gegenteil, dann nämlich, wenn durch die äußeren Rahmenbedingungen eines Menschen von ihm intendierte Verhaltensänderungen nicht möglich sind und dadurch Schuldgefühle provoziert werden (vgl. Rosenbrock u.a. 1994).

b) *Verhältnisprävention:*
Unter Verhältnisprävention werden Verbesserungen im technischen und sozialen Bereich des Zusammenlebens verstanden (z.B. Arbeitnehmerschutzgesetz, Lebensmittelhygiene). Es handelt sich dabei um strukturelle Maßnahmen, die auf das Leben der Menschen gesundheitsfördernd (präventiv) einwirken, deren positive Auswirkungen von der Bevölkerung jedoch nicht bis kaum wahrgenommen werden, solange sie als selbstverständlicher Bestandteil eines funktionierenden Alltags gelten. Es handelt sich hierbei vielfach um staatliche Vorgaben und Maßnahmen, die sich an die Gesellschaft richten und letztlich dem Individuum zugute kommen sollen (ebd.). Für die Gesundheitsförderung bedeutet dies, dass das angestrebte Ziel in einer Wechselwirkung von Verhältnis- und Verhaltensprävention erreicht werden soll.

2.1 *Zur historischen Entwicklung der Gesundheitsförderung*

Speziell in den U.S.A. und in Mitteleuropa macht sich schon seit Jahren Unzufriedenheit mit der bisherigen Gesundheitsversorgung breit. Die Bevölkerung ist zunehmend sensibilisiert, wenn es um medizinische Behandlungspraktiken und Therapien geht. Seitens des Staates werden diesem Umstand keinerlei Lösungsansätze entgegengesetzt, da die Kostenexplosion im modernen Gesundheitswesen nicht mehr finanzierbar scheint. Es hat ein Umdenken im Hinblick auf die Gesundheit begonnen, wobei die Frage offen bleibt, inwieweit sich die Bedeutung von Gesundheit in den Industrieländern nicht als neuer Motor für ökonomisch einträgliche Märkte verwenden lässt. Dies meint das rasch wachsende Angebot sogenannter gesunder Nahrungsmittel, Baumaterialien, Einrichtungsgegenstände und nicht zuletzt die massenhafte Auflage diverser Gesundheitsratgeber. Gesundheit wird zu einem scheinbar käuflichen Produkt und dies widerspricht direkt den Grundideen seriöser Gesundheitsförderung. Vermittelt wird nicht mehr, wie durch Verhaltensänderung eine gesundheitsfördernde Lebensweise erreicht wird, sondern die Annahme, der Besitz von Gesundheitsratgebern und die Verwendung von Reformnahrung würden, gleichsam ohne weiteres persönliches Zutun per se in Gesundheit münden.

Dass Maßnahmen zur Gesundheitsförderung bzw. Gesundheitserziehung nicht erst seit den Vorgaben der WHO von staatlichem und öffentlichem Interesse sind und dass diese Maßnahmen auch berechtigt Kritik erfahren, beweist ein Blick auf die Geschichte.

Auffallend dabei ist, dass sich gesundheitsbezogene Aufforderungen meist mit der Staatsräson korrelieren lassen, wobei es vorrangig um die Erhaltung arbeitsfähiger Untertanen geht. In der ägyptischen und mesopotamischen Staatsreligion wurde bereits festgehalten, dass derjenige, der ungesund lebt, gegen den Herrscher sündigt und Krankheit ein Ausdruck von Sünde ist (vgl. Henkelmann, 1981).

Gesundheitserziehung diente hier also der Herrschaftssicherung. Dieses Denkmuster lässt sich in Bereichen der Gesundheitsförderung bis heute erkennen, auch wenn die Vorgaben und Interpretationen natürlich nicht mehr so explizit vordergründig festgeschrieben sind. Auch im Mittelalter wurden angesichts des überschwänglichen Lebensstils der Feudalherren die „Regimina sanitatis" festgelegt, wobei es hauptsächlich um Ratschläge zum Ess- und Trinkverhalten ging.

Der Gesundheitszustand des „gemeinen Volkes" war erst wieder von Interesse, als auf Grund der Pestepidemien ein Großteil der Bevölkerung starb. Im 18. Jahrhundert setzte sich parallel zu den merkantilistischen Wirtschaftstheorien die Erkenntnis durch, dass die Arbeitsfähigkeit der niederen Schichten des Volkes eng mit der Erhaltung ihrer Gesundheit im Zusammenhang stehe. Der Arzt J. P. Frank veröffentlichte einen Appell an die „Vorsteher der Gesellschaft", wobei seine Vorschläge zur sanitätspolizeilichen Verordnung erhebliche Eingriffe in private und persönliche Belange, anstatt Strategien zur Änderung der miserablen Arbeits- und Lebensbedingungen beinhalteten (vgl. Hildebrandt u. Schulz, 1984). Gegen diese Vorschläge regte sich damals schon Widerstand und der Tübinger Arzt und Philosoph Erhard forderte, dass die öffentliche Gesundheitsfürsorge lediglich dafür zu sorgen habe, dass die Bevölkerung nicht unverschuldet zu Schaden komme. Im weiteren Sinne habe jeder das Recht, sich selbst zu schaden. Dieser auch heute noch viel diskutierte progressive Standpunkt konnte sich jedoch nie wirklich durchsetzen. Radikaldemokratische Ärzte im Deutschen Reich bauten diesen Ansatz weiter aus und forderten, dass der Staat dafür zu sorgen habe, dass niemand unter gesundheitsschädigenden Bedingungen leben müsse. Zusätzlich müssten die Menschen durch medizinische Information befähigt werden, sich und ihren Körper zu schützen. Diese Überlegungen konnten aber gegen die Interessen von Industrie und Staat nicht bestehen.

Zur Zeit des Nationalsozialismus erfuhr die Idee der Gesundheitsförderung wohl ihren Höhepunkt an autoritärem Denken. Gesundheit, mit Leistungsbereitschaft gleichgesetzt, wurde zur Pflicht. Krankheit galt als Verweigerung, als Feindbild, das dem System schade und somit zu vernichten sei. Die mit entsprechender „Körperzucht" herantrainierte wehrtüchtige Jugend stand im Gegensatz zum kranken, rassisch minderwertigen, „unwerten" Leben (vgl. Hildebrandt u. Schulz, 1984).

Nach Beendigung des Zweiten Weltkrieges knüpfte man wieder an die Strategie der Gesundheitsbelehrung an, wobei solche Vorgangsweisen auch heute noch ihre Anhänger finden. Den Hintergrund dieser Belehrung bildet eine primär autoritäre Denkweise, die die persönlichen Lebensumstände des einzelnen außer Acht lässt und massiv über Schuldzuweisungen agiert. Als Beispiel sei hier die Aussage eines Internisten und Psychotherapeuten zitiert, die er in der Einführung einer Broschüre der Bundesvereinigung für Gesundheitserziehung tätigte:

„Das gesundheitsbewusste Verhalten hilft dem Einzelnen: es muss auch zur sozialen Pflicht werden" (Laberke 1983, S. 87).

Staatliche Maßnahmen zur Gesundheitsförderung befassen sich zunehmend mit Konzepten, die sich um die Erhaltung bzw. Erlangung gesundheitsfördernder Lebensweisen unter der Beteiligung jedes Einzelnen bemühen. Dennoch wird auch in liberal konzipierten Programmen nie explizit erwähnt, dass die Entscheidung für einen gesunden Lebensstil letztlich bei jedem Einzelnen liegen muss. Dies lässt indirekt auch eine entschiedene Positionierung gegenüber jeder Art autoritärer Medizin vermissen.

Kritiker sehen die Problematik der Gesundheitsförderung nicht zuletzt darin, dass Gesundheit im gesellschaftlichen Kontext als Zwang und nicht als Möglichkeit gesehen wird, um eine generalisierbare Leistung für die Gesellschaft zu erbringen (Horn, 1984). Begründet wird dies damit, dass nicht jeder in einem Arbeitsprozess Befindliche sich selbst nur unter dem Aspekt des Gebrauchswertes seines Körpers definiert.

Gesundheitsförderung ist also auch in der Bezüglichkeit persönlicher Körpernutzung für eigene Motive zu sehen. Dabei geht es um die Aneignung des eigenen Körpers, also auch um die bewusste Wahrnehmung der Einheit von Körper, Geist und Seele (vgl. Hildebrandt u. Schulz, 1984). Es geht um die Aktivierung des Einzelnen zur Entfaltung seiner Gesundheit im Hinblick darauf, dass Möglichkeiten zu gewünschten Verhaltensänderungen realisierbar sind.

Greue (1990) kritisiert, dass nahezu alle bisherigen Maßnahmen zur Gesundheitsförderung daran scheiterten, dass es sich dabei meist um Aufklärungskampagnen mit gezielter Abschreckung handelte, die bei der Bevölkerung gar keine oder negative Emotionen hervorriefen und somit wirkungslos blieben (vgl. Greue, 1990). Die Förderung von Gesundheit werde nur als demokratisches Pflichtprogramm getätigt. Die konventionelle Gesundheitserziehung beschränke sich auf Drohgebärden und Verbote und erzeuge somit Ängste, die einem positiven, gesundheitsfördernden Lebensstil widersprechen. Auch mit Appellen an die Vernunft können keine Anreize zur verhaltensverändernden Lebensweise erreicht werden.

Zusammenfassend kann gesagt werden, dass bei der Entwicklung und inhaltlichen Ausformung des Präventionsgedankens sowohl wissenschaftliche als auch gesellschaftspolitische Faktoren zusammenwirken (vgl. Brandstätter, Eye, 1982). Dennoch konnte man sich im Rahmen einer international geführten Diskussion zur „Ottawa-Charta über die Gesundheitsförderung" auf ein wissenschaftlich begründetes Rahmenkonzept einigen, welches die Kernpunkte moderner Gesundheitsförderung artikuliert.

- Auf Grund des raschen sozialen Wandels und ökologischer Krisen greifen individuelle Verhaltensnormen meist zu kurz.
- In einer multikulturellen Gesellschaft wird der Wunsch nach Gesundheit, als Ausdruck eines allgemeinen Lebenswunsches zu einem der letzten allgemeinen Bindeglieder zwischen den Menschen.
- Gesundheitsförderung muss zwischen individuellen Bedürfnis-

sen und kollektiven Notwendigkeiten glaubhaft vermitteln können und auf gesellschaftliche Institutionen einwirken.

- Gesundheitsförderung muss sich darauf konzentrieren, die reflexive Selbstaufklärung der Menschen zu unterstützen, um diese zur verantwortlichen Beteiligung an grundlegenden Entscheidungen, durch die Lebenszusammenhänge determiniert sind, zu befähigen.
- Gesundheit, wie sie heute verstanden wird, entsteht nur, solange sie von jedem Einzelnen gewollt und auch realisiert wird.
- Für die Gesundheitsförderung ist die Lebensweise im Alltag von Bedeutung. Daher geht es zum Großteil auch um eine soziale Verständigung über die menschliche Gestaltung alltäglicher Lebensräume.
- Neben geographischen Gegebenheiten haben dabei die Institutionen des Alltagslebens großen Einfluss, vor allem Orte, an denen Kinder und Jugendliche auf die Möglichkeit einer eigenständigen, sozialen und umweltbewussten Lebensweise vorbereitet werden.

Diese Grundsätze zur Gesundheitsförderung machen deutlich, dass der erwähnte Trend, mit Hilfe von Marketingstrategien das Produkt Gesundheit zu vermitteln, sich kaum an den notwendigen Basisstrategien orientiert und sich im Gegensatz dazu eher als Feindbild seriöser Gesundheitsförderung positioniert. Zum einen wird der Bevölkerung die Illusion geboten, Gesundheit sei käuflich, rasch zu erwerben und könne durch verschiedenste Attribute „nachgeliefert" werden. Zum anderen werden politische Entscheidungsträger mit Hilfe der Industrie von Aufgaben sozialer Umstrukturierung frei gespielt, die dazu beitragen könnten, einen Grundstein zur Verbesserung der Lebenssituation einzelner Bevölkerungsgruppen zu bilden.

3 Gesundheitsförderung und ihre gesellschaftspolitische Bedeutung

Macht man sich die oben beschriebenen Entwicklungen und Theorien zu Gesundheit, Krankheit und Gesundheitsförderung deutlich, so kann zunächst von sehr einfachen und vordergründigen Tendenzen in Bezug auf das staatliche Engagement bei Gesundheitsförderungsprogrammen ausgegangen werden: Kranke Menschen können für die Wirtschaft keine Leistung erbringen, sie sind für das System unrentabel. Daher muss mit allen Mitteln die Erhaltung ihrer Gesundheit gefördert werden. Dies geschieht, indem die Eigenverantwortung jedes Einzelnen für seine gesundheitliche Befindlichkeit betont wird. Andererseits werden Menschen aber auch deshalb krank, weil sie es nicht mehr schaffen, sich dem System unterzuordnen, sich anzupassen bzw. sich widerspruchslos in ihre Arbeit oder ihr soziales Umfeld einzufügen. Dies deutet auf einen Entfremdungsprozess im zwischenmenschlichen Bereich hin, der durch eine rasant zunehmende Technisierung noch verstärkt wird.

Hildebrandt (1984) sieht in dieser Entwicklung die Gefahr, dass sich der staatliche Zugriff auf die menschliche Gesundheit zunehmend verschärfen wird, und begründet das wie folgt: Durch wachsende Arbeitslosigkeit und die damit verbundene Angst um Arbeitsplätze tendieren Arbeitnehmer dazu, Belastungen länger standzuhalten und Krankenstände nur in Notsituationen in Anspruch zu nehmen. Gleichzeitig wird vermehrt an das Verantwortungsbewusstsein jedes Einzelnen appelliert, sich für seine Gesundheit verantwortlich zu fühlen, um nicht die Gemeinschaft zu belasten. Riskante Verhaltensweisen werden als krankheitskausal betont, wodurch der Eindruck gefördert wird, eine gesunde Lebensweise sei der sicherste Schutz vor jedweder Krankheit. In diesem Zusammenhang wird darauf verwiesen, wie wichtig es sei, das Selbst- und Nachbarschaftshilfepotential zu fördern, um die künftige Finanzierbarkeit des Krankenhausbereiches nicht gänzlich zu verunmöglichen (vgl. Hildebrandt u. Schulz, 1984).

Diesen Theorien ist allerdings entgegenzuhalten, dass es demnach keinerlei Maßnahmen zur Gesundheitsförderung mehr geben dürfte, um nicht in den Verdacht versteckter Ausbeutung zu geraten. Zahlreiche medizinische Präventionsmaßnahmen, besonders im Bereich der Impfungen sowie der sekundären und tertiären Prävention beweisen die Sinnhaftigkeit dieser Programme, wobei es auch um die subjektive Verbesserung der Lebensqualität einzelner geht.

Tatsache ist, dass Gesundheit eines der gesellschafts- und sozialpolitischen Themen dieses Jahrzehnts ist, und dass Gesundheitsförderung zu einem neuen Leitbegriff staatlicher Politik geworden ist. Göpel und Schneider-Wohlfahrt (1995) vertreten sogar die Ansicht, dass in einer säkularen, multikulturellen Gesellschaft mit widersprüchlichen Normen, pluralistischen Wertvorstellungen und unterschiedlichen religiösen und politischen Orientierungen das Gesundheitsmotiv als Ausdruck eines allgemeinen Lebensinteresses eine letzte integrative soziale Klammer jenseits spezifischer Weltanschauungen bilden könnte (vgl. Göpel u. Schneider-Wohlfahrt, 1995).

In diesem Sinne habe Gesundheitsförderung wesentliche Bedeutung für den öffentlichen Diskurs, da eine menschenfreundliche und -würdige gesellschaftliche Entwicklung ihr Ziel sei. Das Bestehen dieser Interpretation von Gesundheitsförderung scheint gegenüber den aufgezeigten Kritikpunkten allerdings nur zulässig, wenn eine Schwerpunktverschiebung von der derzeit vorherrschenden rein medizinischen Prävention zu psychosozialen Präventionskonzepten stattfindet.

Allerdings haben psychosozial ausgerichtete Präventionskonzepte eine wesentlich höhere Beweislast zu tragen, als das individuenorientierte Vorgehen der Medizin. Dies nicht zuletzt deshalb, weil es an Evaluationsmethoden und Kriterien fehlt, um die Effektivität solcher Maßnahmen wissenschaftlich relevant messen zu können (vgl. Rosenbrock u.a. 1994).

3.1 Was will Prävention?

Einleitend sei hier nochmals zusammengefasst, welche Arten der Prävention bestehen und welche Bereiche für die Suchtvorbeugung im Rahmen dieser Arbeit relevant sind.

Ausgangspunkt sind die in der wissenschaftlichen Literatur unterschiedlich definierten Modelle der Primär-, Sekundär- und Tertiärprävention, wobei der Schwerpunkt in der primärpräventiven Arbeit mit Kindern und Jugendlichen anzusiedeln ist, und es darum geht, bekannte bzw. wesentlich bekannte Ursachen psychosozialer Beeinträchtigungen durch gezielte Maßnahmen in ihrem Einfluss auszuschließen oder zu vermindern (vgl. ebd.). Weiters ist im Rahmen der Primärprävention zwischen Verhaltens- und Verhältnisprävention sowie einem medizinisch- oder sozialwissenschaftlich orientierten Ansatz zu differenzieren. Allerdings ist die Bedeutung des medizinischen Ansatzes im Rahmen der primären Suchtvorbeugung eher marginal. Verhaltensorientierte Ansätze konzentrieren sich direkt auf das Individuum, sein Alltagsverhalten im Umgang mit diversen Genuss- und Suchtmitteln bzw. mit Konflikt- und Stresssituationen. Verhältnisprävention handhabt den gesamtgesellschaftlichen Umgang mit diesen Substanzen bzw. die gesellschaftlichen Rahmenbedingungen, die sich auf das psychosoziale Wohlbefinden auswirken.

In diesem Sinne richtet sich Primärprävention sowohl an das Individuum als auch an die Gesellschaft und die sozial dominanten Strukturen. Daher kann Gesundheitsförderung nie nur in Bezug auf eine bestimmte Gruppe isoliert betrachtet werden, sondern muss klare Zusammenhänge erkennen und hinterfragen.

4 Primäre Suchtprävention heißt „Leben gestalten“

Grundsätzlich kann Suchtvorbeugung, wie sie hier verstanden wird, nicht die Abschaffung von Süchten im Allgemeinen bewirken. Harten (1992) geht sogar so weit zu sagen, dass auch nicht nur die Verhütung süchtigen Verhaltens intendiert sein kann. Vielmehr muss jeder Einzelne die Möglichkeit bekommen, den Prozess der Suchtanbahnung bewusst zu erkennen, um zu entscheiden, wie er/sie diesen Prozess beeinflussen möchte. Voraussetzung dafür wären jedoch Bereitschaft und die Möglichkeit, das eigene Verhalten zu problematisieren, eigene Suchtanteile zu erkennen und bewusst damit umzugehen. Dies gilt für den Einzelnen in gleicher Weise wie für den Staat als Repräsentant der gesamten Gesellschaft. Notwendig hierfür ist die ständige Auseinandersetzung mit der Suchtproblematik auf allen Ebenen und in allen Bereichen der Gesellschaft. Sie ist als lebenslanger Prozess und Bestandteil genereller Gesundheitsförderung zu sehen, die alle Altersgruppen und Schichten betrifft.

Dieser globale Ansatz kann aber nur die strukturellen Rahmenbedingungen für ein effizientes Vorgehen auf lokaler und letztlich personaler Ebene schaffen.

Zusammenfassend lässt sich folgern, dass primäre Suchtprävention sinnvollerweise als Aspekt von Gesundheitsförderung gesehen werden muss, wobei die Grenzen fließend sind. Maßnahmen und Projekte können zur Bewusstseinsbildung für bestimmte Zielgruppen beitragen, die Berücksichtigung individueller Ausprägungen kann jedoch nur im Rahmen von Einzelinterventionen bzw. in den Familien über konkrete Bezugspersonen erfolgen. In diesem Sinne heißt Suchtprävention für das Individuum zu lernen, Leben zu gestalten. Im Hinblick auf den sozialen Einfluss des weiteren Umfeldes (Kindergarten, Schule, peer-group etc.) haben unterstützende Maßnahmen ihre Berechtigung und erscheinen in einer sich neu orientierenden gesellschaftlichen Wertestruktur höchst notwendig, wenn auch durch allgemein begleitende Maßnahmen eher Personen höherer Bildungsschichten erreichbar sein werden (vgl. Denis, Heynen, Kröger 1994).

Die Grenzen gesundheitsfördernder und suchtpräventiver Maßnahmen sind demnach immer dort gezogen, wo die gesellschaftlichen Strukturen übermächtig tradierte Rollenklischees und soziale Ungleichheiten zulassen und es betroffenen Kommunen und Familien nicht möglich ist, einen selbstreflektierten Umgang mit ihren Verhaltensmustern zu leben.

Literatur

Brandstätter J, von Eye A (1982) Psychologische Prävention. Bern, Hans Huber

Caplan (1964) In: Dorsch F (Hrsg) Psychologisches Wörterbuch. Bern, Hans Huber

Denis A, Heynen S, Kröger Ch (1994) Fortschreibung der Expertise zur Primärprävention des Substanzmissbrauchs, Bundeszentrale für gesundheitliche Aufklärung
Dorsch F (1982) Psychologisches Wörterbuch. Bern, Hans Huber
Geue B (1990) Therapieziel: Gesundheit. Berlin Heidelberg New York Tokyo, Springer
Göpel E, Schneider-Wohlfahrt U (Hrsg) (1995) Provokationen zur Gesundheit.
Frankfurt a.M., Mabuse
Harten R (1992) Suchtvorbeugung. Geesthacht, Neuland
Hildebrandt H, Schulz M-L (1984) Wenn ich traurig bin, dann bin ich auch krank. Kinder-Körper-Gesundheit. Reinheim, Jugend und Politik
Hurrelmann K (1990) Familienstress – Schulstress – Freizeitstress. Basel, Beltz
Hurrelmann K (1991) Sozialisation und Gesundheit: somatische, psychische und soziale Risikofaktoren im Lebenslauf. Weinheim – München, Juventa
Künzel-Böhmer J, Bühringer G, Janik-Konecny Th (1991) (1994) Expertise zur Primärprävention des Substanzmissbrauchs. Bundeszentrale für gesundheitliche Aufklärung
Lohaus A (1993) Gesundheitsförderung und Krankheitsprävention im Kindes- und Jugendalter. Göttingen, Hogrefe
Rosenbrock R, Kühn H, Köhler B M (Hrsg) (1994) Präventionspolitik. Berlin, Rainer Bohn

Drogenpolitik und Suchtprävention in Österreich

Alfred Springer

1 Basiselemente der österreichischen Drogenpolitik

Ein Versuch, die Ausrichtung der österreichischen Drogenpolitik zu definieren, kann sich eines Schlagwortes bedienen, das in diesem Kontext des öfteren im politischen Diskurs zu hören ist: Vorbeugen ist besser als heilen, heilen ist besser als strafen.

Aus diesem Schlagwort kann man ablesen, dass der Präventionsarbeit auf politischer Ebene hohe Priorität zuerkannt wird. Die Willenskundgebung, dass innerhalb der Struktur „Vorbeugung" gesundheitsbezogene Maßnahmen auf einer fiktiven Werteskala vor den repressiven rangieren, ist daraus abzulesen, dass die Verwaltung des Suchtmittelgesetzes federführend dem Bundesministerium für Arbeit, Gesundheit und Soziales obliegt.

In diesem Sinne ist dieses Ministerium auch damit beauftragt, die entsprechenden Grundvoraussetzungen für Präventionsarbeit zu schaffen. Präventionsaufgaben erwachsen allerdings in verschiedenen gesellschaftlichen Bereichen: Begrenzung und Reduktion des Angebotes an illegalen Drogen ist Aufgabe des Sicherheitsapparates, Begrenzung und Reduktion der Nachfrage eine Aufgabe diverser sozialer AgentInnen. Dementsprechend erfordern qualifizierte präventive Bemühungen eine Kooperation zwischen verschiedenen politischen AgentInnen und auf verschiedenen gesellschaftlichen Feldern: Erziehungsbehörde und Erziehungsinstitutionen, Gesundheitsbehörde und Einrichtungen, die die gesundheitliche Versorgung der Bevölkerung sicherstellen sollen, Sicherheitsbehörde und Exekutive, Justizbehörde und Justizpraxis. Schließlich erwachsen präventive Aufgaben und Strategien auch nicht vorrangig auf nationaler Ebene, sondern entsprechend regionaler und lokaler Bedürfnisse. Dieser Situation entsprechen die in den einzelnen Bundesländern angesiedelten Fachstellen für Suchtprävention.

2 Die grundsätzliche Ausrichtung der österreichischen Suchtvorbeugung

Nachdem in Österreich lange Zeit hindurch im Aufgabenbereich der Primärprävention des Drogenmissbrauchs jenseits der (generalpräventiven) Kontrolle des Angebotes das (Tot-)Schweigen als beste – zumindest risikolose – Vorbeugungsmethode galt und daher strukturierte Prävention im Bereich der Nachfragereduktion keinen Platz zu haben schien, gewannen in den 90er Jahren jene Kräfte Auftrieb, die sich den Entwicklungen anzuschließen versuchten, die in manchen Nachbarländern zu beobachten waren. Besonderen Einfluss gewannen zunächst Informationen über Präventionsansätze, die in den Niederlanden und in der Schweiz entwickelt und implementiert wurden und vor allem in Gestalt schulischer Drogenprävention umgesetzt wurden. Besondere Bedeutung gewann aber schließlich eine deutsche Expertise, die vom Münchener Institut für Therapieforschung (IFT) im Auftrag der Bundeszentrale für gesundheitliche Aufklärung über die Primärprävention des Substanzmissbrauchs erstellt und erstmals 1991 veröffentlicht wurde. Eine zweite Auflage folgte bald nach; sie schloss in der Zwischenzeit publizierte Ergebnisse in ihre Betrachtung ein (Künzel-Böhmer, Bühringer u. Janik-Konecny, 1991, 1993; Denis, Heynen u. Kröger, 1993; Bühringer, 1994).

2.1 Die IFT-Expertise zur Primärprävention des Drogenmissbrauches

Für diese Expertise wurde die vorliegende Literatur zur Theorie und Praxis der Prävention des Drogenmissbrauchs aufgearbeitet. Zumeist stammte diese Literatur aus dem angloamerikanischen Raum. Aus anderen Regionen lagen nur wenig Texte vor und es konnten ihnen daher nur wenig Impulse entnommen werden. Auf Grund der Literaturübersicht wurden im Schriftstück des IFT folgende Schlussfolgerungen formuliert:

a) Es konnte nachgewiesen werden, dass Prävention wirksam ist. Die Wirksamkeit hängt ab von:
   - Auswahl und Intensität der Maßnahmen
   - Altersstufe
   - Zielgruppe

- Substanz
- Den präventiv tätigen Personen
- Den Rahmenbedingungen

b) Das Konzept der protektiven Faktoren ist geeigneter als das Risikofaktorenkonzept.
c) Prävention muss einem langfristigen Ansatz folgen, kurzfristige Aktionen sind nicht effektiv. Eine langfristige Nachbeobachtung ist notwendig.
d) Wissensvermittlung ist im günstigsten Fall ineffektiv, im ungünstigsten Fall schädlich, insbesondere dann, wenn Abschreckung Teil der Informationsvermittlung ist.
e) Die Förderung der Lebenskompetenz bei Jugendlichen ist eine wirksame präventive Maßnahme, wobei diese Förderung einen suchtmittelspezifischen und einen suchtmittelunspezifischen Teil umfasst. Zu beachten sind Einzelaspekte wie die Substanz, die Altersgruppe, die Art der Vermittlung und die Auswahl der Personen der Vermittlung.
f) Als Ergänzung zum Lebenskompetenzkonzept sind Maßnahmen zur Schaffung von Alternativen zum Drogenkonsum positiv zu beurteilen, Programme einer „affektiven Erziehung" eher kritisch, zumindest wenn sie isoliert durchgeführt werden.
g) Präventive Maßnahmen sind schon im Alter von 5–7 Jahren notwendig. Erziehungsstile der Eltern haben großen Einfluss.
h) Präventive Maßnahmen sind für NichtkonsumentInnen wirksamer als für ProbiererInnen und regelmäßige KonsumentInnen.
i) Die Familie hat den lebensgeschichtlich ersten und wahrscheinlich wichtigsten Einfluss auf den späteren Drogenkonsum. Der Bereich der Familie als Interventionsort präventiver Maßnahmen ist in Forschung und Praxis deutlich vernachlässigt. Frühzeitige Prävention in der Schule ist wichtig. Längerfristige Programme müssen erprobt werden. Die Ergebnisse der Schulprogramme zeigen, dass Lebenskompetenzprogramme mit einem substanzspezifischen und einem substanzunspezifischen Teil auf der Basis von Verhaltensübungen (Rollenspielen) die beste Wirkung zeigen.

Die Expertise hatte im deutschsprachigen Raum große Wirkung. Informierte sie doch erstmals ausführlich über den Stand der Prävention und der Präventionsforschung in den USA, diente positiven Erwartungen, die der Prävention gegenüber bestanden und erbrachte hinsichtlich der Beurteilung der beschriebenen Programme umsetzbare Vorschläge. Die in Deutschland in der Folge entwickelten Ansätze zu einer umfassenden Primärprävention im Suchtbereich lassen den Einfluss der IFT-Expertise deutlich erkennen.

Bühringer (1992) leitete in einer popularisierten und für die Praxis formulierten Darstellung aus den Erkenntnissen der Literaturstudie ab, dass es vernünftiger sei, die Bereitschaft Jugendlicher zum Drogengebrauch dadurch zu bekämpfen, dass man die in ihnen selbst vorhandenen Schutzfaktoren diesem Verhalten gegenüber bestärkt. Diese Schutzfaktoren finden sich im Bereich der individuellen Kompetenzen. Als solche Schutzfaktoren gelten: Selbstvertrauen und Selbstsicherheit, Kommunikationsfähigkeit, Fähigkeit zur Belastungsverarbeitung und ein vernünftiger Umgang mit psychoaktiven Substanzen. Kinder müssen sowohl für die allgemeinen persönlichen Kompetenzen als auch für die spezifische Kompetenz des Umganges mit Drogen jeweils drei Aspekte erwerben: richtiges Wissen, richtige Einstellung, richtiges Verhalten. Daraus ergeben sich die Zielvorgaben für die Erziehung im Rahmen der Prävention des Drogenmissbrauchs. Sie hat zwei Zielbereiche zu verfolgen. Der erste Zielbereich ist „drogenspezifisch“. Es gilt, die Jugendlichen zu einem „kritischen Umgang“ mit psychoaktiven Substanzen zu erziehen. Der zweite Zielbereich ist „drogenunspezifisch“ und besteht in einer Förderung der allgemeinen Lebenskompetenz. Diese muss als individuelle Basis dafür verstanden werden, dass der einzelne Jugendliche überhaupt imstande sein kann, die Forderungen des „drogenspezifischen“ Zielbereiches erfüllen zu können.

Wichtig ist, dass Bühringer den kritischen Umgang mit psychoaktiven Substanzen als gesundheitsbewussten und risikoarmen Gebrauch legaler Substanzen definiert. Der kritische Umgang mit verbotenen Stoffen wird mit Konsumverzicht gleichgesetzt.

In Österreich orientierte man sich bald an den Erkenntnissen der IFT-Expertise. Neumüller formulierte 1993 in ihrem Bericht über Maßnahmen zur Drogenprävention an Österreichs Schulen: „Das Bundesministerium für Gesundheit, Sport und KonsumentInnenschutz orientierte sich bei der Planung der drogenpräventiven Maßnahmen an den Erfahrungen des Auslandes.“ Explizit wies sie in diesem Kontext auf die IFT-Expertise hin. In der Beschreibung der von den Bundesministerien für Gesundheit, Sport und KonsumentInnenschutz und für Unterricht und Kunst gemeinsam herausgegebenen Unterrichtsmittel schrieb sie: „Den Unterrichtsmaterialien liegt das Konzept der Förderung der Lebenskompetenz zu Grunde, das einen suchtmittelspezifischen und einen suchtmittelunspezifischen Teil umfasst. Wie in der Evaluationsstudie des Max Planck-Institutes nachgewiesen wurde, ist dieses Konzept das erfolgversprechendste.“

In ähnlicher Weise sind auch Mitterbauer und Franke, 1994, und später, in ihrer Darstellung der „Suchtprävention als präventiver Praxis“ diesem Konzept verpflichtet.

Viele der in Österreich seit dieser Zeit entwickelten Konzepte, die den Initiativen in manchen Bundesländern zu Grunde lagen und liegen, folgen einem ähnlichen Ansatz (vgl. Koller, 1995). Dieser versteht Vorbeugung im Feld des Drogenmissbrauchs als „Suchtprävention". Sie ist einem „erweiterten Suchtbegriff" verpflichtet, der nicht nur die sogenannten stoffgebundenen Süchte umfasst, sondern auch andere suchtartige Haltungen und Entgleisungen: Spielsucht, pathologische Essgewohnheiten; diese Interpretation macht auch vor der Identifikation „süchtiger Arbeitsgewohnheiten" nicht halt. Dem „suchtmittelunspezifischen" Anteil wird in der Gestaltung von Präventionsprogrammen im Allgemeinen größere Bedeutung zuerkannt als dem „suchtmittelspezifischen".

Auf Grund dieser Interpretation wird Suchtprävention den gesundheitsfördernden Maßnahmen zugeordnet. Dementsprechend findet auch Suchtprävention innerhalb des Auftrages an die Schule, einen gesundheitsfördernden Ort zu repräsentieren (SBDE – school based drug education) in engem Bezug zur Gesundheitserziehung statt. In diesem Sinn unterscheidet sich die österreichische Suchtprävention nicht wesentlich von der Situation in der Schweiz oder in den Niederlanden, wohl aber von der Struktur der Prävention in den skandinavischen Ländern, wo Drogenerziehung wesentlich schärfer von der allgemeinen Gesundheitserziehung abgegrenzt ist.

3 Prävention und Politik

Die dem Konzept der Suchtprävention zu Grunde liegende Philosophie ist nicht gerade neu. Sie kann eher als typisch gelten für bestimmte Entwicklungen, die bereits seit den späten 70er Jahren beobachtbar sind. Swisher beschrieb sie in seinem Aufsatz über Prävention im NIDA-„Handbook on Drug Abuse" (1979) unter dem Begriff „Abuse Prevention" („Missbrauchs-Prävention"), wobei er für den „Missbrauch" folgende Definition gebrauchte: „Gebrauch, der dem Individuum oder der Gemeinschaft Schaden bringt."

Bereits damals wies Swisher darauf hin, dass diese Interpretation bedeutsame politische Implikationen habe. Sie schließe eine Abkehr von der Abstinenzphilosophie ein und erfordere daher auch ein Umdenken in der Öffentlichkeitsarbeit. Setze man das Konzept der „Missbrauchs-Prävention" gegen jenes der „Gebrauchs-Prävention" durch, würde sich daraus logisch ergeben, dass die Präventionsbemühungen darauf ausgerichtet sein müssten, verantwortungsbewussten Gebrauch aller Drogen für alle Altersgruppen zu ermöglichen. Eine bestimmte Gruppe würde dann für sich beschließen, keine Substanzen außerhalb medizinischer Verordnung zu gebrauchen. Die große Mehrheit, die schon jetzt gewohnt ist, mit zugelassenen Substanzen verantwortungsbewusst umzugehen, würde diese Position beibehalten. Das Ziel der „Missbrauchsprävention" wäre dann, diese beiden Positionen (Entscheidungskategorien) zu bekräftigen, und anderen, die eventuell den Gebrauch gefährlicher Substanzen wählen, beratend zur Seite zu stehen. Unabhängig vom Drogenstatus des Einzelnen wäre Prävention damit befasst, solche Aktivitäten zu betreiben, die negative Konsequenzen des Drogengebrauches ausschließen sollen.

Es ist klar, dass damit Swisher diese Gestalt der Prävention den schadensbegrenzenden Maßnahmen zugeordnet hat, bevor dieser Begriff noch geläufig wurde. Und diese Zuordnung stimmt auch tatsächlich. „Suchtprävention" strebt Schadensbegrenzung im Vorfeld der Abhängigkeit an, wobei „Abhängigkeit" weit definiert und nicht auf Drogengebrauch begrenzt bleibt.

Er vertrat allerdings in seinem Aufsatz den Standpunkt, dass man der wissenschaftlichen Literatur bislang nicht entnehmen könne, wie man den Prozess verantwortungsbewusster Entscheidungsfindung fördern könne. Weiters befand er es schwierig, bei bestimmten Substanzen „schadensfreie" Gebrauchsräume zu definieren. Als zusätzliches Problem ortete er, dass es vielleicht Einzelnen möglich ist, zu verantwortungsbewusster Entscheidung über den Drogengebrauch zu kommen, kaum aber der großen Masse. Und schließlich meinte er, selbst wenn es möglich wäre, all diese Probleme zu lösen, wäre immer noch in vielen Gemeinden religiös oder politisch motivierter Widerstand zu erwarten.

Swisher riss damit einen Problembereich auf, der tatsächlich schwerwiegend ist und im aktuellen Diskurs zu wenig Berücksichtigung findet: das Verhältnis zwischen der allgemeinen drogenpolitischen Einstellung und der Ausrichtung professioneller präventiver Maßnahmen innerhalb einer bestimmten Gesellschaft. Und er wies auf drogenpolitische Implikationen des Prinzips der Schadensbegrenzung hin, die noch lange nicht ausreichend verstanden oder ausdiskutiert sind.

3.1 Drogenpolitik und Prävention in den USA

Wir wissen, dass Swishers Prognose sich für die Vereinigten Staaten erfüllte. Der Widerstand gegen ein liberal erscheinendes schadensbegrenzendes Konzept wuchs. Und schließlich schwang ideologisch das Pendel in die konträre Richtung, der „War on Drugs" wurde ausgerufen. Die Philosophie der Schadensbegrenzung hat in diesem Krieg keinen Platz. Sie ist so weit geächtet, dass bereits die Verwendung des Begriffes „Harm Reduction" nahezu als verboten gelten kann.

Dieser drogenpolitischen Einstellung entspricht in den USA auch die Ausrichtung der Prävention. Sie ist eindeutig prohibitiv gegenüber jeglichem Substanzgebrauch. Ihr Leitsatz ist „The only safe use is no use". In der praktischen Präventionsarbeit werden zwar auch Methoden der Kompetenzförderung eingesetzt, jedoch nie selbstzweckhaft. Sie sollen vielmehr die Beeinflussbarkeit der Individuen in die richtige Richtung und ihre spezifische Fähigkeit zur Verweigerung des Drogenkonsums und der Resistenz gegenüber Gruppendruck fördern. Die entsprechenden Programme sind weiterhin stark drogenspezifisch ausgerichtet, enthalten strikt prohibitive Botschaften hinsichtlich des Drogengebrauches und beinhalten eine ebenfalls starke Komponente moralischer Erziehung, die unter dem Namen „Förderung der Orientierung zu konservativen Normen und Wertvorstellungen" läuft.

Die amerikanischen Programme basieren auf einer entsprechenden Hintergrundstheorie. Diese ist überwiegend aus der Theorie des sozialen Lernens abgeleitet, des Weiteren werden auch theoretische Überlegungen aus der Pädagogik und der behavioristischen Entwicklungspsychologie einbezogen. Ein gemeinsames Charakteristikum der amerikanischen Hintergrundstheorien ist es, dass sie die Bereitschaft zum Drogengebrauch und die Entwicklung drogenbezogener Probleme als Ausdruck eines Mangels definieren. Dieser Mangel kann individuell psychischer Natur sein und in persönlicher Inkompetenz bestehen, er kann sich aus der sozialen Lage ableiten lassen oder auf Sozialisierungsdefekten beruhen. All diese Dimensionen halten Risikofaktoren für Substanzmissbrauch bereit.

Eine Bereitschaft zum Drogengebrauch, die aus anderen eventuell positiv bewertbaren Charakteristika der Persönlichkeit resultiert bzw. auf Motivationsstrukturen zurückzuführen ist, die auf anderen Mechanismen und Erwartungen als der Überwindung des Mangels beruht, wird von dieser Interpretation ausgeklammert. In dieser Hinsicht repräsentiert die amerikanische Prävention die allgemeine Intention des „Drogenkrieges", die ja ebenfalls jegliche positive Zuschreibung an Substanzeffekte ausschließt. Damit wird einerseits die politische Verflechtung der Prävention deutlich, zum andern lässt sich aber auch erkennen, dass in den USA eine konsequente Drogenpolitik besteht, die auf den verschiedenen Ebenen des sozialen Respons keine Widersprüchlichkeiten beinhaltet.

In einer derartigen Situation bedeutet Drogenprävention eine Einflussnahme auf verschiedene Dimensionen der Persönlichkeit und repräsentiert in ganz entscheidendem Maß auch politische Einflussnahme. Prävention als politisches Instrument soll ein „richtiges" Verstehen und eine „richtige" Einstellung entstehen lassen um ein „richtiges" Verhalten zu garantieren.

Kritiker der amerikanischen Drogenpolitik haben diesen Zusammenhang klar erkannt und beschreiben, wie in den USA die Drogenerziehung als Instrument einer bestimmten politischen Ideologie zur Ausrichtung der Jugendlichen in eine bestimmte politische Richtung genutzt wird.

Die AutorInnen der Münchner Expertise haben diese politische Dimension der Drogenprävention nicht beschrieben. Sie haben den gesellschaftlichen Rahmen, in dem in den USA jene Programme entstanden sind, die sie beschrieben und bewertet haben, nicht ausreichend berücksichtigt. Dadurch wurde übersehen, dass diese Projekte und ihre Hintergrundstheorien vor dem Hintergrund der amerikanischen Drogenpolitik zu sehen sind und dass sie ihre Wirksamkeit nach der Zielvorstellung dieser Politik beweisen müssen. Ebenso scheint weder in der Darstellung der Expertise noch auch in Bühringers praktischer Anleitung die hohe Bedeutung auf, die in den USA der Komponente der „Erziehung zu konservativen Wertvorstellungen" für die Drogenerziehung zugeschrieben wird. Allerdings ist dieses Versäumnis nicht allein den Münchener AutorInnen anzulasten. Auch andernorts wurde diese gesellschaftspolitische Dimension präventiver Zugänge nicht reflektiert.

Dadurch wurde eine Frage nie gestellt, die sich logisch ergibt, wenn man gesellschaftspolitisch denkt: Warum eigentlich sollten Programme, die in einer bestimmten Kultur (den USA) für eine bestimmte politische Situation entwickelt worden sind, dieser entsprechen und die ihr impliziten Ziele verfolgen unter anderen gesellschaftlichen Rahmenbedingungen, die eventuell andere Zielvorstellungen beinhalten, in gleicher Weise wirksam werden, wenn noch dazu für den Erfolg in der ursprünglichen Anwendung bedeutsame Einflusskomponenten ausgespart bleiben?

3.2 Politik und Prävention in Europa

In Europa sind in mancher Hinsicht Entwicklungen eingetreten, die bestimmte drogenpolitische Felder scharf von der amerikanischen Drogenpolitik abgrenzen. So hat der schadensbegrenzende Zugang in den meisten Mitgliedsländern der Union Fuß gefasst und steuert dort heute Aktivitäten auf allen Ebenen des professionellen Umganges mit Abhängigkeiten und mit Abhängigen. Dies besonders auf der Ebene der Behandlung, der tertiären Prävention. Entsprechende Tendenzen lassen sich jedoch auch in der Primärprävention erkennen. So wird auch in einem für unser Thema relevanten Bericht des „Europäischen Forums für Sicherheit in den Städten", der 1999 erschien, darauf hingewiesen, dass in den Europäischen Stadtverwaltungen zunehmend die Tendenz zu beobachten ist, dass man das Prinzip der „Zero-Tolerance" für Drogengebrauch verlässt. Der Gebrauch bestimmter illegaler Substanzen habe ein derartiges Ausmaß angenommen, dass Abstinenzbotschaften ihren Sinn verloren hätten und nicht mehr ernst genommen werden könnten.

Allerdings ist nicht zu übersehen, dass Primärprävention, die sich nach der Philosophie der Schadensbegrenzung ausrichtet, mit bestimmten Probleme zu rechnen hat – und auch eventuell selbst bestimmte Probleme bewirkt. Diese Probleme resultieren daraus, dass es bislang in Europa noch keine autonome Drogenpolitik gibt, die konsequent eigene Wege beschreitet.

4 Drogenpolitik zwischen Prohibition und Schadensbegrenzung

Die europäische Drogenpolitik basiert im Gegensatz zur amerikanischen auf dem Versuch gleichzeitig prohibitive und liberale Botschaften auszusenden. Die grundsätzlich positive Einstellung, die aus verschiedenen Gründen in den meisten europäischen Ländern dem Gebrauch von Alkohol entgegen gebracht wird, ist die Ursache dafür, dass präventive Aussagen hinsichtlich des Alkoholkonsums eine Toleranzzone definieren. Die Vorbeugung möchte Mäßigkeit im Umgang bewirken, nicht Totalabstinenz. Hingegen kennt sie, sieht man einmal von einzelnen Ausnahmen ab, für den Gebrauch illegalisierter Stoffe keine entsprechenden Toleranzräume. Aus dieser gesellschaftspolitischen Einstellung ergibt sich die janusköpfige Gestalt der primärpräventiven Botschaft, die schon früher bei Bühringer aufgezeigt wurde und die darin besteht, dass die Zielvorstellungen bezüglich des Umganges mit psychoaktiven Substanzen entsprechend deren legalen Status divergieren. Die Widersprüchlichkeit, die in dieser Botschaft liegt, könnte grundsätzlich durch die schadensbegrenzende Botschaft – die Fokussierung auf „Suchtvorbeugung" – gelöst werden. Dies ist aber – zumindest bislang – nur auf der individuellen Eben möglich; auf der strukturellen, gesellschaftlichen Ebene manifestiert sich der Widerspruch auch weiterhin darin, dass die KonsumentInnen der verschiedenen Stoffe recht verschieden behandelt werden, wenn sie das vorgegebene Ziel der Primärprävention aus dem einen oder andern Grund nicht erreichen.

Demgemäß ist es notwendig, die Möglichkeit und den Ort der „Schadensbegrenzung" in der Prävention zu bestimmen.

4.1 Das Prinzip der Schadensbegrenzung in der Prävention

Schadensbegrenzung eignet sich auf jeden Fall als steuerndes Prinzip für sekundärpräventive Maßnahmen. Sekundärprävention könnte ja definiert werden als zielgruppenorientierte Arbeit mit gesundheitsfördernder Tendenz. Das heißt, dass alle Information über die Art und den Reinheitsgrad der Substanzen, die auf dem Markt sind, über safe use und alle Maßnahmen, die diesen safe use sichern sollen (On Site-Testing, Spritzentausch, Fixerstuben/Gesundheitsräume, etc.) schadensbegrenzende präventive Maßnahmen sind, die jenen Personen zugute kommen, die bereits DrogengebraucherInnen sind.

Anders liegen die Verhältnisse aber hinsichtlich jener Bemühungen, die üblicherweise als primärpräventiv gelten. Im üblichen Verständnis gilt „Gebrauchsprävention" im Sinne Swishers als der Königsweg, den Schädlichkeiten des Drogenmissbrauchs vorzubeugen. Hinter diesem Verständnis verbergen sich selbstverständlich auch generalpräventive und prohibitive Intentionen. Nicht umsonst lautet einer der Grundsätze der amerikanischen Prävention innerhalb der „War On Drugs"- Strategie wie schon weiter oben vermerkt: „Der einzige sichere Gebrauch von Drogen ist kein Gebrauch". In diesem Sinn wird die Prävention in den USA und auch in den anderen Ländern, die sich bemühen, dem Anspruch, der von den USA und von der UNO ausgeht, nachzukommen, auch in den Dienst der Generallinie des Aufbaues einer drogenfreien Gesellschaft genommen. Zu diesem Zweck muss die Primärprävention allerdings dem amerikanischen Modell folgen und daher substanzspezifisch ausgerichtet sein, sich gegen den Gebrauch aller psychoaktiven Stoffe richten und eine starke Komponente moralischer Erziehung beinhalten.

Im Prinzip der Suchtprävention ist die Möglichkeit eines Brückenschlags enthalten. Es wird die mögliche Schädlichkeit des Drogengebrauches angenommen und daher möglichst auch versucht, dieses Verhalten einzudämmen. Als großes Ziel wird jedoch am Aufbau einer „suchtfreien Gesellschaft" gearbeitet. Gelingt dieses große Vorhaben, reduziert sich die schädliche Auswirkung des Drogengebrauches von selbst. Dementsprechend kann und will aber diese Art der Prävention nicht substanzspezifisch ausgerichtet sein, versucht sie doch an psychischen Strukturen der Individuen und an bestimmten gesellschaftliche Strukturen anzugreifen.

4.1.1 Kompetenzförderung als präventive Methode

Jene Personen, die in Österreich als MitarbeiterInnen in den entsprechenden Fachstellen über die höchste Kompetenz in der Primärprävention verfügen, bevorzugen diese nach dem Kompetenzförderungskonzept ausgerichtete und als „Suchtprävention“ verstandene Primärprävention. Entsprechende Interventionen werden bevorzugt in der Schule in Szene gesetzt, es wird aber auch in weiteren gesellschaftlichen Spielräumen agiert. Suchtprävention entspricht heute einem umfassenden Konzept, nach dem zwei Zielvorstellungen verfolgt werden:

Teilziel a) Der Abbau der individuellen Suchtgefährdung auf dem Weg der Förderung der individuellen Schutzfaktoren, als die das jeweilige Muster der persönlichen Ressourcen und Kompetenzen verstanden wird.

Teilziel b) Der Aufbau eines gesellschaftlichen Klimas, in dem suchtfördernde Mechanismen ebenfalls abgebaut werden. Orte dieses anzustrebenden Klimawandels sind die Orte der Sozialisation: Kindergarten, Schule, weitere Lebensräume in Beruf und Freizeit.

Diese Art der Prävention soll, wenn die Hintergrundannahmen stimmen und die Präventionsstrategien wirksam sein sollten, dazu beitragen, dass in der Zukunft in der Alterskohorte, in der sie angewendet wird, das Phänomen „Sucht“ und die mit ihm verbundenen Probleme eingedämmt werden.

5 Politik und Prävention in Österreich

Der oben beschriebenen präventiven Ausrichtung wird also grundsätzlich in Österreich seitens der Präventionsexperten für die Nachfragereduktion der Vorzug gegeben.

Die politische Verstrickung der Prävention und die Problematik, die aus der Übernahme kontroversieller Konzepte resultiert, wird auch in Österreich aus der Art und Weise sichtbar, wie Prävention strukturiert wird. Auch hierzulande besteht in drogenpolitischer Hinsicht keineswegs Konsens darüber, wie der experimentierende Umgang mit psychoaktiven Stoffen zu bewerten ist. Die Beurteilung der Wirksamkeit präventiver Maßnahmen hängt stark von der Einstellung gegenüber Drogen und Drogengebrauch ab und diese wiederum ist Teil eines Musters politischer Einstellungen. Da Prävention als politische Aufgabe angesehen wird und verschiedene parteipolitische Muster verschiedene Interpretationen und Erwartungen einschließen, kann man kaum erwarten, dass Primärprävention nach einem uniformen Muster abläuft.

Vielmehr finden neben der ursachenorientierten Präventionsarbeit der Fachstellen in unserem Land viele präventiv intendierte Aktionen statt, die den verschiedenartigen Zugängen und Interpretationen und den verschiedenen politischen Ausrichtungen entsprechen. Sie umfassen ein breites Spektrum von österreichweiten Kampagnen bis hin zu Maßnahmen in einzelnen Einrichtungen. Diese Aktionen sind im Gegensatz zur Suchtprävention zumeist drogenspezifisch ausgerichtet und folgen oftmals Modellvorstellungen, die aus den USA importiert wurden. Daher spiegeln sie zumeist eine prohibitive Einstellung wider und so manche bringen die Rhetorik des „Drogenkrieges" amerikanischen Zuschnittes in unser Land.

5.1 Die Ursachen der theoretischen und praktischen Inkonsistenz der Primärprävention

Das Problem, das diese Vielgestaltigkeit der Prävention bedingt, besteht wohl darin, dass nicht zu übersehen ist, dass die „Kompetenzförderungs-Strategie" österreichischen Zuschnittes sinngemäß nicht auf das Postulat der absoluten Drogenfreiheit abzielt und nicht im Dienst des Aufbaus einer „drogenfreien Gesellschaft" in Funktion tritt. Zielt sie doch eher auf Genussfähigkeit und Mäßigkeit im Umgang mit psychoaktiven Substanzen aller Art ab und besteht ihr utopischer Entwurf nicht in einer „drogenfreien" sondern in einer „suchtfreien" Gesellschaft.

Es ist nicht anzunehmen, dass diese Art von Primärprävention – selbst wenn sie einen positiven Impakt ausübt – dazu beiträgt, dass jeder nicht-abhängige Drogengebrauch wesentlich eingeschränkt wird. Insbesondere dann nicht, wenn er hinsichtlich erwartbarer gesundheitlicher Auswirkungen unproblematisch bis irrelevant erscheint. Das heißt, dass Konsummuster wie der tolerierte und „verantwortungsvolle" Gebrauch zugelassener psychoaktiver Stoffe, aber auch der Probierkonsum bzw. das Experiment mit verbotenen Stoffen von diesen Strategien der Gesundheitsförderung nicht entscheidend beeinflusst werden können. Die Problematik dieser Konsummuster ist ja auch nicht ausschließlich im gesundheitspolitischen Feld anzusiedeln, sie ergibt sich vielmehr weitgehend auch aus dem Umgang mit den gesellschaftlichen Systemen der Normen, Regeln und Kontrollen. Diese Verhaltensweisen gehören zur Kategorie der politischen und/oder sozialen Handlungskontingenzen. Die Entscheidung für das Drogenexperiment ist eine moralische Handlung, das Postulat des Verzichts auf den Gebrauch verbotener Drogen, auf dem die moderne Suchtprävention im Sinne Bühringers aufbaut, letztlich eine moralische Forderung.

5.2 Primärprävention und das Suchtmittelgesetz

Diese Zielvorstellungen werden nicht von allen politischen Kräften ungeteilt vertreten. Nimmt man nun einmal an, dass sich im Suchtmittelgesetz die Generallinie, die von den politischen HauptakteurInnen vertreten wird, manifestiert, dann kann man wohl nicht zum Schluss kommen, dass es politischer Wille ist, dem Drogenexperiment einen gesetzlichen Freiraum zu bieten.

Die Rahmenbedingungen, die das Suchtmittelgesetz vorgibt, erschweren die Anwendung des schadensbegrenzenden Zugangs in der Primärprävention, während sie ihn für die Therapie nahezu ohne Einschränkung akzeptieren. Überall dort, wo Konsum entweder explizit als Verstoß gegen die gesetzliche Ordnung interpretiert wird oder – wie in Österreich – zwar aus der strafrechtlichen Verfolgung ausgenommen, aber über den Besitz zum Konsum erst recht wieder kriminalisiert ist, besteht keine adäquate Konkordanz zwischen Suchtprävention mit schadensbegrenzender Intention und Gesetzgebung.

Das österreichische Suchtmittelgesetz stellt sich in seiner Interpretation der „Schädlichkeit" des Drogengebrauches in jenen Interpretationsrahmen, der der Law Enforcement-Attitude des amerikanischen Drogenkrieges zu Grunde liegt. Diese Einstellung verlangt, dass jeglicher Drogengebrauch als schädlich zu gelten habe. Damit signalisiert sie Prohibition als Rahmenbedingung des professionellen Handelns im Drogenbereich. Der Umstand, dass ein wesentlicher Anteil dieses professionellen Handelns non-prohibitiv ausgerichtet in Aktion tritt, stellt einen Riss im gesellschaftlichen Umgang mit den drogenbezogenen Problemen dar, der für den Einzelnen in der Gemeinschaft bedeutsame Unsicherheiten mit sich bringt, da er die Situation herstellt, dass individueller Drogenkonsum in verschiedenen Institutionen, die mit der Kontrolle des Drogengebrauches befasst sind, mit zweierlei Maß gemessen wird.

6 Exkurs über die Situation in den Niederlanden

Die Niederlande können als Beispiel für eine Gesellschaft angeführt werden, in der ein gesetzlicher Rahmen besteht, der es ermöglicht, dass zwischen schadensbegrenzenden Aktivitäten auf allen Ebenen und der jeweiligen legistischen Regulierung des Umganges mit psychoaktiven Stoffen ganz allgemein Konkordanz in jenem Sinne besteht, den schon Swisher als logische Konsequenz postuliert hat. In den Niederlanden wird explizit Drogengebrauch als Problem des Gesundheitswesens betrachtet und dementsprechend der Konsum des Einzelnen nicht kriminalisiert.

In diesem Rahmen kann die ursachenorientierte Suchtprophylaxe unter geeigneten politischen Bedingungen ablaufen.

Dementsprechend kann man an Hand der Niederlande auch modellhaft beschreiben, wie eine strukturierte Präventionsarbeit integrierter Teil der Drogenpolitik eines Landes sein kann und wie dementsprechend Prävention und allgemeine Drogenpolitik ineinander verflochten sind. In meiner Darstellung beziehe ich mich auf Buisman, 1990, und auf spätere Publikationen zu diesem Thema.

In den Niederlanden wurde 1985 das Fach Gesundheitserziehung eingeführt, nachdem das Schulsystem gesetzlich neu geregelt worden war. Das Curriculum für dieses Fach wurde zentral ausgearbeitet. In ihm ist die Prävention des Drogenmissbrauchs enthalten und in ihrem Wesen definiert. Sie soll demnach einen integrierten Bestandteil des Gesundheitsunterrichts bilden und nicht als isolierte Kampagne gegen den Missbrauch von Genussmitteln verstanden werden. Es geht nicht um eine Vorbeugung gegenüber jeglichem Drogengebrauch, sondern um die Ermöglichung eines „gesunden Umgangs mit ungesunden Produkten", deren Gebrauch nichtsdestoweniger in unserer Gesellschaft gang und gäbe ist. Die Schüler sollen auch lernen, wie man sozialem Druck, sei es in der Gruppe, sei es durch Werbung, erfolgreich widerstehen kann.

Wesentlich ist, dass die Gesundheitserziehung nicht prohibitiv ausgerichtet ist. Meyenberg, 1988, schrieb: „Die NCA (Nationale Commissie tegen het Alcoholisme en andere verslavingen) hält das Experimentieren mit Alltagsdrogen (teilweise auch mit illegalen Drogen) durchaus für sinnvoll, wenn es schulisch wie außerschulisch (Elternhaus) begleitet wird. Sie ist der Auffassung, dass das Bewusstmachen der damit verbundenen Gefahren und entsprechendes Verhaltenstraining eher vor dem Missbrauch schützt, als Verbote oder Tabuisierung. Vor allem aber weiß sie, dass das Experimentieren nicht zur Abhängigkeit führt."

In den Niederlanden besteht also Korrespondenz zwischen der nicht-prohibitiven Ausrichtung in Prävention und Behandlung und der gesetzlichen Lage, in dem prinzipiell Drogengebrauch nicht kriminalisiert ist, sondern als gesundheitspolitisches Problem gilt und dem Experiment mit den illegalen Drogen ein Freiraum geschaffen wurde.

Dennoch ist die Primärprävention in den Niederlanden nicht ausschließlich auf unspezifische Suchtprävention ausgerichtet. Sie umfasst vielmehr neben den allgemeinen gesundheitsfördernden Programmen auch abstinenzorientierte Projekte und eine umfassende drogenspezifische Information.

7 Überlegungen zum Verhältnis von allgemeiner Drogenpolitik und der Ausrichtung der Primärprävention

Eine den österreichischen Rahmenbedingungen angepasste umfassende Primärprävention muss nach den Vorstellungen einer multifaktoriellen Strategie ausgerichtet sein, die Hallmann (1991) postulierte. Sie sollte sowohl auf eine Erweiterung der individuellen Kompetenz abzielen, wie auch suchtspezifische Sachinformationen vermitteln, Alternativen anbieten können und an der Veränderung struktureller Bedingungen arbeiten, bzw. auf die Notwendigkeit der Veränderung struktureller Bedingungen hinweisen.

Die Notwendigkeit, Suchtvorbeugung nicht auf ressourcenorientierte Maßnahmen und allgemeine Gesundheitsförderung zu beschränken, ergibt sich daraus, dass der Drogengebrauch im Jugendalter, vor allem im illegalen Feld, nur ganz selten primär als ein „Suchtproblem" in Erscheinung tritt; ganz überwiegend werden die Muster des Probierkonsums und des Drogenexperiments in Anspruch genommen.

Aus diesem jugendtypischen Verhalten resultieren zwei Problembereiche. Zum einen ist diese Form des Umgangs hinsichtlich möglicher schwerwiegender gesundheitlicher Folgen nicht als gänzlich unproblematisch anzusehen. Gravierende, eventuell selbst tödliche Folgeerscheinungen können in gesundheitlicher Hinsicht bereits beim Experimentieren mit „harten" Drogen, in seltenen Einzelfällen mit Drogen jeder Art – abgesehen von Hanfdrogen – eintreten. Dementsprechend kann auf sucht- bzw. drogenspezifische Information nicht verzichtet werden. In dieser Beziehung muss die Aussage der IFT-Expertise über die relative Wertlosigkeit jeder Art von Information relativiert werden.

Zum anderen kann auch der sporadische Gebrauch jeder Art verbotener Drogen auf Grund der Gesetzeslage äußerst unangenehme Folgen in sozialer Hinsicht nach sich ziehen. Auch im Falle des Probierens und Experimentierens handelt es sich um Regelverstöße, für die entsprechende Sanktionen vorgesehen sind. Auch wenn es sich, um Bühringer (1992) zu zitieren, zumeist „um keine Katastrophe handelt", wenn ein Jugendlicher einmal Haschisch raucht, gilt diese Bewertung nur hinsichtlich der gesundheitlichen Auswirkungen und für den Fall, dass dieses Verhalten nicht auffällig wird. Man darf nicht so tun, als ob keine Konsumkriminalisierung stattfinden würde. In Österreich und in den meisten europäischen Ländern sind die Suchtgiftgesetze bislang nicht auf die individuelle Schädlichkeit des Gebrauches ausgerichtet und differenzieren nur geringfügig zwischen verschiedenen Substanzgruppen; die Gesetzeslage ist – wohl auch auf Grund der Beachtung des rechtlichen Rahmens, den die internationalen Kontrollkonventionen vorgeben – in den meisten Ländern bezüglich der verbotenen psychoaktiven Substanzen eindeutig und undiskriminierend prohibitiv. Dieses Umstandes muss sich auch die ressourcenorientierte Suchtprävention bewusst sein. Sie bedarf geeigneter drogenpolitischer Rahmenbedingungen, soll sie neben dem Ziel der „Suchtprophylaxe" gleichzeitig auch die Funktion übernehmen, Jugendliche vor den sozialen Auswirkungen des nicht-abhängigen Umganges mit psychoaktiven Stoffen zu schützen. Die präventive Arbeit steht in diesem Kontext vor zwei Aufgaben. Zum einen besteht die Aufgabe, die Jugendlichen selbst in ihrer drogenspezifischen Kompetenz zu fördern, zum andern ist aber auch kritische Arbeit an den strukturellen Bedingungen und eventuell auch den gesetzlichen Rahmenbedingungen gefordert.

Der Blick auf die Niederlande kann uns jedoch lehren, dass selbst unter geeigneten gesetzlichen Rahmenbedingungen der Schutz der Jugend es zwingend erfordert, dass nicht nur ehrgeizige Vorstellungen der „ursachenbezogenen" Suchtprävention mit dem Ziel, das Problem der „Sucht" generell zu lösen, umgesetzt werden, sondern dass auch ein „Drogenerziehungsprinzip" verfügbar ist, das den Jugendlichen dabei helfen soll, ihre Fähigkeiten und Möglichkeiten zu verstärken, die gesundheitlichen und sozialen Risken des jugendspezifischen Umganges mit psychoaktiven Stoffen zu minimieren.

8 Aktuelle Entwicklungen und Forderungen für die zukünftige Ausrichtung der Primärprävention

Die Entwicklung des Drogenmissbrauchs in den 90er Jahren hat uns gelehrt, dass die Interpretationen, die aus der Theorie des sozialen Lernens abgeleitet sind, wohl für einen Teil, nicht aber für die Gesamtheit der DrogengebraucherInnen, zu stimmen scheinen. Die „Demokratisierung" des Substanzmissbrauchs, um einen Begriff von Collin, dem Chronisten der Ecstasy-Kultur aufzugreifen, hat unseren Blick dafür geschärft, dass neben psychosozialer Inkompetenz und mangelnder Lebensbewältigungsstrategien auch andere Motive den Hintergrund der Bereitschaft zum Drogengebrauch strukturieren. Für so manche DrogengebraucherInnen von heute scheint es nicht notwendig zu sein, Nein sagen zu lernen; sie sagen Nein, aber nicht zum Drogengebrauch, sondern sie negieren bewusst, obwohl sozial integriert und durchaus kompetent lebend, die prohibitive Botschaft. Zu einem recht frühen Zeitpunkt (1990) hat der bekannte britische Autor Nicholas Dorn auf diese Situation hingewiesen und in diesem

Sinne die herrschende Präventionsideologie kritisiert. Er forderte damals in klarem Bezug auf die amerikanische Präventionsphilosophie und jene, die diese Philosophie nach Europa importierten, dass die Prävention sich davon lösen sollte, das von ihr selbst entworfene Bild des Süchtigen immer wieder zu bestätigen und zur Lösung zu bringen zu versuchen. Er meinte, dass sie dadurch an der Realität vorbei agiere.

Für die Zukunft der Prävention ergibt sich die Aufgabe, den jeweils aktuellen Motivationsstrukturen nachzuspüren und Präventionsprojekte zu entwickeln, die den daraus gewonnenen Erkenntnissen angepasst sind. Das bedeutet, dass stärker als bisher die wissenschaftliche Aktivität auf den Sektoren Jugendforschung und Lebensstilforschung als Grundlage von präventiven Bemühungen bemüht wird. Dass in derartigen adaptierten Programmen dann die Grenzen zwischen „primärer" und „sekundärer" Prävention noch mehr ins Rutschen geraten werden, als bisher ohnehin schon bisweilen geschieht, ist anzunehmen. Projekte wie das bekannte „ChEck iT!" des Vereins Wiener Sozialprojekte können hier beispielhaft angeführt werden. Das Testen mitgebrachter Drogen bei gleichzeitigem Beratungs- und Betreuungsangebot bringt primärpräventive und sekundärpräventive Ansätze zur Verschmelzung.

Als weitere Aufgabe für die Zukunft besteht die Entwicklung eines integrierten Präventionskonzeptes. In diesem sollten die Aufgaben der Bekämpfung des Angebotes und der Nachfrage ausbalanciert und klar von einander getrennt zur Anwendung kommen. Weiters wäre es wünschenswert, dass ein legistischer Rahmen erarbeitet wird, in dem die verschiedenen Methoden sinnvoll angewendet werden können und sich die AgentInnen der Prävention in allen Feldern adäquat bewegen können.

Umgang mit Drogen umfasst individuelle Einstellungen und das Treffen individueller Entscheidungen für Nüchternheit oder Rausch. Regelkonformität oder Überschreitung ist dementsprechend gesellschaftspolitisches Handeln. Verantwortungsbewusste Entscheidungen in diesem Bereich können, wie in allen anderen gesellschaftspolitisch relevanten Bereichen in einem demokratischen System nur auf der Basis von Mündigkeit und Selbstentscheidung gefällt werden. Innerhalb der Altersstruktur von Jugendlichen und jungen Erwachsenen gibt es Personen, die sich für die Drogenabstinenz entscheiden und andere, die auf die eine oder andere Weise Drogengebrauch betreiben wollen. Viele dieser jungen Menschen wissen heute ganz genau, dass auch der nicht-abhängige Gebrauch von psychoaktiven Substanzen ein gewisses Risiko bedeutet. Offenkundig ist man in dieser Gruppe der Meinung, dass in diesem Kontext Information ein unverzichtbares Instrument im Sinne der „Missbrauchsprävention" darstellt. Internationale Jugendstudien und/oder Projekte und eine allfällige Analyse der jugendgerichteten Medien (Lifestyle-Magazine) bieten ebenso wie die Bereitschaft, sich an Projekten wie dem bereits erwähnten „ChEck iT!" zu beteiligen, ausreichend Evidenz dafür, dass Jugendliche, die heute als DrogenkonsumentInnen in Frage kommen, ein großes Interesse an sachlicher und konkreter Information über psychoaktive Stoffe haben. Sie wollen sich durch diese Information nicht vom Gebrauch abschrecken lassen, aber sie wollen so gut wie möglich über das Risiko, das sie eingehen, informiert sein.

Ganz in diese Richtung gingen Forderungen, die aus einem internationalen Projekt des Europäischen Forums für die Sicherheit in den Städten über Prävention resultierten, in das Jugendliche selbst integriert worden waren. Letztere forderten, dass Prävention zumindest ein Minimum an schadensbegrenzender Information beinhalten müsse, dass die Information neutral und nicht moralisierend stilisiert und bezüglich der Produkte kurz gehalten sein sollte. Die Informationen sollten dort zugänglich sein, wo die Jugendlichen sich aufhalten, um „...den Individuen zu helfen, sich auf Grund ihres Wissensstandes entscheiden zu können." (Securities Drug Network, 1999).

Literatur

Bühringer G (1992) Drogenabhängig. Freiburg, Herder

Bühringer G (1994) Aktuelle Konzepte zur Primärprävention des Substanzmissbrauchs mit Schwerpunkt Schulische Prävention. In: DHS (Hrsg) S 55–64

Buisman W R (1998) Drug Prevention. The Netherlands. In: Ghodse et al. op. cit

Collin M (1998) Altered State. London Serpents Tail, 2nd updated edn.

Denis A, Heynen S, Kröger Ch (1993) Fortführung der Expertise zur Primärprävention des Substanzmissbrauchs. IFT-Berichte, Band 72, München, IFT

Dorn N (1990) British policy on prevention. In: Ghodse et al. op. cit

Ghodse H A, Kaplan C D, Mann R D (Hrsg) (1990) Drug Misuse and Dependence. Casterton Hall, Carnforth, Parthenon Publ. Group

Hallmann H J (1991) Suchtprävention praktisch: so oder so? In: Janssen H-J (Hrsg)

Janssen H-J (1991) (Hrsg) Suchtprävention im Wandel. Ein Überblick. Hamm, Hoheneck

Koller G (1996) ZuMutungen. Ein Leitfaden zur Suchtvorbeugung für Theorie und Praxis. Wien, Bundesministerium für Jugend und Familie

Künzel-Böhmer J, Bühringer G, Janik-Konecny Th (1991) Expertise zur Primärprävention des Substanzmissbrauchs. Köln, Bundeszentrale für gesundheitliche Aufklärung

Meyenberg R (1988) Drogen und Schule in den Niederlanden. Ein Beitrag zur Suchtprävention im Unterricht der Bundesrepublik Deutschland. Suchtgefahren, Bd. 34, S 285–296

Mitterbauer E, Franke S (1994) Suchtprävention. Theoretisches und Praktisches für den Schulalltag. Wien, Bundesministerium für Unterricht und Kunst

Mitterbauer E, Franke S (1998) Suchtprävention als präventive Praxis. Wien, Bundesministerium für Unterricht und Kunst

Neumüller A (1993) Bericht über Maßnahmen zur Drogenprävention an Österreichs Schulen vom 16. 11. Wien, Bundesministerium für Unterricht und Kunst

Springer A, Uhl A, Widensky A (1995) Schüler und Drogen: Wissen, Erfahrung, Einstellung. Forschungsbericht. Wien, Bundesministerium für Unterricht und Kunst

Swisher J D (1979) Prevention Issues. In: Dupont, R I., Goldstein, A, O'Donnell (eds) Handbook on Drug Abuse. Washington DC Government Printing Office, S 423–435

Dokumente

Suchtpräventionsstelle der Stadt Zürich (1986) (Hrsg) Konzept Klassenarbeit. Zürich

National Drug Control Strategy (1992) A Nation Responds to Drug Use. Executive Summary Office of National Drug Policy. Executive Office of the President. Washington D.C., January

Understanding Drug Prevention (1992) An Office of National Drug Control Policy White Paper. Executive Office of the President. Washington D.C. May

Prevention approaches (1997) Amphetamine-type Stimulants, Kapitel 6. WHO Programme on Substance Abuse. Genf

Securities Drug Network (1999) The Pertinency of Drug Prevention Messages Project (1998–1999). Paris, European Forum for Urban Safety

Suchtprävention im europäischen Vergleich

Sabine Haas

1 Einleitung

Eine Darstellung der Suchtprävention im europäischen Vergleich ist kein leichtes Unterfangen, erfordert es doch zunächst einen Gesamtüberblick über diesen Bereich. Dies ist vor allem insofern schwierig, als die Suchtprävention nicht nur in Österreich sondern auch in allen anderen europäischen Ländern im letzten Jahrzehnt eine rasche Entwicklung durchgemacht hat. Dabei hat nicht nur die Zahl der Maßnahmen und Projekte, sondern auch die Vielfalt der Ansätze, Konzepte und Methoden stark zugenommen. Unterschiede und auch gegensätzliche Positionen finden sich dabei nicht nur zwischen einzelnen Ländern, sondern auch auf der jeweiligen nationalen Ebene. Die quantitative wie qualitative Entwicklung schlägt sich in einer Vielzahl von AkteurInnen, Zielgruppen und „Settings" nieder.

Im Folgenden wird daher auch kein Vergleich zwischen einzelnen Ländern vorgenommen, sondern versucht, generell einige Gemeinsamkeiten wie Unterschiede der Suchtprävention auf europäischer Ebene herauszuarbeiten. Ausgehend von Präventionspolitik bzw. -philosophie wird der Bogen über die theoretischen Ansätze und Konzepte zu den praktischen Maßnahmen der Präventionsarbeit gespannt. Zur besseren Nachvollziehbarkeit und schärferen Trennung der Unterschiede werden divergierende Positionen manchmal bewusst überspitzt dargestellt und durch ausgewählte Fallbeispiele illustriert. Eine abschließende Relativierung soll daher dem dabei möglicherweise entstandenen einseitigen Bild etwas entgegenwirken.

Die folgende Darstellung basiert einerseits auf vorhandener Literatur zum Thema und zum anderen auf eigenen Erfahrungen, die sowohl im Rahmen der Arbeit für den österreichischen REITOX Focal Point der Europäischen Beobachtungsstelle für Drogen und

Drogensucht (EBDD) als auch im Zuge der Koordination der Europäischen Woche der Suchtprävention 1998 (EWSP 1998) gewonnen wurden. Aus diesem Grund muss einschränkend darauf hingewiesen werden, dass der „europäische" Vergleich einen deutlichen Schwerpunkt in Richtung auf die Mitgliedstaaten der Europäischen Union aufweist.

2 Präventionspolitik bzw. -philosophie

2.1 Prävention als Priorität und Ziel der „Selbstkontrolle"

In allen Ländern der Europäischen Union wird Prävention als eine der drogenpolitischen Prioritäten bezeichnet. Dies kristallisierte sich bereits in einer in den Jahren 1994/95 für die Europäische Kommission durchgeführten Vergleichsstudie zur Präventionspolitik in den Mitgliedstaaten der Europäischen Union (EU) – bei der bezüglich der verwendeten Ansätze große Unterschiede gefunden wurden – als wichtige Gemeinsamkeit heraus. „Prevention is among the national priorities that European Union Members have established in order to tackle drug-related problems, although each country lends different variations to approaches in the preventive field (CEPS, 1995, S. 14)." In der Zwischenzeit hat sich die Prävention in allen Länder weiter entwickelt und dabei auch drogenpolitisch noch an Bedeutung gewonnen. Dass dabei unter „Suchtprävention" nicht immer das Gleiche verstanden wird, werden wir weiter unten noch sehen.

Eine weitere Gemeinsamkeit der Prävention – nicht nur in Europa, sondern im Allgemeinen – besteht darin, dass sie in gewisser Hinsicht immer auch normativen Charakter hat. Prävention bewegt sich in einem gesellschaftlichen Feld, das den Konsum legaler wie illegaler Drogen (unterschiedlich) normativ bewertet und kann nicht ohne Bezug zu diesem Umfeld agieren. Im Handbook Prevention der Pompidou Group des Europarats (van der Stel, 1998) wird die Anforderung der „Selbstkontrolle" als relevanter Aspekt im Hinblick auf den „modernen" Umgang mit psychoaktiven Substanzen gesehen. „The ‚fight' against intoxicants has a symbolic significance in the development of a collective consciousness about the nature of self-control expected from members of society and in the development of a conscience about non-compliance (S. 27)." Ausgehend von Norbert Elias' Beschreibung wird der Zivilisationsprozess als eine auf der Kombination von Zwang und seiner Internalisierung beruhende Entwicklung, die höhere Formen der Selbstkontrolle zum Ziel bzw. zum Ergebnis hat, definiert. Damit einher geht eine große Aufmerksamkeit für sowie häufige Ablehnung des Konsums psychoaktiver Substanzen, der diese Selbstkontrolle untergraben könnte. Da Prävention im weitesten auf „gesundes" Verhalten zielt, „gesund" dabei aber einer gesellschaftlichen Definition unterliegt, ist der normative Bezug kaum vermeidbar. Bezüglich seiner Richtung und Ausgestaltung finden sich aber – unter anderem auf europäischer Ebene – große Unterschiede und auch Gegensätze.

2.2 Abstinenz versus kontrollierter Konsum

Die Unterschiede ergeben sich unter anderem aus der Ebene, an der Selbstkontrolle ansetzen soll. Dabei stehen sich die präventionspolitischen Ziele „Abstinenz" und „kontrollierter bzw. verantwortungsvoller Konsum" gegenüber. Springer (1998) illustriert diesen Unterschied am Beispiel USA versus Europa mit Schwerpunkt auf den Niederlanden. Der US-amerikanische „War on Drugs" findet präventionspolitisch in der Ideologie der Drogenfreiheit, ausgedrückt im Slogan „The only safe use is no use!", seinen Niederschlag. Prävention zielt damit darauf ab, den – auch nur versuchsweisen – Konsum aller psychoaktiven Substanzen zu verhindern. Damit einher geht eine stark moralische Bewertung des Drogenkonsums, da die Präventionsphilosophie eine negative öffentliche Besetzung jedweden Konsums legaler wie – insbesondere – illegaler Substanzen verlangt. Konsequenterweise werden in den USA sowohl der Drogenkonsum als auch im Zusammenhang mit Drogen stehende Probleme in erster Linie als moralische und gesellschaftliche Übel gesehen. Bezüglich der im Handbook Prevention (van der Stel, 1998) angeführten – historischen Schwankungen unterliegenden – Differenzierung zwischen „krank" und „asozial" bezüglich der Wahrnehmung von ProblemkonsumentInnen kann die USA damit sehr leicht zugeordnet werden. In Europa finden sich relativ deutlich an der Ideologie der Drogenfreiheit orientierte Präventionspolitiken bzw. -philosophien in erster Linie in den skandinavischen Ländern und dabei vor allem in Schweden. Ein illustratives Beispiel für den moralisch besetzten und als asozial bzw. abweichend definierten Konsum psychoaktiver Substanzen ist eine im Frühjahr 1999 in Schweden durchgeführte Kampagne gegen „illegalen" Alkohol (Alkohol, der illegal eingeführt oder selbst hergestellt wird). Die großflächig im öffentlichen Raum präsenten Plakate zeigten Gesichter mit offenem Mund, aus dem einmal eine Ratte, einmal Handschellen und einmal eine Spritze herausschauen. Die Assoziation des Konsums „illegalen" Alkohols mit als sozial abweichend bzw. asozial definiertem Verhalten ist mehr als deutlich.

Im Gegensatz dazu zielt die Präventionspolitik in den meisten europäischen Ländern – vor allem den Niederlanden und Mitteleuropa, aber zunehmend auch in Südeuropa – auf kontrollierten und verantwortungsbewussten Konsum. Springer (1998) präsentiert dabei die holländische Politik als deutlichsten Kontrast zum US-amerikanischen Grundsatz der absoluten Drogenfreiheit. Die holländische Drogenpolitik definiert die „Normalisierung" des Drogenkonsums und der KonsumentInnen als ein ausdrückliches Ziel und räumt dem Ansatz von „Harm Reduction" einen hohen Stellenwert ein. Damit wird der „sichere" bzw. verantwortungsvolle und damit auch „unproblematische" Konsum psychoaktiver Substanzen als Möglichkeit akzeptiert. Dies geht – generell auf europäischer Ebene – mit einer relativ scharfen Trennung zwischen legalen und illegalen Substanzen bzw. – vor allem in den Niederlanden – einer Unterscheidung zwischen „weichen" und „harten" Drogen einher. Im Unterschied zur oben angeführten US-Politik werden Drogenprobleme in erster Linie dem Gesundheitsbereich zugeordnet und damit auch versucht, einer moralisierenden und mit sozialer Abweichung assoziierenden Sichtweise entgegenzuwirken. Die Präventionspolitik bzw. -philosophie der meisten europäischen Länder ist inzwischen stärker an diesen Grundsätzen, denn an der Zielvorstellung einer absoluten Drogenfreiheit ausgerichtet.

3 Theoretische Ansätze und Konzepte

3.1 Soziales Lernen und Setting-Ansatz

Negreiros (1994) unterscheidet für Europa drei zentrale Kategorien von Präventionsansätzen: Informationsansätze, humanistische Ansätze und kognitiv-behavioristische Ansätze. Erstere betonen didaktische und Informationskomponenten und waren vor allem in den 70er Jahren sehr beliebt. Sie folgten damals einer abstinenzorientierten Philosophie und arbeiteten mit „abschreckenden" Botschaften, erwiesen sich aber als nicht effektiv bzw. sogar kontraproduktiv. Reine Informationsansätze verloren daher im letzten Jahrzehnt stark an Bedeutung. Humanistische Ansätze gehen davon aus, dass für Verhaltensänderungen neben Wissen auch affektive und emotionale Faktoren eine Rolle spielen. Die wichtigsten, dem humanistischen Ansatz zugeordneten, Präventionsstrategien sind „value clarification", „decision-making" und „alternatives to drug abuse". Die kognitiv-behavioristischen Ansätze bauen im weitesten auf Bandura's Theorie des sozialen Lernens auf und betonen die Bedeutung sozialer Einflüsse. Entsprechende Strategien zielen entweder auf die Förderung sozialer Kompetenzen, die in Situationen, die unmittelbar in Bezug auf Drogenkonsum relevant sind, zum Tragen kommen oder auf die Entwicklung positiver sozialer Kompetenzen im Allgemeinen.

Ausgehend von dieser Kategorisierung lässt sich für Europa eine Entwicklung weg von (reinen) Informationsansätzen und hin zu den beiden anderen Ansätzen, die auch kombiniert werden, feststellen. So verzeichnete beispielsweise die europäische COST A6-Studie über die Evaluation der Primärprävention einen Trend in Richtung behavioristischer Techniken wie Skill- und Kompetenztraining und Peer-Education (Springer, 1999). Auch die Jahresberichte über den Stand der Drogenproblematik in der Europäischen Union zeigen Gemeinsamkeiten zwischen den europäischen Ländern und die Relevanz von Strategien zur Förderung der (affektiven wie sozialen) Lebenskompetenz auf. „The broad strategy aims to identify and strengthen factors which promote healthy lifestlyes and facilitate the development of autonomy, responsibility and critical sense (EMCDDA, 1998, S. 43)." Insbesondere im schulischen Bereich finden sich in allen Mitgliedsländern der Europäischen Union Programme, die auf die Förderung der Persönlichkeitsentwicklung und des Selbstwertgefühls, die Herausbildung persönlicher und sozialer Fähigkeiten und die Stimulierung einer kritischen Einstellung und Entscheidungsbereitschaft abzielen (EBDD, 1997).

Die steigende Bedeutung der humanistischen und insbesondere der kognitiv-behavioristischen Ansätze ist insofern nicht verwunderlich, als sie mit dem WHO-Konzept der Gesundheitsförderung kompatibel sind, das sich in Europa im gesamten Bereich der Prävention als eine wichtige Referenz und theoretische Basis durchgesetzt hat. Ausgehend vom Konzept der Gesundheitsförderung werden diese – in erster Linie auf das Individuum Bezug nehmenden – theoretischen Ansätze noch um Strategien ergänzt, die „Verhältnisprävention" zum Ziel haben und damit auf der Ebene sozialer Strukturen bzw. der „Umwelt" des Einzelnen ansetzen. Entsprechende Präventionsmaßnahmen können auch unter dem Schlagwort „setting-Ansatz" gefasst werden und finden sich europaweit in verschiedensten Bereichen („Settings"), wie Schule, Arbeitsplatz oder Gemeinde.

3.2 Drogenaufklärung versus Suchtprävention

Doch trotz der Gemeinsamkeiten bezüglich der zu Grunde liegenden theoretischen Konzepte, gibt es auf dieser Ebene dennoch eine Reihe von Unterschieden zwischen den europäischen Ländern. Grund dafür ist, dass sich die bestehenden präventionspolitischen Gegensätze (vgl. Kap. 2) in einer unterschiedlichen Verwendung der theoretischen Basis widerspiegeln. Eine zentrale Differenz in einem Vergleich der Präventionsansätze ist daher meines Erachtens auch der Substanzbezug. Ausgehend vom Unterschied „Abstinenz" versus

„kontrollierter Konsum“ auf Ebene der Präventionsphilosophien kann man bezüglich der theoretischen Ansätze „Drogenaufklärung“ und „Suchtprävention“ gegenüberstellen. Drogenaufklärung hat einen deutlichen Substanzbezug und im Bereich der Primärprävention meist „no use“, das heißt, die Abstinenz von jeder Form des Konsums – insbesondere illegaler Drogen – zum Ziel. Primäre Zielgruppen sind Jugendliche, da erste Erfahrungen mit dem (experimentellen) Drogenkonsum meist in diese Lebensphase fallen, und diese Erfahrungen verhindert werden sollen. Suchtprävention zielt hingegen per Definition in erster Linie auf die Verhinderung der Entstehung von Sucht ab und damit auf „kontrollierten, nicht selbstgefährdenden Konsum“ statt auf gänzliche Abstinenz. Insbesondere im mitteleuropäischen Raum hat sich zunehmend auch ein „erweiterter Suchtbegriff“ als Basis der Präventionsarbeit durchgesetzt, der auch substanz-unabhängige Süchte (Spielsucht, Arbeitssucht, etc.) miteinbezieht. Die Suchtprävention setzt auf die Förderung der Persönlichkeitsentwicklung und sozialer Kompetenzen und beginnt damit – im Unterschied zur Drogenaufklärung – bereits im frühkindlichen Alter.

Wenn wir an die drei eingangs differenzierten Ansätze zurückdenken, so liegt es auf der Hand, dass die Informationsansätze am stärksten mit Drogenaufklärung korrespondieren. Der unterschiedliche Substanzbezug schlägt sich aber auch bei den beiden anderen Ansätzen nieder. So können beispielsweise beim kognitiv-behavioristischen Ansatz – wie oben ausgeführt – zwei klar getrennte Richtungen identifiziert werden. Einerseits Strategien, die auf das Erlernen sozialer Kompetenzen für Situationen abzielen, die sich unmittelbar auf die Initiation in den Drogenkonsum beziehen. Beispiel dafür sind die in den USA sehr beliebten Trainings, bei denen man lernt, Drogen abzulehnen, wenn sie einem angeboten werden und dem allfälligen Peer-Druck zum Drogenkonsum zu widerstehen („Say no to drugs“). In Europa finden sich entsprechende Präventionsmaßnahmen wiederum hauptsächlich im Norden. So verfolgt das britische Präventionsprogramm „Dare“ das Ziel, die Fähigkeiten der Schüler, sich nicht durch Peer-Druck oder Angebot von Drogen zum Konsum verleiten zu lassen, zu stärken (EBDD, 1997). Im Unterschied dazu setzt die zweite Richtung der kognitiv-behavioristischen Ansätze auf Förderung und Entwicklung positiver sozialer Kompetenzen im Allgemeinen und hat damit – im Unterschied zur ersten Strategie – keinen unmittelbaren Substanzbezug. Als Beispiel dafür kann das portugiesische Projekt „Viva a escola“ („Es lebe die Schule“) angeführt werden: „Viva a escola... aimed to provide controlled conditions for experiencing feelings of pleasure, emotion and risk; to develop capabilities which allow one to assume the principle of health promotion on individual and collective levels; to construct a creative, dynamic and stimulating school environment; to develop autonomous behaviour, responsibility and critical sense (EMCDDA, 1998, S. 45)."

Die oben dargestellten Gegensätze beziehen sich auf den Bereich der Primärprävention. Diese Feststellung macht eine weitere relevante Differenz zwischen den unterschiedlichen Zugängen deutlich: mit den Ansatzpunkten Drogenaufklärung versus Suchtprävention geht eine jeweils spezifische Trennlinie zwischen Primär- und Sekundärprävention einher. Während in der „Suchtprävention" eine sehr klare Grenze zwischen – substanzunspezifischer – Primärprävention und – häufig durchaus substanzspezifisch ausgerichteter – Sekundärprävention gezogen wird, verschwimmt dies bei der Drogenaufklärung eher.

4 Präventionsarbeit in der Praxis

4.1 Zielgruppen, Methoden und Settings

Geht man nun einen Schritt weiter zur Praxis der Suchtprävention, so fallen zunächst wieder eine Reihe von Gemeinsamkeiten zwischen den europäischen Ländern auf. Die im Rahmen der Europäischen Woche der Suchtprävention 1998 durchgeführten bzw. präsentierten Präventionsprojekte spiegelten in allen Ländern der Europäischen Union eine große Vielfalt der vor Ort durchgeführten Präventionsarbeit wider (vgl. Europäische Kommission, 1998). Diese Vielfalt bezieht sich auf Zielgruppen, angewendete Methoden und Settings gleichermaßen. Ausgehend von der Anforderung, zielgruppenspezifische Aktivitäten zu entwickeln, die in das jeweilige Setting integriert sind, kommt dabei der lokalen Ebene eine wichtige Rolle bei der Umsetzung zu. Die Bedeutung dieses europaweit geteilten Ansatzes wurde auch bei der in Wien abgehaltenen Auftaktkonferenz zur EWSP 1998 betont. „Eine der deutlichsten Botschaften, die aus vielen Konferenzbeiträgen hervorging, betraf den Stellenwert der ‚Bottom-up' Strategie: auf kommunaler Ebene muss beginnen, was die Menschen erreichen soll (Uchtenhagen, 1999, S. 131)."

Die Jahresberichte der EBDD über den Stand der Drogenproblematik in der Europäischen Union vermerken ebenfalls als generellen Trend eine steigende Vielfalt bzw. Diversifikation der Maßnahmen im Bereich der Prävention, wobei es aber einige gemeinsame Prioritäten gibt. So stellen Jugendliche nach wie vor die wichtigste Zielgruppe der Suchtprävention und Schulen ein bevorzugtes Setting für entsprechende Interventionen dar. Bezüglich der verwendeten

Methoden zeigten die letzten Jahre eine zunehmende Beliebtheit der Peer Education, wobei aber auch in methodischer Hinsicht in erster Linie die Vielfalt auffällt (EMCDDA, 1998).

Darüber hinaus können aber auch noch einige andere – für die Präventionspraxis relevante – Trends vermerkt werden, die für die meisten europäischen Länder gleichermaßen zutreffen. Zum einen finden sich verstärkt europäische Kooperationsprojekte, die wiederum in gewisser Hinsicht als „Produzent“ europäischer Gemeinsamkeiten bzw. einer Angleichung „europäischer Suchtprävention“ wirksam werden. Zum anderen wird der Evaluation sowie der Qualitätssicherung und Professionalisierung der Suchtprävention ein immer größerer Stellenwert beigemessen, der sich auch bereits in einer Reihe von praktischen Maßnahmen niederschlägt.

4.2 Fokus, Inhalt und Botschaft

Die dennoch offensichtlichen Unterschiede in der Präventionspraxis lassen sich zum Großteil wieder aus den gegensätzlichen präventionspolitischen Positionen (vgl. Kap. 2) ableiten. Sichtbar werden die Unterschiede vor allem im jeweiligen Fokus, im Inhalt und in den Botschaften der Präventionsarbeit. Auch bei gleichen Zielgruppen, Settings und Methoden schlägt sich das prinzipielle Ziel „Abstinenz“ versus „kontrollierter Konsum“ in der unterschiedlichen Ausrichtung der Gestaltung von Aktivitäten nieder. Besonders deutlich wird dies einmal mehr am Substanzbezug. Programme, die über Maßnahmen zur Förderung und Entwicklung der Persönlichkeit sowie sozialer Kompetenzen im weitesten Sinn auf die Verhinderung von Sucht abzielen, stehen Projekten gegenüber, die sich auf spezifische Substanzen und auf die Verhinderung des Konsums konzentrieren. Diese Unterschiede in der praktischen Umsetzung sollen durch Beispiele verdeutlicht bzw. illustriert werden:

Maßnahmen im frühen Kindesalter haben in den letzten Jahren in sehr vielen Ländern an Bedeutung gewonnen. Meist geht es dabei darum, die wichtigsten Bezugspersonen der Kinder – Eltern und BetreuerInnen – für das Thema Suchtprävention zu sensibilisieren. In Mitteleuropa wird dabei dem Kindergarten als wichtigem Setting großes Augenmerk gewidmet. Das die Kinder direkt einbeziehende Modellprojekt des „Spielzeugfreien Kindergartens“ zielt darauf ab, die Kreativität, die Phantasie und die Kontakte zwischen den Kindern zu stärken. Im Mittelpunkt der Präventionsarbeit steht somit die Förderung der Entwicklung sozialer und emotionaler Fähigkeiten. Beispiele für die Umsetzung des Projektes finden sich in Österreich (vgl. ÖBIG, 1998) Deutschland und der Schweiz, Interesse dafür gibt es auch in einigen anderen europäischen Ländern – unter anderem auch in Osteuropa. In Schweden konzentrieren sich die Maßnahmen hingegen auf werdende Mütter und junge Frauen, um ihnen eine drogenfreie Schwangerschaft und ihren Babys eine drogenfreie Kindheit zu sichern (vgl. EBDD, 1997). Ausgehend vom präventionspolitischen Ziel der Drogenfreiheit steht hier also der Substanzbezug im Mittelpunkt. Die Aktivitäten haben damit auch stärker den Charakter von Drogenaufklärung denn von Suchtprävention (vgl. Kap. 3.2).

Ein weiteres Beispiel für die unterschiedlichen bis gegensätzlichen Zugänge liefert die Erarbeitung der Kampagne zur EWSP 1998. Die von verschiedenen Werbeagenturen präsentierten Ideen spiegelten ein weites Spektrum von möglichen Zugängen zur Suchtprävention wider. Ein – einheitlich von allen Ländervertretern abgelehnter – Vorschlag assoziierte optisch unter dem Motto „Drogen – reden um zu entwaffnen" einen Telefonhörer mit einer Pistole. Bei anderen Ideen tauchten Dealer auf oder es wurden Spritzen gezeigt, die dann von einer Faust zerschlagen wurden. Dem gegenüber standen an „Suchtprävention" orientierte Ansätze, die keinerlei Drogenbezug aufwiesen und das Erfordernis der Nachhaltigkeit betonten, wie beispielsweise der Slogan: „Denken wir diese Woche nach. Handeln wir das ganze Jahr über". In diese Schiene fällt auch die nach langer Diskussion und mehreren Überarbeitungen letztlich realisierte Kampagne mit dem Motto: „Miteinander reden ist ein erster Schritt", welches die Relevanz von Beziehung („miteinander"), Kommunikation („reden") und Prozess („erster Schritt") betont.

5 Relativierung und Schlussfolgerungen

„On the one hand there is no such a system as a common European prevention philosophy or common strategy. Our study on the country reports indicates that there are many approaches in use not only on the international level but also in different countries themselves. But at the same time some features are observable which allow to describe European prevention as distinct from the American way (Springer, 1998, S. 40)."

Versucht man der Realität gerecht zu werden, so kommt ein auf die Darstellung von Unterschieden und Gegensätzen ausgerichteter Vergleich der europäischen Suchtprävention nicht ohne Relativierung aus. Wie das Zitat oben ausführt, kann man auch in einzelnen Ländern in der suchtpräventiven Arbeit eine große Vielfalt bezüglich der Zielsetzungen, der Konzepte und der praktischen Umsetzung finden, die sich nicht immer in eine konsensuale Klammer fassen lassen. Als Beispiel dafür soll dieses Mal Österreich selbst herangezogen werden. Im Zuge der EWSP 1998 wurden auf österreichischer

Ebene in Abstimmung mit einer Reihe nationaler wie regionaler Fachleute das erste Mal explizit Grundsätze der österreichischen Präventionspolitik schriftlich festgelegt. Diese betonen den erweiterten Suchtbegriff, das Prinzip der Nachhaltigkeit und die klare Trennung von Primär- und Sekundärprävention (vgl. ÖBIG, 1999). Etwa zur gleichen Zeit wurde die „No Drugs"-Kampagne des Bundesministeriums für Unterricht und kulturelle Angelegenheiten öffentlich präsentiert, die schon allein mit dem gewählten Slogan „No Drugs" einen Widerspruch dazu darstellte. Doch die Kampagne war in sich von einer Reihe von Gegensätzen geprägt. So standen Aktivitäten, die nach den bisherigen Ausführungen unter „Suchtprävention" zu fassen wären, solchen gegenüber, die alle Charakteristika von „Drogenaufklärung" aufwiesen.

Umgekehrt gibt es auch in Schweden eine Reihe von Präventionsmaßnahmen, die – obwohl häufig ein Substanzbezug gegeben ist – in erster Linie der „Suchtprävention" zugeordnet werden können. So beispielsweise das Pilotprojekt „Humlan" (Hummel), das sich an Kinder und Jugendliche mit Verhaltensauffälligkeiten richtete. Ziel des Projektes war es durch spezifische Angebote für Kinder wie Eltern, die soziale Entwicklung der Kinder zu fördern und die Rolle der Eltern zu stärken. Auch das schwedische Programm zur Suchtprävention auf Gemeindeebene „Municipalities against Drugs" weist auf der lokalen Ebene häufig mehr suchtpräventive Aspekte denn reine Drogenaufklärung auf. Dies verdeutlicht, dass eine eindeutige Zuordnung eines Landes zu einem bestimmten „Modell" der Suchtprävention nur bedingt möglich ist.

Andererseits gibt es natürlich – wie dargestellt – auch eine Reihe von Gemeinsamkeiten zwischen den verschiedenen europäischen Ländern. Das angeführte Beispiel der Europäischen Woche der Suchtprävention 1998 zeigt, dass trotz teilweise bestehender unterschiedlicher Zugänge konsensuale Entscheidungen auf europäischer Ebene möglich sind. Bei den langen Diskussionen zur Kampagne gab es eine schrittweise Annäherung der Positionen, so dass letztendlich das Ergebnis von allen mitgetragen werden konnte. Dies demonstriert, dass die Gegensätze in gewisser Hinsicht auch eine Chance sind – sofern sie nicht gänzlich von Kooperation abhalten. Die Auseinandersetzung mit einem divergierenden Zugang kann Lernen ermöglichen. Wobei der Austausch nicht unbedingt eine Übernahme gegensätzlicher Konzepte bedeuten muss bzw. auch nicht soll. Er kann aber zu einer besseren Definition eigener Grundsätze beitragen. So hat beispielsweise die Einbindung in ein europäisches Setting im Rahmen der EWSP 1998 die Auseinandersetzung mit den „Besonderheiten" des österreichischen Ansatzes der Suchtprävention gefördert. Die Wahrnehmung der Gemeinsamkeiten wie Unterschiede in

Bezug auf „Philosophien“ wie Rahmenbedingungen der Präventionsarbeit in anderen europäischen Ländern stimulierte eine „Standortbestimmung“ auf österreichischer Ebene (ÖBIG, 1999).

Es gibt also keine „europäische Suchtprävention“. Ein solcher Anspruch wäre allerdings auch von Beginn an falsch. Der jeweilige Ansatz der Suchtprävention muss den kulturellen und politischen Rahmenbedingungen entsprechen, wenn er wirksam sein soll. Daher ist die simple Übernahme der US-amerikanischen – „War on Drugs“ geprägten – Konzepte in einen sehr unterschiedlichen europäischen Kontext problematisch (vgl. Springer, 1998). Auch in Europa kann nicht von einheitlichen Ausgangsbedingungen für die präventive Arbeit gesprochen werden. Die politischen Zielsetzungen und die kulturellen Rahmenbedingungen unterscheiden sich teilweise doch beträchtlich. Dem könnte eine einheitliche Ausrichtung der Suchtprävention nicht entsprechen. Eines der Ergebnisse der schon erwähnten Wiener Auftaktkonferenz zur EWSP 1998 war daher auch, eine Standardisierung von Vorgangsweisen anstelle einer unzweckmäßigen Harmonisierung von Strategien und Inhalten in der Prävention anzustreben. Als Qualitätsanforderungen bezüglich der Planung und Umsetzung von Präventionsmaßnahmen werden diesbezüglich beispielsweise das sensible Reagieren auf soziokulturelle Entwicklungen, die Einbeziehung der jeweiligen Zielgruppen und Evaluation bzw. Begleitforschung genannt. „There is no good reason for prescribing how prevention work should be organized either in terms of policy or in practice. What is important is the procedures, as they indicate how all those concerned can participate, or can influence, the decision-making process and ultimately the implementation of the prevention activity (Van der Stel, 1998, S. 15).“ Ausgehend von diesem Anspruch sollten auch die theoretischen Ansätze und Konzepte nicht von vornherein eingeschränkt werden, sondern als Ausgangsbasis für die Gestaltung „maßgeschneiderter“ Projekte dienen, die an den Erfordernissen der Zielgruppe und der Problemstellung ausgerichtet sind. Nach Springer (1999) ist dies auch die Zukunft der „europäischen Suchtprävention“: „Es ist zu erwarten, dass die Bedeutung von Programmen zunehmen wird, die auf Grund exakter Analysen des jeweils regionalen und lokalen Ist-Zustandes auf die Bedürfnisse von Risikopopulationen zugeschnitten sind (S. 95)“. Eine solche Entwicklung würde die Vielfalt der lokal geleisteten Präventionsarbeit vermutlich noch verstärken, könnte aber gleichzeitig in gesamteuropäischer Sicht die Gegensätze verringern.

Literatur

CEPS (1995) Comparative Study on Drug Abuse Prevention Policies of the Member States of the European Union. Final Report to the General Secretariat of the European Commission. Madrid, Centro de Estudios sobre Promocion de la Salud

EBDD (1997) Jahresbericht über den Stand der Drogenproblematik in der Europäischen Union 1997. Lissabon, Europäische Beobachtungsstelle für Drogen und Drogensucht

EMCDDA (1998) Annual report on the state of the drugs problem in the European Union 1998. Lisbon, European Monitoring Centre for Drugs and Drug Addiction

Negreiros J (1994) Drug Misuse Prevention Projects in Europe. Report to the Co-operation Group to Combat Drug Abuse and Illicit Trafficking in Drugs (Pompidou Group) Strasbourg, Council of Europe

ÖBIG (1998) Bericht zur Drogensituation 1998. Wien, Österreichisches Bundesinstitut für Gesundheitswesen

ÖBIG (1999) Europäische Woche der Suchtprävention 1998. Aktivitäten und Erfahrungen in Österreich. Wien, Österreichisches Bundesinstitut für Gesundheitswesen

Springer A (1998) Country Reports: An Overview, Including Some Remarks about Socio-Cultural Determinants of Primary Prevention and its Evaluation. In: Springer A, Uhl A (eds) Evaluation Research in regard to primary prevention of drug abuse. Luxembourg, Office for Official Publications of the European Communities, S 19–64

Springer A (1999) Ansätze der Primärprävention in Europa – Die aktuelle Situation und kritische Anmerkungen für die zukünftige Orientierung. In: Europaforum Wien (Hrsg) Konferenzdokumentation: Suchtprävention und Drogenpolitik. Wien, Europaforum Wien, S 95

Uchtenhagen A (1999) Überblick zu den Arbeitsgruppen. In: Europaforum Wien (Hrsg) Konferenzdokumentation: Suchtprävention und Drogenpolitik. Wien, Europaforum Wien, S 131–132

Van der Stel J (1998) Handbook Prevention: Alcohol, Drugs and Tobacco. Strasbourg, Pompidou Group, Council of Europe

Von der Not zur Wendigkeit – 15 Jahre Suchtvorbeugung in Österreich

Gerald Koller

1 Einleitung

„Manchmal ist es besser, sich zurück zu lehnen, als sich vorzubeugen.“

Erich Fried

Sich zurück zu lehnen, ist eine Möglichkeit, Geschichte aus der Distanz wahrzunehmen. Dennoch kann sie immer nur ausschnittsweise erkannt und dargestellt werden. Es ist mir daher bewusst, dass viele Personen und Institutionen, die auf den folgenden Seiten ungenannt bleiben, die Entwicklung der Suchtprävention in Österreich mit wichtigen Impulsen gefördert haben. Ihnen allen gilt mein Dank.

2 Lonesome Heroes – die 80er Jahre

In der Novelle zum österreichischen Suchtgiftgesetz 1980 wurde der Gesundheitsminister damit beauftragt, für die „Ausarbeitung und Durchführung eines Gesundheitserziehungskonzeptes mit dem Ziel der Aufklärung über die Gefahren des Suchtgiftmissbrauches Sorge zu tragen“.

Damit war Suchtprävention auch auf gesetzlicher Ebene erstmals in den Aufgabenbereich des Gesundheitsministeriums gestellt.

Suchtprävention wurde hier – dem damaligen Kenntnisstand entsprechend – als Informationsarbeit verstanden und war noch stark auf illegale Suchtmittel beschränkt.

Im Laufe der Zeit waren mit der Entwicklung und Durchführung von Präventionsmaßnahmen auch das Bundesministerium für Unterricht und kulturelle Angelegenheiten, das Bundesministerium für Jugend und Familie sowie die Landesregierungen – hier im Besonderen die Jugendreferate – die Landessanitätsdirektionen und die Landesschulräte befasst. Auch der Sicherheitsapparat nahm Informationsaufgaben wahr. Rein primärpräventiv ausgerichtete Maßnahmen und Initiativen wurden in den 80er Jahren vorwiegend von Einzelpersonen und wenigen Vereinen durchgeführt.

Aufklärungskampagnen in Schulen richteten sich vorwiegend an Eltern, LehrerInnen und Schulärzte, vereinzelt wurden auch „Drogenaufklärungsstunden“ von MedizinerInnen und der Exekutive durchgeführt. Die im Unterricht verwendeten Medien waren jedoch vorwiegend sekundärpräventiv orientiert. Erwähnenswert ist in diesem Zusammenhang die erstmals 1981 herausgegebene Schriftenreihe „Gesundheit“ des Gesundheitsministeriums, die verschiedene Aspekte von Sucht behandelt und in weiterer Folge immer wieder adaptiert und neu aufgelegt wurde. In diesem Zusammenhang zu erwähnen wäre hier auch der vom Gesundheitsministerium einige Jahre später in Zusammenarbeit mit dem Unterrichtsministerium entwickelte sogenannte „Drogenkoffer“, eine Materialiensammlung zum Thema Drogen und Sucht für den Unterricht.

In einzelnen Bundesländern gab es den Versuch, nach deutschem Modell „DrogenberatungslehrerInnen“ zu etablieren. Dieser Ansatz wurde regional unterschiedlich weiterentwickelt und mündete erst wesentlich später in die Konzeption und Umsetzung von primärpräventiv ausgerichteten Weiterbildungscurricula in den pädagogischen Instituten aller Bundesländer.

Primäre Suchtprävention war in diesen Jahren der Initiative einiger weniger überlassen, zumeist auf ehren- oder nebenamtlicher Basis. Das Wirken dieser Personen war daher häufig von mangelnder struktureller Absicherung und fehlender regionaler und überregionaler Vernetzung begleitet.

Im Jahr 1986/87 wurden in Vorarlberg und Tirol die ersten hauptamtlichen Teilzeit- und Vollzeitanstellungen für primäre Suchtprävention geschaffen. Im Jahr 1989 wurde die Arbeitsgemeinschaft für Suchtprävention ins Leben gerufen, als vorerst loser Interessenspool von Fachleuten aus verschiedenen Institutionen, die – oft noch belächelt – versuchten, in Österreich ein Verständnis für Primärprävention zu schaffen und diese auch in der Praxis umzusetzen.

3 Aufbruch und Vernetzung: 1990 bis 1994

Vernetzung auf persönlicher Ebene inmitten struktureller Wüste – so könnten aus der Sicht der PraktikerInnen die ersten Jahre dieses Jahrzehnts in der österreichischen Suchtpräventionslandschaft beschrieben werden. Das Bewusstsein der Notwendigkeit, sich gegenseitig zu unterstützen, war groß, wollte man Suchtvorbeugung in einem Klima politischen Desinteresses, medialer Horrorberichte und mangelnder Fachlichkeit allein drogenorientierter Abschreckungsprediger etablieren. Durch regen Austausch insbesondere mit KollegInnen aus Deutschland und der Schweiz (zu dem auch die ersten internationalen Begegnungen im Rahmen der „Feldkircher Gespräche für Prävention" 1992 und 1993 beitrugen) war eine weitere Belebung der suchtpräventiven Szene insbesondere in jenen Bundesländern festzustellen, in denen Suchtprävention bereits im Rahmen von Ausbildungscurricula und Weiterbildungsprogrammen der pädagogischen Institute verankert war (Tirol, Vorarlberg und Wien). In Vorarlberg und Oberösterreich wurden erstmals Suchtpräventionsstellen institutionell etabliert, die damit dem Bedürfnis nach kontinuierlicher struktureller präventiver Arbeit Rechnung tragen konnten.

Initiiert durch einige Landesjugendreferate kam es in den frühen 90er Jahren zu einer verstärkten Zusammenarbeit mit Präventionsfachleuten und zur gemeinsamen Entwicklung primärpräventiver Projekte. Dies mündete in diversen Kooperationsmodellen mit dem Bundesministerium für Jugend und Familie, konkret in der Entwicklung von Veranstaltungsreihen und Medien sowie der Etablierung der Österreichischen Bildungsbörse für Suchtprävention KOMPASS, deren Trägerschaft alle Landesjugendreferate, das Bundesministerium für Jugend und Familie sowie das Jugendamt der autonomen Provinz Bozen-Südtirol angehörten.

Dass es in der Folge zu einem wahren „Boom" an Konzeption und Gründung von Präventionsfachstellen und der dafür notwendigen politischen Willensbildung kam, ist damit auch dem Engagement der Landesjugendreferate zu verdanken. In einigen Bundesländern, in denen suchtpräventive Agenden von anderen Trägern wahrgenommen wurden, unterstützten vor allem die zuständigen Gesundheitsabteilungen die Etablierung von Fachstellen.

Ab dem Jahr 1994 ist ein massiver Anstieg präventiver Aktivitäten auf politischer wie fachlicher Ebene zu verzeichnen. In Wien wurde die „Informationsstelle für Suchtprävention" innerhalb der Magistratsabteilung für Gesundheitswesen geschaffen, in Salzburg und Tirol begann der Konzeptionsprozess für eine Fachstelle für Suchtprävention. Die Bundesländer Vorarlberg, Tirol, Salzburg und Oberösterreich veranstalteten die bislang größte Tagung zum Thema Suchtvorbeugung in Linz: „Jugend, Sucht, Genuss". In verschiedenen Bundesländern wurden Arbeitsgruppen zur primären Suchtprävention gegründet. Die Gelder, die für primärpräventive Bemühungen im Bereich des Bundes wie der Länder bereitgestellt wurden, stiegen über den europäischen Durchschnitt.

Durch das Bundesministerium für Unterricht und kulturelle Angelegenheiten wurde die zunehmende primärpräventive Ausrichtung schulischer Angebote, deren Palette von Einführungsveranstaltungen bis zu Lehrgängen reichte, anerkannt und gefördert. Die Unterstützung suchtpräventiver Aktivitäten im Rahmen des WHO Projekts „Gesunde Schulen" bestätigten diesen Trend.

4 Und jedem Anfang wohnt ein Zauber inne: 1995 bis 1996

Die zunehmende Bedeutung primärpräventiver Maßnahmen führte bei den politischen EntscheidungsträgerInnen der einzelnen Bundesländer zur Erkenntnis, dass die strukturelle Versorgung mit primärpräventiven Angeboten durch die Etablierung von Fachstellen für Suchtprävention am besten zu gewährleisten sei. Im Jahr 1995 kam es auch zur Konzeption der steiermärkischen Fachstelle.

Im Rahmen der im Jahr 1994 vom Bundesministerium für Umwelt, Jugend und Familie ins Leben gerufenen Veranstaltungsreihe „Präventiver Herbst" wurden vier Regionaltagungen in den bislang schwächer strukturierten östlichen Bundesländern (Niederösterreich und Burgenland) durchgeführt, die die Motivation zur Konzeption und Vernetzung dauerhafter primärpräventiver Einrichtungen in der Region ebenso erhöhen konnten wie das politische Interesse an Primärprävention.

Die Stimmung in diesen Jahren war in hohem Maße von der Bereitschaft der Präventionsfachleute geprägt, über den eigenen Tellerrand zu blicken. Das Ausmaß an vielfältiger, gegenseitiger Unterstützung über die Landesgrenzen hinaus war sehr hoch. Dieses Klima der Kooperation und Freundschaft war eine wertvolle persönliche Ressource für die präventiv Tätigen. Auch der Anteil der Frauen in Entscheidungspositionen in diesem Arbeitsfeld stieg in dieser Zeit beträchtlich. Das freudige Gefühl, „es geschafft zu haben", war überall spürbar.

5 1997/98: Eigenheim – Glück allein?

War einerseits die Weiterbildung und Vernetzung der Präventionsfachleute durch die Bildungsbörse für Suchtprävention KOMPASS als Netzwerkprojekt des BMUJF und der Landesjugendreferate gesichert, so war andererseits ein erster Rückzug in die einzelnen Regionalbereiche feststellbar. Die Zeit des Aufbruchs war vorbei, das Erreichte machte einerseits satt und brachte andererseits auch viel an

Alltagsbelastung mit sich, wollten die hoch gesteckten Ziele und Erwartungen erfüllt werden. Die Teams der Fachstellen waren jedoch überall personell zu gering besetzt. So wurden in den Bundesländern Steiermark, Salzburg und Oberösterreich regionale MitarbeiterInnen für die Arbeit in den Bezirken eingesetzt, die ihrerseits aber – oft auch ohne Netz in der Region – darauf angewiesen waren, ein solches auf sich allein gestellt zu entwickeln.

In Niederösterreich kam es zu einem hoffnungsvollen Netzwerkprozess verschiedenster Institutionen auf hoher fachlicher Ebene. Das vorgeschlagene Konzept für die Errichtung einer Fachstelle wurde von politischer Seite abgewiesen und eine fachlich nicht abgesicherte Präventionsstelle „aus dem Hut gezaubert". Die Qualifizierung dieser Stelle dauerte dann auch ein Jahr: Was nicht vorab durch Konzeption und politische Willensbildung aller Parteien auf festen Grund gebaut wird, muss eben im Nachhinein gesichert werden. Bemerkenswert bei dieser Entwicklung mit Umwegen ist, dass es den PraktikerInnen der Suchtvorbeugung in relativ kurzer Zeit gelang, einen Umdenkprozess der EntscheidungsträgerInnen herbeizuführen, Zeichen natürlich auch einer wachsenden Sensibilität der Politik in Niederösterreich für den Bereich der Suchtvorbeugung.

Die österreichische Arbeitsgemeinschaft für Suchtprävention rang selbst nach einer Klarstellung der ministeriellen Zuständigkeit für die Belange der Suchtprävention und konnte so den Präventionsfachleuten in ihren Vernetzungs- und Qualifizierungswünschen nur wenig Heimat bieten.

6 Konsolidierung – Schritte ins Erwachsenwerden

In den Jahren 1998 und 1999 stabilisierte sich die suchtpräventive Szene. Nach den Kooperationen der Kindheit, die aus der Not an strukturellen Rahmenbedingungen entstanden waren, und den Rollen und Identitätsfragen der Pubertät, tritt ein pragmatisches Erwachsenenbild der Prävention auf den Plan, das Kooperationen dort eingeht, wo sie den überregionalen Anliegen der Prävention nützen. Insbesondere die Arbeit an einer gemeinsamen Delphi-Studie im Rahmen der Präsidentschaft Österreichs in der EU im 2. Halbjahr 1998 und andere in diesem Zeitraum durchgeführte Veranstaltungen unterstrichen die verschiedenen Kompetenzen der einzelnen Fachstellen, aber auch der privaten und öffentlichen Anbieter in diesem Bereich. Die Zeit war reif geworden, von der WAS- zur WIE-Qualität überzuwechseln, und nach mannigfaltigen individualorientierten Maßnahmen langfristige und zukunftsträchtige Schritte struktureller Prävention einzuleiten. Einen wesentlicher Beitrag dazu leistete nicht zuletzt das Bundesministerium für Arbeit, Gesundheit und Soziales, u.a. in Form einer jährlichen Förderung für alle Fachstellen für Suchtprävention.

7 Ausblick

Aufgabe der primären Suchtprävention im neuen Jahrtausend wird es sein, sich gegenüber Gesundheitsförderung einerseits und Sekundärprävention andererseits noch klarer zu definieren (und in der Folge zu synergieren), so dass alle drei Bereiche die entsprechende öffentliche, politische und fachliche Akzeptanz und Weiterentwicklung erfahren.

Prävention erhält ihre Berechtigung jedoch gerade dadurch, dass einem definierten gesellschaftlichen Übel vorgebeugt werden soll. Die zu verhindernde Problematik ist Hintergrund und häufig Anlass präventiver Bemühungen und wird je nach Aktualität zu ihrem Fokus. Prävention, wie sie sich heute darstellt, ist also sehr undifferenziert, weil sie sich in der Grauzone zwischen Salutogenese (warum bleibt jemand gesund?) und Pathogenese (warum wird jemand krank?) befindet – und somit jeder Ansatz beanspruchen darf, präventiv wirksam zu sein. Das verhindert die Entwicklung klarer Qualitätskriterien und erschwert auch den Dialog zwischen den verschiedenen Präventionsbereichen. Prävention kann somit als „Gelbphase" zwischen dem Krankheitsbewusstsein des 19. Jahrhunderts und dem salutogenen Gesundheitsbewusstsein betrachtet werden, das sich seit den 70er Jahren zu etablieren versucht.

Es ist historische Realität, dass die meisten primärpräventiven Bemühungen aus der sekundär- und tertiärpräventiven Arbeit entstanden sind: Zuerst gab es Beratungs- und Therapieeinrichtungen, erst in der Folge wurden präventive Strategien entwickelt. Heute bilden sie den Übergang zwischen einer salutogenen Gesundheitsförderung und der problem-reduzierenden sekundär- und tertiärpräventiven Arbeit. Bezugnehmend auf die Erkenntnisse über Aufbau, Bewegung und Richtung der Evolution, kann auch die Präventionsarbeit als evolutionärer Bewusstseinsprozess verstanden werden, der von Ebenen starker Problemgebundenheit zu solchen mit einem größeren Potential an Selbstgestaltungskräften emergiert.

Die Zukunft wird zeigen, ob und wie die präventive Fachwelt und die für präventive Arbeit verantwortliche Politik mit der sich abzeichnenden Herausforderung im europäischen Kontext umzugehen lernt. Ob Suchtprävention zukünftig als generelle Klammer risikominimierender und gesundheitsförderlicher Strategien definiert werden wird (mit Verzicht auf die in der Folge künstliche Definition von primärer und sekundärer Prävention) – oder ob sich eine partnerschaftliche Entwicklung zu gesundheitsförderlicher Strukturarbeit und dem gleichzeitigen Ausbau sekundärpräventiver Stellen sowie entsprechender Harm-Reduction-Projekte abzeichnet. Das Ergebnis dieser Rechnung kann in 15 Jahren nachgefragt werden.

Literatur

Koller G (1999) Von der Problembekämpfung zur Gesundheitsförderung. praev doc 1 – Berichte des Öst. Bildungsforums für fördernde und präventive Jugendarbeit

Novelle zum SGG (1980) Republik Österreich

Leitbild der österreichischen Fachstellen für Suchtvorbeugung

Alfred Uhl und **Alfred Springer**

1 Rauschgiftprävention – Drogenprävention – Suchtprävention – Gesundheitsförderung

„Illegale Drogen" waren seit Beginn der sogenannten „Drogenwelle" Ende der 60er Jahre – zuerst unter den Begriffen „Rauschgift" und „Suchtgift", später vor allem unter dem Begriff „Drogen" – immer ein stark emotionalisiertes Thema der Medien, während Probleme in Zusammenhang mit Alkohol, Nikotin oder Medikamenten, nicht-substanzgebundenen Süchten (wie Magersucht, Fresssucht, Spielsucht, Arbeitssucht usw.) und zahllosen anderen Gesundheitsaspekten nur sehr selten, und in der Regel auch mit viel weniger Emotionen, thematisiert wurden.

Schon seit langem betonen SuchtexpertInnen, dass der hohe Stellenwert, der Problemen in Zusammenhang mit illegalen Drogen in der Öffentlichkeit eingeräumt wird, in keinem realen Verhältnis zum tatsächlichen Problemumfang steht. Es ist nun einmal so, dass – sofern die Rahmenbedingungen in etwa konstant bleiben – weniger als 0,5% der Bevölkerung im Laufe des Lebens ernste Probleme in Zusammenhang mit illegalen Drogen entwickeln werden (Seidler und Uhl, 1997), während im Vergleich dazu 1% durch Selbstmord sterben (ÖSTAT, 1999), rund 10% im Laufe des Lebens an Alkoholismus erkranken (Uhl et al., 1999) oder fast 50% im Laufe ihres Lebens ernste psychiatrische Krankheitsphasen durchmachen (Kessler et al., 1994).

Die Überbetonung von Problemen durch illegale Drogen ist aber nicht nur aus statistischen, sondern auch aus praktischen Gründen kritisch zu hinterfragen. Wenn Erwachsene im Kontakt mit Jugendlichen den Stellenwert von Drogenproblemen relativ zu anderen Problemfeldern stark übertrieben ansetzen, so wird das von der Zielgruppe oft als bewusste, ideologisch motivierte Desinformation oder als Hinweis auf sachliche Inkompetenz erlebt. Beides ist unter präventiven Gesichtspunkten im günstigen Fall wirkungslos, im ungünstigen Fall kontraproduktiv.

Nur die sachliche und korrekte Darstellung des Gebrauchs, des Missbrauchs und der Abhängigkeit von legalen Drogen, Medikamenten und illegalen Drogen ermöglicht es, längerfristig glaubwürdig zu wirken und dabei Inhalte zu vermitteln, die sich nicht schon bei der ersten Konfrontation mit der Realität als falsch erweisen (Springer und Uhl, 1993). Folgerichtig gibt es seit vielen Jahren einen breiten Konsens unter ExpertInnen, dass einseitige, primär auf illegale Drogen ausgerichtete Prävention abzulehnen sei und dass ein adäquater Präventionsansatz alle psychoaktiven Substanzen gleichermaßen thematisieren sollte.

Anfangs versuchten die Sucht- und PräventionsexpertInnen eine Abkehr von der einseitigen Fixierung der Öffentlichkeit auf „illegale Drogen“ zu bewirken, indem sie „Drogen“ nicht im umgangssprachlichen Sinne als „illegale Drogen“ sondern im Sinne von „alle psychoaktive Stoffe“ interpretierten, und wiesen so dem Begriff „Drogenprävention“ eine umfassendere Bedeutung zu. Diese Strategie hatte allerdings, wie man nunmehr feststellen kann, keinen nachhaltigen Einfluss auf den alltäglichen Sprachgebrauch. Auch heute wird der Begriff „Drogen“ im Alltag noch immer fast ausschließlich mit „illegale Drogen“ übersetzt, und sogar SuchtexpertInnen, die sich nachdrücklich dafür aussprechen, den Begriff „Drogen“ konsequent im umfassenden Sinne als „alle psychoaktiven Stoffe“ zu interpretieren, kommen meist nicht umhin, den Begriff ungewollt immer wieder synonym mit „illegale Drogen“ zu verwenden.

Nachdem der engagierte Versuch, den Begriff „Drogenprävention“ abweichend vom Alltagsverständnis zu interpretieren, offensichtlich gescheitert war, wurde der Begriff von der Fachwelt weitgehend aufgegeben und durch „Suchtprävention“ ersetzt. Auf diese Weise sollte unmissverständlich klargemacht werden, dass keine einseitige Fokussierung auf illegale Drogen intendiert ist, sondern dass man gleichwertig auch legale Drogen und Medikamente in die Präventionsbemühungen einbeziehen möchte. Im Zuge dieser Begriffswahl bot sich darüber hinaus auch noch die Möglichkeit, den Zuständigkeitsbereich der Suchtprävention auf nicht-substanzgebundene Süchte auszuweiten, indem man „Sucht“ im Sinne des „umfassenden Suchtbegriffs“ interpretierte, was den Bedürfnissen der SuchtprophylaktikerInnen offensichtlich entgegen kam.

Bei strenger Auslegung des Begriffs „Suchtprävention“ ergibt sich genau genommen zwar auch eine gewisse Einschränkung des

Aufgabenbereichs, weil Vorbeugung gegen den gesundheitsgefährdenden Gebrauch von psychoaktiven Substanzen, von denen kein relevantes Suchtpotential ausgeht, natürlich nicht unter dem Begriff „Suchtprävention" zu subsumieren ist. Diesem Problem kann man allerdings dadurch begegnen, dass man die Aufgabenstellung ausführlich als „Prävention von Sucht und schädlichem Gebrauch" bezeichnet und den Begriff „Suchtprävention" als Kurzbezeichnung der Aufgabenstellung festlegt.

Nachdem eine Reihe von anfangs recht populären Ansätzen in der Suchtprävention, die speziell auf psychoaktive Substanzen und/oder Sucht ausgerichtet waren, im Lichte aktueller Forschungsergebnisse nunmehr als fragwürdig bis gescheitert gelten, erhofft man sich in der Suchtprävention zusehends mehr von substanz- und suchtunspezifischen Techniken im Sinne der „Lebenskompetenzförderung". Diese Entwicklung wurde im deutschen Sprachraum nachhaltig durch eine vom Institut für Therapieforschung durchgeführte Expertise (Künzel-Böhmer et al., 1993) verstärkt.

Lebenskompetenzförderung, im Sinne der Ottawa Charter der WHO (1986) und teilweise auch des Salutogeneseansatzes von Antonovsky (1987), wird aber gegenwärtig nicht nur als bevorzugte Technik der Suchtprävention verstanden, sondern vielfach auch als Ansatz zur Gesundheitsförderung schlechthin gesehen. Das böte grundsätzlich SuchtprophylaktikerInnen, die in diesem Sinne handeln, die Möglichkeit, sich auch als ExpertInnen für allgemeine Gesundheitsförderung zu präsentieren, da Suchtprävention fraglos ein Teilgebiet der Gesundheitsförderung ist. Diese neuerliche Ausweitung des Tätigkeitsbereichs wird aber, wie später noch ausgeführt werden wird, gegenwärtig vom überwiegenden Teil der SuchtprophylaktikerInnen abgelehnt.

Sieht man sich die Geschichte der Suchtprävention in Österreich über die letzten Jahrzehnte an, so lässt sich die Entwicklung vereinfachend mit drei Schlagworten beschreiben:

- Unkoordinierte drogenpräventive Maßnahmen
- Etablierung der Suchtprävention als eigene Disziplin
- Professionalisierung der Suchtprävention

1.1 Unkoordinierte drogenpräventive Maßnahmen

Der Begriff „unkoordinierte drogenpräventive Maßnahmen" umschreibt die Zeit nach Beginn der sogenannten „Drogenwelle" Ende der 60er Jahre, als infolge des starken Medienechos und des daraus resultierenden öffentlichen Drucks entschlossene Schritte von den Behörden gefordert wurden. In dieser Zeit übertrug man die Aufgabenstellung „primäre und sekundäre Drogenprävention" im Wesentlichen als Zusatzaufgabe an etablierte Berufsgruppen (wie LehrerInnen, ErzieherInnen, TherapeutInnen, Werbefachleute usw.), ohne entsprechende Qualifizierungsangebote vorzusehen oder gar vorzuschreiben. Oft wurden in diesem Zusammenhang – als GastreferentInnen und/oder BeraterInnen – auch PraktikerInnen der Suchtbehandlung und -therapie (Tertiärprävention) herangezogen, die ihre diesbezügliche Kompetenz ausschließlich aus ihrer therapeutischen Tätigkeit ableiteten. Auch Betroffene (erfolgreich behandelte „Ex-UserInnen") kamen immer wieder zu Wort.

1.2 Etablierung der Suchtprävention als eigene Disziplin

Als die Forderung nach qualifizierter Drogenprävention an Dringlichkeit zunahm, und sich immer deutlicher abzuzeichnen begann, dass sich viele der oben erwähnten etablierten Berufsgruppen von den Zusatzaufgaben „Primärprävention" und „Sekundärprävention" entweder gänzlich überfordert fühlten oder sich mit großem Engagement auf recht fragwürdige Strategien stürzten, setzte vielerorts ein radikales Umdenken ein. Der äußerst kostengünstige Versuch der Behörden, sich der Verantwortung für die Suchtprävention zu entledigen, indem man die Aufgabe etablierten Berufsgruppen als zusätzliche Aufgabe einfach zuwies, war offensichtlich gescheitert.

Diese Beurteilung führte in der Folge dazu, dass sich zusehends eine eigene Fachdisziplin der SuchtprophylaktikerInnen etablieren konnte, die sich auf primäre und sekundäre Suchtprävention spezialisierte. Der Übergang von der im letzten Abschnitt besprochenen „Drogenprävention" zur „Suchtprävention" ist eng mit der Etablierung dieses völlig neuen Berufsfeldes verbunden. In der Folge wurde dann Suchtprävention von öffentlichen EntscheidungsträgerInnen auch immer öfter als Aufgabe definiert, die

- in die Hände von gut ausgebildeten und kompetenten Präventionsfachleuten gehört (direkter Ansatz) bzw.
- die von Schlüsselpersonen, MultiplikatorInnen und MediatorInnen unter qualifizierter Anleitung durch Präventionsfachleute zu realisieren ist (indirekter Ansatz).

Der Stellenwert von Commonsense und persönlicher Erfahrung als Grundlage für präventives Handeln wurde immer stärker problematisiert. Handlungsleitend wurden Konzepte, die auf wissenschaftliche Grundlagen verweisen konnten. Die Forderung nach wissenschaftlicher Evaluation der Präventionspraxis wurde immer hörbarer.

Der ursprüngliche Ansatz der unkoordinierten drogenpräventivon Maßnahmen wurde – völlig zu Recht – immer öfter als „Präventionsdilettantismus" abklassifiziert, und es wurden verstärkt qualifiziertere sowie wissenschaftlich überprüfte Zugänge gefordert und auch finanziert.

Man muss in diesem Zusammenhang allerdings auch festhalten, dass der Versuch, Suchtpräventionsaufgaben existierenden Berufsgruppen einfach zusätzlich zuzuweisen, ohne diese dafür entsprechend auszubilden oder zu beraten, auch heute noch eine, wenn auch abnehmende Rolle spielt, und dass sich auch heute noch eine Reihe von SuchtbetreuerInnen und -therapeutInnen gelegentlich für Vorträge und Beratungen zur Verfügung stellt, ohne sich hinlänglich mit den Grundlagen der primären und sekundären Suchtprävention vertraut gemacht zu haben.

Für die im Zuge dieser Spezialisierung rasch an Bedeutung gewinnende Profession der SuchtprophylaktikerInnen ergaben sich ganz andere Rahmenbedingungen als für diejenigen, die Suchtprävention zusätzlich zu ihrer angestammten Tätigkeit ausführten. Während Suchtprävention für letztere oft nur eine wenig geliebte Zusatzaufgabe war bzw. auch heute noch darstellt, ist Suchtprävention für SuchtprophylaktikerInnen ein primärer Berufsinhalt, von dem sie ökonomisch abhängig sind. Es ist verständlich, dass die Branche der SuchtprophylaktikerInnen in der Anfangsphase, also als es darum ging ihre Profession neu zu etablieren, vor allem daran interessiert war, große Erwartungen in ihre Möglichkeiten zu nähren und auch darauf bedacht war, die Grundlagen ihres beruflichen Handelns – ganz besonders nach außen hin – nicht unnötig zu problematisieren.

1.3 Professionalisierung der Suchtprävention

Erst nachdem die Suchtprävention als eigene Branche relativ etabliert und gefestigt war, und als man sich intern immer mehr mit kritischen Inhalten und den grundsätzlichen Möglichkeiten der Suchtprävention auseinander zu setzen begann, wurde immer mehr beteiligten Personen bewusst, dass die Schere zwischen den Erfolgserwartungen und dem, was tatsächlich machbar war, immer weiter auseinander zu klaffen begann (Uhl, 1998).

Gegenwärtig stellen sich die Rahmenbedingungen der Suchtprävention folgendermaßen dar:

Auf der einen Seite ist ein gesellschaftlicher Konsens feststellbar,

– dass Suchtprävention eine wichtige Aufgabe darstellt, für die auch finanzielle Mittel durch die öffentliche Hand vorzusehen sind,

- dass Suchtpräventionsmaßnahmen, bevor Probleme aufgetreten sind („Primärprävention") bzw. wenn sich diese abzuzeichnen beginnen („Sekundärprävention"), weit günstiger sind als Behandlung, nachdem diese bereits manifest geworden sind („Tertiärprävention"),
- dass der Umfang der eingesetzten finanziellen Mittel in einem ausgewogenen Verhältnis zur Schwere der Probleme stehen soll,
- dass Ansätze, die auf Informationsvermittlung, Hilfsangebote und offene Überzeugungsarbeit aufbauen, zu bevorzugen sind, während Ansätze, die auf Manipulation und Zwang setzen, nur in Extremfällen rechtfertigbar sind,
- dass man vor allem präventive Maßnahmen finanzieren sollte, die wirksam und hinsichtlich des Kosten-Nutzenverhältnisses effizient sind, und
- dass diejenigen, die öffentlich finanzierte Präventivmaßnahmen durchführen, ihre Erfolge eindeutig belegen sollten.

Auf der anderen Seite wird aber auch immer mehr Beteiligten bewusst,

- dass die öffentliche Meinung Problemschwerpunkte häufig in Bereichen ortet, die eigentlich als sekundär zu beurteilen sind, während weit wichtigere Problembereiche kaum Beachtung finden,
- dass weite Kreise der Bevölkerung sich vehement für Strategien und Konzepte aussprechen, die auf recht fragwürdige Commonsense-Überlegungen und haltlose Schlussfolgerungen aus Eigenerfahrungen aufbauen,
- dass Informationsvermittlung, Hilfsangebote und offene Überzeugungsarbeit oft nicht jene Erfolge zeitigen, die sich viele davon erwartet haben bzw. immer noch erwarten,
- dass es in vielen Bereichen der Suchtprävention infolge gravierender methodologischer Probleme nur sehr schwer möglich ist, tatsächliche Erfolge empirisch nachzuweisen, und
- dass übliche wissenschaftliche Evaluationen oft gar nicht auf jene Fragestellungen abzielen, auf die sich die AuftraggeberInnen Antworten erwarten.

Vor dem Hintergrund immer geringer werdender öffentlicher Ressourcen sowie angesichts eines in allen Bereichen wachsenden Erfolgs- und Evaluationsdrucks wich die anfängliche Begeisterung über die rasche Etablierung von Suchtprävention als eigene Branche dem bangen Bewusstsein, dass eine kritische Auseinandersetzung mit den realen Möglichkeiten von Suchtprävention und deren Evaluation – mit nicht hinterfragten impliziten Hintergrundannahmen, mit unklaren Zielvorstellungen und mit unausgesprochenen handlungsleitenden Theorien usw. – immer notwendiger wurde, um den längerfristigen Bestand der neuen Profession zu gewährleisten.

Nach der Etablierung der Suchtprävention als eigene Fachdisziplin wurde als nächster Schritt eine systematische und kritische Auseinandersetzung mit den Grundlagen des präventiven Handelns als wesentlicher Schritt zur Professionalisierung und Konsolidierung der Branche notwendig. Dieser Prozess ist gegenwärtig international im Gang und das Projekt „Leitbildentwicklung: Entwicklung der österreichischen Fachstellen für Suchtprävention", auf das in der Folge näher eingegangen wird, ist als Ausdruck dieser Entwicklung in Österreich zu verstehen.

2 Leitbildentwicklung der österreichischen Fachstellen für Suchtprävention

Im Zuge der Etablierung der Suchtprävention als eigene Disziplin in Österreich entstanden von 1993 bis 1999 unter anderem in acht österreichischen Bundesländern Fachstellen für Suchtprävention. Die erste Fachstelle für Suchtprävention „SUPRO" wurde 1993 in Vorarlberg gegründet. 1994 folgte das „Institut für Suchtprävention" in Linz, 1995 das „Institut für Suchtprävention" in Wien und die „Suchtpräventionsstelle der Kärntner Landesregierung", 1996 „Akzente" in Salzburg, „VIVID" in der Steiermark, „kontakt&co" in Tirol, 1998 die „Fachstelle für Suchtvorbeugung" in Niederösterreich und aller Voraussicht nach wird im Jahr 2000 auch im Burgenland eine Suchtpräventionsfachstelle eingerichtet werden, die „BISS" heißen soll (bislang werden Suchtpräventionsaufgaben im Burgenland von den Drogenberatungsstellen des Psychosozialen Dienstes wahrgenommen). Die Fachstellen stehen in Kontakt miteinander und viele Mitglieder der Fachstellen pflegen darüber hinaus noch einen regelmäßigen Erfahrungsaustausch im Rahmen der Treffen der „Österreichischen ARGE für Suchtvorbeugung".

Ende 1997 fassten die Suchtpräventionsfachstellen den Beschluss, im Sinne der Professionalisierung der Suchtvorbeugung in Österreich, gemeinsam ein Leitbild für die österreichische Suchtprävention zu entwickeln. Die praktische Koordinierungsaufgabe dieses Projekts wurde dem Ludwig-Boltzmann-Institut für Suchtforschung übertragen. Es wurde beschlossen, die Leitbildentwicklung nach der Delphimethode zu realisieren, da das Ludwig Boltzmann-Institut für Suchtforschung diese Methodologie bereits bei zwei ähnlich gelagerten Fragestellungen (Uhl, 1998; Uhl, 1999b) erfolgreich angewandt hatte.

Die Delphimethode ist ein selbstkorrigierender Ansatz zur Konsensfindung, bei dem ExpertInnen anonym und wiederholt zu Entwürfen Stellung beziehen, die basierend auf diesen Stellungnahmen dann angepasst werden, bis sich – nach einigen Runden – ein weitgehender Konsens abzeichnet. Die Delphimethode ist ursprünglich von Dalkey und Helmer (1963) entwickelt und von Lindstone und Turoff (1975) popularisiert worden. Ziel war anfangs, durch strukturierte ExpertInnenbefragung zu besseren Prognosen in komplexen Situationen zu gelangen. Bei unzähligen Anwendungen ist es dann allerdings zu vielen Varianten der Methode gekommen. Es wurde inzwischen auch eine große Zahl von Delphiprojekten durchgeführt, bei denen es – wie auch bei der vorliegenden Studie – zwar um Konsensfindung unter ExpertInnen, aber nicht um die Optimierung von Prognosen ging.

Im vorliegenden Projekt wurden eine Initialrunde mit VertreterInnen aller österreichischen Fachstellen für Suchtprävention und drei weitere Runden mit zusätzlichen österreichischen und internationalen ExpertInnen realisiert. Der erweiterte ExpertInnenkreis war über Vorschläge der FachstellenvertreterInnen und des Ludwig-Boltzmann-Instituts für Suchtforschung konstituiert worden.

3 Ergebnisse der Delphistudie

Über die vier Wellen der Studie zeichnete sich eine deutliche Konvergenz der Standpunkte in vielen wesentlichen Bereichen ab, wobei die Mehrheitsmeinung der FachstellenmitarbeiterInnen nach der Finalrunde nur in wenigen Punkten von jener der anderen ExpertInnen abwich. Als Schwerpunkte der Studie ergaben sich konzeptuelle Fragen, strukturelle Aspekte und allgemeine Orientierungen. Mehr ins Detail gehende Vorstellungen zu relevanten, hinter der Suchtpräventionsarbeit liegenden inhaltlichen Theorien und Modellvorstellungen wurden in der vorliegenden Delphistudie kaum angesprochen und spielen daher auch im Endbericht bloß eine untergeordnete Rolle.

Generell lassen sich die Inhalte der Studie

- in Aussagen über „Suchtprävention generell“ und
- in Aussagen über „Struktur und Zielsetzung der österreichischen Fachstellen für Suchtprävention“ unterteilen.

Als Mehrheitsposition wurde bezüglich „Suchtprävention generell“ jene aller TeilnehmerInnen und bezüglich „Struktur und Zielsetzung der österreichischen Fachstellen für Suchtprävention“ jene der FachstellenvertreterInnen genommen. In den folgenden Abschnitten wird auf einige zentrale Ergebnisse der Studie Bezug genommen und deren Stellenwert diskutiert werden.

3.1 Bezeichnung der Aufgabenstellung

Die Bedeutung der Begriffe „Rauschgiftprävention“, „Suchtgiftprävention“, „Drogenprävention“, „Suchtprävention“ und „Gesundheitsförderung“ sowie deren konzeptuelle Einordnung wurde bereits einleitend diskutiert und muss hier nicht noch einmal erörtert werden.

Eine überwiegende Mehrheit der TeilnehmerInnen an der Delphistudie wollte das Aufgabenfeld der SuchtprophylaktikerInnen und der Fachstellen für Suchtprävention als „Prävention von Sucht und schädlichem Gebrauch“ bezeichnet wissen, wobei es den TeilnehmerInnen sehr wichtig war, als Kurzbeschreibung den inzwischen weitgehend etablierten Begriff „Suchtprävention“ beibehalten zu können. Der Begriff „Drogenprävention“ wurde, da man eine Interpretation im Sinne von „Prävention des illegalen Drogengebrauchs“ befürchtete, von der großen Mehrzahl der TeilnehmerInnen konsequent abgelehnt. Der Begriff „Sucht“ wurde ausnahmslos im Sinne des „umfassenden Suchtbegriffs“ interpretiert, wodurch sich eine Ausweitung des Tätigkeitsfeldes auf nicht-substanzgebundene Süchte ergibt.

Den TeilnehmerInnen war dabei allerdings bewusst, dass die Ausweitung des Tätigkeitsfeldes auf nicht-substanzgebundene Süchte die Gefahr in sich birgt, den Suchtbegriff bis zur Bedeutungslosigkeit auszuweiten. Aus diesem Grund wurde von den TeilnehmerInnen nachhaltig betont, dass „Sucht“ Krankheitscharakter habe und dass es auch bei nicht-substanzgebundenen Süchten unbedingt erforderlich sei, eine klare Abgrenzung zu Gewohnheiten, zu natürlichen Abhängigkeiten (wie z.B. von Kleidung, Nahrung, Zuwendung usw.) und zu Verhaltensweisen, die (noch) der willentlichen Kontrolle des Subjekts unterliegen, vorzunehmen.

Von einer ganz kleinen Minderheit der TeilnehmerInnen wurde eine Ausweitung des Tätigkeitsspektrums in Richtung allgemeine Gesundheitsförderung angedeutet, indem für die ausführliche Bezeichnung der Aufgabenstellung der Begriff „Gesundheitsförderung, insbesondere Prävention von Sucht und schädlichem Gebrauch“ vorgeschlagen wurde. Die hinter dieser Konzeption stehende Überlegung war, dass gegenwärtig in der Suchtprävention unspezifische Techniken der Lebenskompetenzförderung sehr beliebt sind, welche auch als Methoden zur allgemeinen Gesundheitsförderung hoch im Kurs stehen. In diesen Fällen ist dann – zumindest vom Ansatz her, wenn auch nicht hinsichtlich der Zielvorstellungen – Suchtprävention gar nicht mehr von allgemeiner Gesundheitsförderung zu unterscheiden.

Die überwiegende Mehrzahl der TeilnehmerInnen sprach sich allerdings entschlossen gegen diesen Versuch aus, Suchtprävention zur allgemeinen Gesundheitsförderung umzudeuten. Man vertrat, dass die erklärte Zielsetzung der Suchtprävention wesentlich enger sei als die der allgemeinen Gesundheitsförderung, und dass es einem Etikettenschwindel gleichkomme, unter dem Schlagwort „Suchtprävention" allgemeine Gesundheitsförderung zu betreiben.

3.2 Primär-, Sekundär- und Tertiärprävention

Die gängige, auf Caplan (1964) zurückgehende Einteilung von Prävention

- in Primärprävention (d.h. gerichtet an Personengruppen, die keine besonderen Risikogruppen darstellen und/oder bei denen das Problem noch nicht aufgetreten ist),
- in Sekundärprävention (d.h. gerichtet an Risikogruppen und/oder Personen, bei denen das Problem existiert aber noch nicht voll ausgeprägt ist) und
- in Tertiärprävention (d.h. gerichtet an Personen, bei denen das Problem bereits voll aufgetreten ist, um es zu beseitigen, zu bessern oder zumindest eine weitere Verschlechterung zu verhindern),

würde es Präventionsfachleuten grundsätzlich erlauben, ihr Aufgabenfeld so weit zu definieren, dass auch Behandlung und Therapie von Süchtigen in die Aufgabenstellung „Prävention" fallen.

Diese theoretische Möglichkeit wurde aber von keiner der TeilnehmerInnen in Erwägung gezogen. Das eigene Aufgabengebiet wurde auf Primärprävention und Sekundärprävention begrenzt, wobei von manchen TeilnehmerInnen der Primärprävention ein deutlich höherer Stellenwert zugemessen wurde als der Sekundärprävention. Während sich, wie eingangs bereits erwähnt, zahlreiche SuchttherapeutInnen (ExpertInnen in Tertiärprävention) auch ohne hinreichende Auseinandersetzung mit der Aufgabenstellung Primär- und Sekundärprävention häufig auch als Fachleute für Primär- und Sekundärprävention erleben und präsentieren, grenzen sich alle in die Studie einbezogenen SuchtprophylaktikerInnen ganz explizit zur Tertiärprävention hin ab. Keine einzige TeilnehmerIn an der Studie bezeichnete tertiärpräventive Maßnahmen als Aufgabengebiet der Suchtprävention.

Da bezüglich des letzten Absatzes die Möglichkeit besteht, ganz grundlegend missverstanden zu werden, möchte ich hier eine deutliche Klarstellung versuchen: Primär- und Sekundarprävention auf der einen Seite sowie Tertiärprävention auf der anderen Seite haben viel gemeinsam, und es ist daher absolut nichts dagegen einzuwenden, dass sich ExpertInnen des einen Feldes auch als ExpertInnen des anderen Feldes etablieren; ganz im Gegenteil, das ist durchaus zu begrüßen. Die kritischen Ausführungen wenden sich bloß gegen solche VertreterInnen der jeweiligen Berufsfelder, die alleine aus ihrem ExpertInnenstatus für eines der Berufsfelder automatisch auch eine Qualifikation für das andere Feld ableiten, und die es daher nicht für nötig erachten, sich auch mit den Grundlagen des anderen Feldes hinlänglich vertraut zu machen.

3.3 Das Menschenbild der Suchtprävention

Die TeilnehmerInnen betonten einheitlich, dass Genuss ein wesentlicher Bestandteil menschlicher Existenz sei, der positiv definiert werden sollte und nicht bloß als Risikofaktor für die Entstehung von schädlichem Gebrauch und Sucht gesehen werden dürfe. In diesem Sinne sollten bei der Beurteilung von Substanzen und Verhaltensweisen mit Abhängigkeitspotential sowohl positive Aspekte (Abwechslung, Genuss usw.) als auch negative Aspekte (Organschädigung, Sucht, problematische soziale Konsequenzen usw.) umfassend berücksichtigt werden.

Nach Meinung der TeilnehmerInnen steht außer Frage, dass es jedem Individuum überlassen sein muss, ob es sich für Askese und Genussverzicht oder für eine hedonistische Lebensweise entscheidet. Suchtprävention sollte auf keinen Fall als Vorwand dafür dienen, Kindern und Jugendlichen ein karges und lustfeindliches Leben nahe zu legen oder aufzuzwingen. Rund die Hälfte betonte ergänzend dazu, dass natürlich auch das Gegenteil – eine extrem hedonistische Lebensweise – weder nahegelegt noch aufgezwungen werden sollte.

Im Sinne der WHO-Ottawa Charter (WHO, 1986) und des salutogenetischen Ansatzes von Antonovsky (1987) sprachen sich die TeilnehmerInnen dafür aus, die Kräfte des Menschen zu Selbstbestimmung und Autonomie zu fördern, sie zu befähigen, soziale Beziehungen positiv zu gestalten, und sie in die Lage zu versetzen, die Chancen und Gefahren des Lebens zu erkennen, um dann entsprechend kompetent darauf reagieren zu können. Das impliziert eine positive Einstellung zu Ansätzen, die auf Informationsvermittlung, Hilfsangebote und offene Überzeugungsarbeit aufbauen, und eine negative Haltung bezüglich Manipulation und Zwang.

3.4 Problemorientierung vs. Abstinenzorientierung

Die Frage nach „Problemorientierung" vs. „Abstinenzorientierung" in der Suchtprävention verursachte anfangs große Verwirrung unter den TeilnehmerInnen. Der Begriff „Problemorientierung" wird gegenwärtig mit zwei ganz unterschiedlichen Bedeutungen assoziiert.

- Manche TeilnehmerInnen verstanden unter „Problemorientierung" die Orientierung nach einer „Minimierung des Problemumfangs" (im Gegensatz zu „Abstinenzorientierung" = „Maximierung der Abstinentenzahl") und
- andere setzten „Problemorientierung" mit dem „Pathogeneseansatz" (im Gegensatz zu „Salutogeneseansatz" nach Antonovsky, 1987) gleich.

Unter den TeilnehmerInnen herrschte Einigkeit darüber, dass es das generelle Ziel von Suchtpräventionsbemühungen sei, individuelle, gesellschaftliche, soziale und strukturelle Probleme in Zusammenhang mit Sucht und schädlichem Gebrauch zu minimieren. Die Mehrheit definierte dieses Ziel zwar eher problemorientiert (im Sinne von Problemminimierung), meinte aber, dass je nach Zielgruppe und Situation auch eine abstinenzorientierte Zielsetzung (im Sinne von Maximierung der Abstinentenzahl) zweckmäßig sein könne.

Konkret wurde in diesem Zusammenhang von den TeilnehmerInnen durchwegs betont, dass auch Strategien, die nicht auf Abstinenz um jeden Preis abzielen (z.B. schadensbegrenzende Strategien) von den SuchtprophylaktikerInnen positiv beurteilt werden, dass aber natürlich nicht auszuschließen sei, in Abhängigkeit von den konkreten Rahmenbedingungen (Art der Drogen, Art der Zielgruppe usw.) auch das Ziel der „völligen Abstinenz" zu verfolgen; letzteres allerdings nur dann, wenn plausibel erscheint, dass diese Strategie unter den konkreten Rahmenbedingungen einen sinnvollen Beitrag zur Problemreduktion insgesamt liefern könne.

3.5 Agieren versus Reagieren

Aktivitäten von Suchtpräventionseinrichtungen lassen sich grob in zwei Kategorien unterteilen:

- Aktivitäten aus eigener Initiative = agieren
- Aktivitäten als Reaktion auf Anfragen von außen = reagieren

Agieren ist nötig, um neue Aufgabenfelder zu identifizieren, um das eigene Leistungsangebot laufend zu entwickeln, zu überprüfen, zu verbessern sowie zu erweitern, und um die eigene Einrichtung in der Öffentlichkeit bekannt zu machen. Im Reagieren auf Anfragen und Problemstellungen manifestiert sich wiederum der Servicecharakter einer Einrichtung.

Die Mehrzahl der TeilnehmerInnen betonte, dass Suchtprävention nicht zu stark auf Reagieren gerichtet sein dürfe, sondern dass man auch dem Agieren einen entsprechenden Stellenwert einräumen müsse. Es wurde vertreten, dass Agieren und Reagieren einen Kreislauf bilden, der die qualitative Weiterentwicklung der Arbeit sichere, weswegen unbedingt darauf zu achten sei, dass das reine Reagieren nicht überhand nehme. Die TeilnehmerInnen räumten zwar ein, dass grundlegende Serviceleistungen ohne Frage angeboten werden müssten, dass sich Fachstellen für Suchtprävention letztlich aber nicht von tausenderlei Anfragen in Beschlag nehmen lassen sollten, da sie sich dadurch verzetteln könnten. Die SuchtprophylaktikerInnen sahen ihre Arbeit unter anderem im Informationsmanagement und in der Bildungsarbeit und betonten, dass beide Bereiche auf der Basis einer theoretischen Grundlage aktiv und planvoll zu entwickeln und zu gestalten seien. Sie betonten auch, dass rechtzeitiges und zielgerichtetes Agieren die Notwendigkeit für Reagieren langfristig reduzieren könne.

Der Kontext des präventiven Handelns, also die gesellschaftlichen Rahmenbedingungen, beeinflussen ohne Frage nachhaltig, welche Präventionsstrategien und -konzepte jeweils erfolgversprechend sind. Die SuchtprophylaktikerInnen sahen deswegen ihre Aufgabe mehrheitlich nicht ausschließlich darin, nur passiv durch Anpassung auf gesellschaftliche Veränderungen zu reagieren, sondern wollen auch gezielt darauf hinarbeiten, problematische Rahmenbedingungen so zu verändern, dass schädlicher Substanzgebrauch und Sucht weniger wahrscheinlich werden. Suchtprävention soll nach Meinung der TeilnehmerInnen auch gesellschaftspolitische Relevanz haben.

3.6 Direkter vs. indirekter Ansatz

In Zusammenhang mit Suchtprävention kann man zwei Zugänge unterscheiden:

- den direkten Ansatz, bei dem die AnsprechpartnerInnen die eigentliche Zielgruppe darstellen; d.h. jener Personenkreis, bei dem eine Bestärkung und/oder Veränderung von Fähigkeiten, Einstellungen und/oder Verhalten bewirkt werden soll, und
- den indirekten Ansatz, bei dem die AnsprechpartnerInnen Personen sind, die mit der eigentlichen Zielgruppe interagieren; d.h. Schlüsselpersonen (Personen mit besonderem Einfluss auf das System), MediatorInnen (unmittelbare Bezugspersonen) und/ oder MultiplikatorInnen (mittelbare Bezugspersonen).

Die TeilnehmerInnen sahen – vor allem aus zeitökonomischen Gründen – den Schwerpunkt der Arbeit von Suchtpräventionsfachleuten im indirekten Ansatz. Sie vertraten, dass die direkte Arbeit mit den eigentlichen Zielgruppen bloß modellhaft und exemplarisch erfolgen könne, und dass SuchtprophylaktikerInnen gegenwärtig nicht in der Lage seien, die Alltagsarbeit anderer Institutionen zu übernehmen. Der Schwerpunkt der Tätigkeit von SuchtprophylaktikerInnen wurde in der Ausbildung, Beratung, Unterstützung und Supervision von Schlüsselpersonen, MediatorInnen und MultiplikatorInnen, in der Beratung von EntscheidungsträgerInnen in präventionsrelevanten Belangen, in der Kooperation mit anderen ExpertInnen aus dem Feld der Suchtprävention, im Auf- und Ausbau von Netzwerken, in der Öffentlichkeitsarbeit sowie in der Erstellung von suchtpräventiven Materialien gesehen.

3.7 Inhaltliche Ansätze

Wenn man die internationale Diskussion über adäquate Ansätze zur Suchtprävention über die letzten Jahrzehnte betrachtet, so kann man feststellen, dass die anfangs sehr populären Methoden „Abschreckung" und „selektiv einseitige Informationsvermittlung" seit langem als unproduktiv bis kontraproduktiv gelten – und diese Haltung wurde auch von allen TeilnehmerInnen der Studie geteilt. Es hat sich offensichtlich, zumindest unter SuchtprophylaktikerInnen, ganz konsequent die Erkenntnis durchgesetzt, dass Einseitigkeit und Übertreibung nur dann im Sinne der KommunikatorInnen wirken können, wenn die Zielpersonen keine Möglichkeit haben, den Wahrheitsgehalt der Aussagen an der Realität zu überprüfen. In Zusammenhang mit psychoaktiven Substanzen – inklusive illegalen Drogen – ist die Überprüfungsmöglichkeit zum gegenwärtigen Zeitpunkt so gut wie immer gegeben.

In letzter Zeit wird immer wieder auch die Vermittlung von inhaltlich ausgewogener Information problematisiert und eine Begrenzung sowohl auf drogenunspezifische als auch auf suchtunspezifische Inhalte und Strategien gefordert. Diese radikale Position wurde von den TeilnehmerInnen allerdings nicht geteilt. Man betonte, dass es wichtig sei, sowohl Schlüsselpersonen, MediatorInnen und MultiplikatorInnen systematisch mit dem aktuellen Stand der Sucht- und Drogenforschung vertraut zu machen, um so einen weiteren Beitrag zur Versachlichung des Diskurses zu leisten, als auch Jugendliche sachlich zu informieren.

Die TeilnehmerInnen an der Studie fanden in Übereinstimmung mit Springer und Uhl (1993), dass inhaltlich ausgewogene Information über illegale Drogen der „Straßenaufklärung" durch drogenerfahrene Gleichaltrige als kompetentes Informationsangebot entgegengestellt werden sollte, um eine Versachlichung der Einstellung zu ermöglichen, indem irreal ängstliche und/oder überzogene Erwartungen bezüglich des Drogeneffektes durch reale Gefahrenbewertungen ersetzt werden. Letztere sind wesentlich stabiler gegenüber Umwelteinflüssen und besser geeignet, als Entscheidungshilfe zum Verzicht auf den Gebrauch bzw. für den verantwortungsbewussten Umgang mit Drogen zu dienen.

Mehr als zwei Drittel der TeilnehmerInnen sprachen sich in diesem Zusammenhang gegen den Einsatz von Ex-UserInnen in der Suchtprävention aus.

Der gegenwärtig sehr populäre Peergruppenansatz, bei dem Gleichaltrige als KommunikatorInnen eingesetzt werden, wurde von den meisten TeilnehmerInnen grundsätzlich bejaht, man betonte aber, dass der Peergruppenansatz nur unter bestimmten Voraussetzungen zweckmäßig sei, und dass er keinesfalls als „billiger Ersatz" für andere Ansätze gesehen werden könne, da der Peergruppenansatz, wenn er korrekt eingesetzt werde, mit hohem Ressourcenaufwand verbunden sei.

Rund zwei Drittel der TeilnehmerInnen sprachen sich gegen die normativen Techniken des „Norm-Settings" und des „Goal-Settings" aus. „Norm-Setting" ist eine normative Technik, die versucht die eigentliche Zielgruppe zur Übernahme eines leistungsmotivierten Weltbildes zu bewegen, da die VertreterInnen des Ansatzes meinen, dass Leistungsmotivation und Drogenkonsum unvereinbar seien. „Goal-Setting" ist eine normative Technik, die den Personen der eigentlichen Zielgruppe an Hand von Umfrageergebnissen aufzeigen soll, dass Drogen gesellschaftlich weit weniger verbreitet sind, als sie vermuten. Das verbleibende Drittel der TeilnehmerInnen sprach sich weder für noch gegen diese Techniken aus.

Der populärste normative Ansatz „Pledge", d.h. der Versuch die eigentliche Zielgruppe – z.B. mit Stickers oder mit der Aufforderung zu direktem Engagement in Aktionsgruppen gegen Drogen – dazu zu bewegen, sich offen gegen Drogenkonsum zu deklarieren, wurde von rund der Hälfte der TeilnehmerInnen abgelehnt. Die verbleibende Hälfte der TeilnehmerInnen sprach sich weder für noch gegen diese Technik aus.

Der gegenwärtig in Zusammenhang mit Suchtprävention gebräuchlichste Ansatz, die Förderung von Lebenskompetenz, wurde von den StudienteilnehmerInnen ausnahmslos positiv gesehen. Als wesentliche Aufgabe der Fachstellen für Suchtprävention definierten die TeilnehmerInnen die Förderung und Unterstützung von Strategien zur Lebenskompetenzförderung – sowohl im Sinne eines allgemeinen Erziehungsprinzips als auch im Sinne spezieller Techniken – und die diesbezügliche Beratung und Unterstützung von Schlüsselpersonen, MediatorInnen und MultiplikatorInnen, die sich mit diesem Prinzip vertraut machen wollen bzw. Interesse zeigen, sich in diesen Techniken ausbilden zu lassen. Es war den TeilnehmerInnen aber auch ein wichtiges Anliegen, zu betonen, dass dieser Ansatz, sofern es sich um spezielle Techniken handelt, in die Hände von Personen gehöre, die für die Aufgabe ausreichend ausgebildet sind und die die Grenzen der Methode auch tatsächlich beurteilen können.

3.8 Evaluation und Forschung

„Evaluation" wird umgangssprachlich meist mit „wissenschaftlicher Beweis, dass ein bestimmter Ansatz funktioniert" gleichgesetzt; d.h. mit der Beantwortung der Frage, ob der evaluierte Ansatz im Sinne der Zielvorgaben wirkt und ob er ethisch vertretbar ist. Im wissenschaftlichen Kontext steht „Evaluation" hingegen für eine Fülle ganz unterschiedlicher Vorgangsweisen, die meist nur wenig mit einem „schlüssigen Wirksamkeitsnachweis" gemein haben. Evaluation im wissenschaftlichen Sinn reicht von einer literaturgestützten Expertise, um die Plausibilität eines Ansatzes zu beurteilen, über die kritische Beobachtung und/oder systematische Dokumentation des Prozesses im Zuge der praktischen Durchführung des Ansatzes unter Routinebedingungen bis zur empirischen Überprüfung des Ansatzes in einem umfassenden wissenschaftlichen Experiment (eine umfassende Klassifikation und Bewertung von Evaluationsansätzen, die der vorliegenden Studie zu Grunde liegen, findet sich bei Uhl, 1998 und 1999a).

Die TeilnehmerInnen an der Studie betonen den Wert von Evaluation für ihren Tätigkeitsbereich, stellen aber gleichzeitig fest, dass Evaluation in diesem Zusammenhang nicht im umgangssprachlichen Sinne, sondern im wissenschaftlichen Sinne – also als Überbegriff über eine recht heterogene Klasse unterschiedlicher Vorgangsweisen – zu verstehen sei. Konkret betont wurde, dass der wissenschaftliche Erfolgsnachweis von SuchtprophylaktikerInnen und Fachstellen für Suchtprävention im Regelfall nur im Sinne eines „historischen Wirkungsnachweises" durchgeführt werden könne. Darüber hinausgehende Versuche, die Wirksamkeit global nachzuweisen, übersteigen nach Ansicht der TeilnehmerInnen den Auftrag und die Möglichkeiten der Fachstellen und fallen in den Kompetenzbereich einschlägiger Forschungseinrichtungen. Bei ausreichender Ressourcenausstattung sei ein partieller Wirksamkeitsnachweis allerdings auch auf Institutsebene leistbar und zweckmäßig.

Die SuchtprophylaktikerInnen betonten grundsätzlich ihre Bereitschaft, sich im Rahmen ihrer Möglichkeiten an Forschungsprojekten zu beteiligen oder Begleitforschungsprojekte in Auftrag zu geben und/oder zu koordinieren – sie verwehrten sich aber nachhaltig gegen überzogene Evaluierungsforderungen, die sie in Wirklichkeit gar nicht erfüllen können. Die Evaluation von suchtpräventiven Programmen der Fachstellen liege grundsätzlich sowohl im Interesse der Einrichtungen als auch im Interesse der Trägerschaft und der AuftraggeberInnen. Letztere müssten daher zusätzlich ausreichende Mittel für eine externe wissenschaftliche Evaluation bereitstellen.

Ganz besonders wichtig in Zusammenhang mit Evaluation ist die systematische Dokumentation der eigenen Aktivitäten. Dabei muss, nach Ansicht der TeilnehmerInnen, allerdings streng darauf geachtet werden, dass nur solche Statistiken erhoben werden, die entweder einen konkreten Nutzen für die praktische Arbeit haben oder einen sinnvollen Beitrag zur Evaluation der eigenen Arbeit leisten (Qualitätssicherung, Leistungsnachweis, strukturelle Evaluation der Einrichtung oder einer Anzahl verwandter Einrichtungen usw.). Der Gesamtaufwand für Dokumentation sollte dabei so gering wie möglich gehalten werden und die Dokumentation dürfe keinesfalls dazu führen, dass die Qualität der eigentlichen Arbeit unter dem bürokratischen Aufwand nachhaltig leide oder dass die „kreative Potenz" der Einrichtung verringert werde.

Auch das Thema „Qualitätssicherung" war in Zusammenhang mit Evaluation ein Thema. Die TeilnehmerInnen fanden, dass der regelmäßige Austausch zwischen den Fachstellen über Arbeitsgemeinschaften und Arbeitskreise eine sinnvolle Möglichkeit sei, die Qualität des eigenen Handelns zu sichern. Diese regelmäßigen Treffen können, neben der Vernetzung, auch dem ständigen Austausch, der Entwicklung von Leitbildern, der inhaltlichen Weiterentwicklung usw. dienen. Auch Supervision, Coaching, Organisationsberatung und Organisationsanalyse sowie regelmäßige Teams und fachliche Weiterbildung fördern nach Meinung der SuchtprophylaktikerInnen die systematische Reflexion des eigenen Handelns und sichern so die fachliche Qualität der Einrichtung. Zur Qualitätssicherung gehört ohne Zweifel auch die klare Formulierung von Projekt- und Qualitätszielen.

3.9 Ausbildung von Suchtpräventionsfachleuten

Alle TeilnehmerInnen waren übereinstimmend der Meinung, dass es im Interesse aller SuchtprophylaktikerInnen liege, dass ihr Berufsfeld nicht durch für diese Aufgabe schlecht qualifizierte Personen in Misskredit gebracht werden dürfe, und dass deswegen Qualitätskriterien und Anforderungsprofile für hauptamtlich in der Suchtprävention tätige Personen notwendig seien. Kein klarer Konsens ergab sich hinsichtlich der Frage, wie stark geregelt diese Qualifizierungsmaßnahmen sein sollten, und ob ein Fachtitel – unter Umständen sogar ein international anerkannter Fachtitel – anzustreben sei. Rund zwei Drittel lehnten ein staatlich völlig geregeltes Curriculum ab und sprachen sich auch gegen einen geschützten Fachtitel aus, während sich rund ein Drittel für ein Curriculum und einen geschützten Fachtitel aussprach. Hinter der Ablehnung durch die Mehrheit stand die Angst vor Verschulung, Bürokratisierung und Einschränkung der Vielfalt an möglichen Ansätzen.

Eine verbindliche Zusatzqualifikation für SuchtprophylaktikerInnen wurde allerdings von allen TeilnehmerInnen als wünschenswert erachtet. Die Frage, wie der Erwerb dieser Zusatzqualifikation organisiert sein sollte, spaltete die TeilnehmerInnen dann allerdings wieder in zwei fast gleich große Lager. Eine Gruppe stellte sich vor, dass die bestehende, laufende Ausbildung z.B. an pädagogischen Akademien, an Universitäten etc. integriert werden solle, während die andere Gruppe dafür eintrat, dass eine unabhängige Zusatzqualifikation als Weiterbildung zu bestehenden Quellenberufen geboten werden solle.

Ganz klar wurde auch die Konstituierung eines offiziellen Berufs- oder Interessensvertretungsverbandes gewünscht, wobei die überwiegende Mehrzahl der TeilnehmerInnen in diesem Zusammenhang der „österreichischen ARGE für Suchtprävention“ eine führende Rolle zugewiesen sehen wollte. Als offizieller Ansprechpartner für diesen Verband in Ausbildungs- und Finanzierungsfragen wurde eine, einem Ministerium unterstellte externe Einrichtung, analog der deutschen „Bundeszentrale für gesundheitliche Aufklärung (BZgA)“ gefordert. Die TeilnehmerInnen sprachen sich nachhaltig dagegen aus, ein bestimmtes Ministerium als offiziellen Ansprechpartner festzulegen.

Einheitlich gefordert wurde auch eine finanzielle Absicherung der Suchtprävention in Österreich, wobei man drei Varianten in die Diskussion brachte:

- die Zweckwidmung eines Teils der staatlichen Alkohol- und Tabakeinnahmen für Prävention nach dem VerursacherInnenprinzip;
- eine gesetzliche Regelung, dass Kranken- und Pensionsversicherungen, die sich durch erfolgreiche Prävention längerfristig Ausgaben ersparen, auch Prävention mitfinanzieren müssen, sowie
- die Zweckwidmung eines Teils der öffentlichen Gesamtaufwendungen für den Suchthilfebereich für Präventionsaufgaben.

Literatur

Antonovsky A (1987) Unraveling the Mystery of Health – How People Manage Stress and Stay Well. San Francisco, Jossey-Bass Publishers

Caplan G (1964) Principles of Preventive Psychiatry. New York, Basic Books

Dalkey N, Helmer O (1963) An Experimental Application of the Delphi Method to the Use of Experts. Management Science 9, 3

Kessler RC, McGonagle KA, Zhao S, Nelson CB, Hughes M, Eshleman S, Wittchen HU, Kendler KS (1994) Lifetime and 12-month Prevalence of DSM-III-R Psychiatric Disorders in the United States: Results from the National Comorbidity Survey. Archives of General Psychiatry 51: 8–19

Künzel-Böhmer J, Bühringer G, Janik-Konecny T (1993) Expertise zur Primärprävention des Substanzmissbrauches. Schriftenreihe des Bundesministeriums für Gesundheit. Baden Baden, Nomos Verlagsgesellschaft

Lindstone H A, Turroff M (1975) The Delphi Method: Techniques and Applications. Massachusetts, Addison-Wesley

ÖSTAT (1999) Todesursachenstatistik 1955–1997: unveröffentlichte Sonderauswertung. Wien, ÖSTAT

Seidler D, Uhl A (1997) Estimating the Number of Opiate Users in Vienna. In: Hay G, McKeganey N, Birks E (eds) Methodological Pilot Study of Local Level Prevalence Estimates. Lisbon, EMCDDA

Springer A, Uhl A (1993) Suchtgiftprävention in der Schule. Wien, BMUK

Uhl A (1998) Evaluation of Primary Prevention in the Field of Illicit Drugs: Definitions – Concepts – Problems. In: Springer A, Uhl A (eds) Evaluation Research in Regard to Primary Prevention of Drug Abuse. A COST-A6 Publication. Brussels, European Commission Social Sciences

Uhl A (1999a) Evaluation. In: Stimmer F (Hrsg) Suchtlexikon. München, Oldenburg

Uhl A (1999b) Ten Recommendations Relating to Illicit Drugs. In: Weil O, McKee M, Brodin M, Oberlé D (eds) Priorities For Public Health Action in the European Union. Paris, SFSP

Uhl A, Kopf N, Springer A, Eisenbach-Stangl I, Beiglböck W, Preinsberger W, Mader R (1999) Handbuch: Alkohol Österreich: Zahlen, Daten, Fakten, Trends 1999. Wien, BMAGS

WHO (1986) Ottawa Charter. Geneva, WHO

Prävention attraktiv gestalten – Öffentlichkeitsarbeit in der Suchtvorbeugung

Tina Deutenhauser

1 Einleitung

Über die Gefährlichkeit psychoaktiver Substanzen sowie über die Ursachen von Sucht gibt es in der Öffentlichkeit vielfältige, durch die subjektive Wahrnehmung gefärbte Meinungsbilder. Entsprechend unterschiedlich sind auch die Ansichten darüber, welche Konzepte und Methoden der Suchtvorbeugung wirksam sind und welche Zielgruppen damit erreicht werden können.

Der Pool der potentiellen Informationen zu den Themen Sucht, Drogen und Suchtvorbeugung wird zu einem wesentlichen Teil durch die Medienberichterstattung gespeist.

Wenngleich sich auf diesem Gebiet in den letzten Jahren ausschnittsweise eine Tendenz zur qualitätsvolleren Themenbearbeitung abzeichnet, bleibt doch der Hang zu unverhältnismäßiger Dramatik, kombiniert mit appellativ-flehenden Botschaften, deutlich dominant. Der Schwerpunkt der Berichterstattung liegt auf der Illegalität von psychoaktiven Substanzen (Bernard, 1997) und vermittelt in diesem Zusammenhang die Gleichsetzung von Abstinenz mit Gesundheit.

Angebot und Nachfrage betreffend sensationslastiger Berichterstattung ergänzen einander und beeinflussen sich gegenseitig im Sinne des „immer mehr, immer schlimmer". Eine medial vermittelte Atmosphäre aus Todesaffinität, Schicksalhaftigkeit und intimer Nähe zum Desaster ist für MedienkonsumentInnen höchst reizvoll: können sie sich doch dadurch etwa in der Rolle der KinogeherIn bei „Der weiße Hai" wiederfinden: das Plot ist ungeheuer spannend und dramatisch, die Katastrophe kann „wenn's blöd hergeht" jedem passieren – aber wenn das Licht angeht, sind der Film und die Bedrohung wieder vorbei.

Über die Tätigkeit professioneller Suchtprävention wird verhältnismäßig wenig bzw. wenig breitenwirksam berichtet, es lässt sich hier jedoch im Verlauf der letzten Jahre ein leichter Trend zu seriöserer Berichterstattung feststellen (Bernard, 1997). Obwohl sich in der modernen Suchtvorbeugung Fachleute aktiv des Themas Öffentlichkeitsarbeit annehmen, scheint es einige „missing links“ zwischen präventiven Aktionen, ihrer Vermarktung und dem medialen Echo zu geben. Schon vor beinahe 20 Jahren wurde in der Fachwelt (Köberl, 1981; Rust, 1984) auf die Mängel rein wissensvermittelnder, auf totalen Konsumverzicht ausgerichteter Präventionsmaßnahmen und auf die zu erwartenden Bumerangeffekte bei abschreckenden Medienkampagnen hingewiesen. Seither sind kaum schlagkräftigere Argumente hinzugekommen. Bedeutet das, dass sich auf dem Gebiet der öffentlichen Meinungsbildung seitens der Suchtprävention in den letzten 20 Jahren nichts – zumindest nichts Nachhaltiges – verändert hat?

Eine solche Pauschalierung würde zu kurz greifen: Immerhin wurden in den neunziger Jahren in acht österreichischen Bundesländern (mit Ausnahme des Burgenlandes) eigene regionale Suchtpräventionsfachstellen eingerichtet, was bei den Präventionsfachkräften eine zunehmende Identitätsbildung und damit auch mehr Standfestigkeit bei der Vertretung ihrer Positionen in der Öffentlichkeit bewirkte.

Durch die Professionalisierung der Fachstellen und eine entsprechende intensive Öffentlichkeitsarbeit konnten auch Personengruppen erreicht werden, die sich umfassender, kritischer und differenzierter mit Drogen- und Suchtfragen auseinandersetzen konnten und wollten: Fachöffentlichkeiten wie beispielsweise MultiplikatorInnen aus dem psychosozialen und pädagogischen Bereich, im Aus- und Fortbildungsbereich tätige Schlüsselpersonen und EntscheidungsträgerInnen sowie nicht zuletzt auch manche PolitikerInnen, dies vor allem auf regionaler Ebene.

Auf der Ebene der Sekundärprävention richtete sich die präventive Öffentlichkeitsarbeit mit modifizierten Inhalten und entsprechender Vermittlung auch an eine andere Zielgruppe: den KonsumentInnen sogenannter Partydrogen. Sachliche und der Zielgruppe entsprechende Informationen zum risikoarmen Umgang mit Drogen (Safe Use) sowie „Serviceleistungen“ wie die chemische Untersuchung von Substanzen z.B. bei Raves haben mittlerweile Fuß gefasst und signalisieren einen Weg im Umgang mit Drogen und Suchtverhalten jenseits des absoluten Abstinenzparadigmas (Kriener, Schmid u. Smekal, 1999).

Eine Bewusstseinsveränderung im erwünschten Ausmaß erfordert viel Geduld, Zeit und politischen Rückhalt: Suchtprävention entsteht und agiert in einem Netzwerk aus wirtschaftlichen, sozialen und gesellschaftspolitischen Interessen, die oft genug im Widerstreit stehen. In Anbetracht der oben angeführten öffentlichen Meinungsbilder kann man zusammenfassend sagen, dass es den Fachleuten gerade erst einmal in Ansätzen gelungen ist, Suchtmittelabhängigkeit im Kontext von Gesundheits- und Krankheitsdimensionen bzw. in Kausalität zu Risiko- und Schutzfaktoren in der Öffentlichkeit verständlich zu machen.

Aufgabe öffentlichkeitswirksamer Suchtprävention ist es darüber hinaus, Qualitätsstandards und Selbstverständnis moderner Suchtvorbeugung in den öffentlichen Meinungsbildungsprozess zu transportieren und dauerhaft dort zu verankern.

Das geschieht derzeit in Österreich hauptsächlich über immer kundengerechter gestaltete Informationsbroschüren, über bundesländerübergreifende Kooperationen der Fachstellen und verstärkt über neue Technologien wie das Internet. Was kann jedoch getan werden, um die „breite Masse“ nachhaltig und in aller Seriosität mit der Thematik zu erreichen?

2 Macht Suchtprävention sexy?

2.1 Bewerben – Verkaufen – Vermarkten: Öffentlichkeitsarbeit als Disziplin des Social Marketing

„Das Interesse an Prävention muss erst geweckt werden“ (Abt u. Jost, 1993).

Die Ausdehnung des Marketingbegriffs auf nicht kommerzielle Bereiche, insbesondere für soziale Anliegen, erfolgte erst in den letzten 20–25 Jahren.

Auch im Public Health Bereich muss die Finanzierung außerhalb der Grundversorgung sichergestellt und ein probates Mittel zur breitenwirksamen ideologischen Unterstützung in Zeiten zunehmender sozialer Gegensätze eingesetzt werden.

Marketing anwenden bedeutet für eine Non Profit-Organisation repräsentativ nach außen – eben für die Öffentlichkeit – zu wirken, dies stellt eine Institution vor hohe Anforderungen. Sie muss die Qualität und Effizienz ihrer sozialen Dienstleistungen entwickeln und dieses Niveau halten bzw. stetig verbessern.

2.2 „Drogenfreiheit als Konsumgut?" (Reiners, 1982)

Social Marketing ist mehr als nur Verkaufswerbung: Social Marketing strebt Nutzen- statt Gewinnmaximierung an und basiert auf Sachlichkeit und Seriosität. Öffentlichkeitsarbeit als Disziplin des Social Marketing hat eine integrative Aufgabe: Sie soll die „Betroffenen zu Beteiligten machen" und „durch gezielte Information die Voraussetzungen zu aktivem Mitdenken, Mitentscheiden und Mithandeln" schaffen (Stemmle, 1992, S.137). Es soll gelingen, im Angesprochenen glaubwürdig und vertrauensbildend Solidarität im Sinne einer Selbsterkenntnis („das hat ja auch mit mir und meiner nächsten Umgebung zu tun") zu wecken.

Social Marketing und speziell Öffentlichkeitsarbeit im Suchtpräventionsbereich müssen nicht nur in Konkurrenz zu klischierten Bildern von Drogenabhängigkeit treten, sondern auch prinzipiell zu effizienzorientierter Produktwerbung, in der die ProtagonistInnen entweder bereits ideal erscheinen oder durch den Konsum eines bestimmten Produktes dazu werden.

Suchtprävention, wie sie im deutschsprachigen Raum verstanden wird, will für Schwächen und hilfreiche menschliche Umgangsformen werben. Werte wie „sich Zeit nehmen", „Kindern Freiraum und Anerkennung geben" oder eben „Schwäche zeigen dürfen" können nicht wie bei anderen Produkten im Tauschhandel konsumiert werden. (Abt & Jost, 1993; BZgA, 1993; Hallmann & Zimmer, 1996; Kern, 1997)

2.3 „Inserate lösen keine Probleme – aber sie können zeigen wo sie liegen" (Kern, 1997)

Massenmedien als Transportmittel für die bevölkerungsweite Verbreitung von Botschaften haben durch ihre große Reichweite einen entscheidenden Vorteil gegenüber anderen Informationsformen: auf diese Weise können Personen erreicht werden, die sich ansonsten nicht explizit mit dieser Thematik befassen würden.

Im Sinne einer Zieloptimierung muss darauf geachtet werden, dass

- sich die Inhalte an den Bedürfnissen, den Interessen und dem kulturellen Hintergrund der KonsumentInnen orientieren,
- die Zielgruppe klar definiert ist,
- Kontinuität gewährleistet ist,
- verschiedene Ansprechformen und Transportkanäle für die Botschaften gewählt werden,
- leicht verständliche Botschaften glaubwürdig und nicht belehrend vermittelt werden,

- in der Folge eine erhöhte Nachfrage abgedeckt werden kann,
- die Wirkung im Verlauf analysiert und evaluiert wird, und
- die Kampagne in ein umfassendes Präventionskonzept eingebettet ist.

(BZgA, o.J.; Arkin u. Funkhouser, 1990; Abt u. Jost, 1993; Künzel-Böhmer, Bühringer u. Janik-Konecny, 1993; Montagne u. Scott, 1993; BZgA, 1993; Storz-Marsen u. Nöcker, 1994)

Unter Beachtung der genannten Kriterien kann es gelingen, bei der Zielgruppe Betroffenheit zu erzeugen und auch Wissen zu vermitteln, vielleicht sogar die Motivation für eine Einstellungsänderung zu bewirken. Eingebettet im Kontext ganzheitlicher Suchtvorbeugung, durch eine Mischung aus mehreren massenkommunikativen Elementen, deren Bilder und Botschaften der Komplexität des Themas Rechnung tragen, kann Öffentlichkeitsarbeit als sinnvolle Strategie moderner Suchtprävention eingesetzt werden.

2.4 Prävention durch Massenkommunikation erhöht die Effektivität anderer präventiver Maßnahmen (Denis, Heynen u. Kröger, 1994)

Medienkampagnen oder andere Strategien der Öffentlichkeitsarbeit im Suchtpräventionsbereich können unterstützend zu anderen Präventionsmaßnahmen wesentliche Aufgaben erfüllen:

- Anregung zur persönlichen Auseinandersetzung geben, die Sensibilität erhöhen, Fixierungen Abwehr und Tabuisierung lockern,
- Impulse setzten im öffentlichen Meinungsbildungsprozess, ein Thema in die Öffentlichkeit bringen und es dort kommunizierbar machen, neue Diktionen einführen (z.B. Begriffe wie Suchtprävention statt Drogenvorbeugung), den politischen Stellenwert von Prävention fördern, sowie
- Ansätze zur Lösungsorientierung anbieten, persönliches Engagement wecken, Hilfsangebote publik machen und eigene Einflussmöglichkeiten aufzeigen.

(BZgA, o.J.; Arkin u. Funkhouser, 1990; Künzel-Böhmer et al., 1993; Denis et al., 1993; Abt u. Jost, 1993; BZgA, 1993; Storz-Marsen u. Nöcker, 1994)

2.5 Unterschiedliche Basiskonzepte – unterschiedliche Ziele

Welche Aufgabengebiete, Zielsetzungen und inhaltliche Schwerpunkte eine Kampagne setzt, hängt untrennbar mit dem jeweiligen ideologischen Hintergrund und soziokulturellen Kontext zusammen. In den USA wird – zumindest als vorherrschender Trend – versucht, über Kampagnen eine Denormalisierung des Drogengebrauchs zu bewirken, um letztlich das große Ziel einer drogenfreien Gesellschaft zu erreichen. Präventionsprogramme richten sich meist explizit gegen jeden Drogengebrauch und laufen unter dem martialischen Gesamttitel „War On Drugs". Dementsprechend sind in öffentlichkeitswirksamen Aktivitäten „No-Drugs"-Botschaften vorrangig (Springer u. Uhl, 1995).

Dagegen identifiziert sich nach einer noch nicht veröffentlichten Studie des Ludwig-Boltzmann-Instituts für Suchtforschung der Großteil der österreichischen Suchtpräventionsfachkräfte mit dem im deutschsprachigen Raum vorherrschenden Ansatz der Suchtvorbeugung (siehe auch den Beitrag v. Alfred Uhl in der vorliegenden Publikation).

Im Mittelpunkt dieses Präventionsverständnisses stehen die Förderung und Stärkung von persönlichen Handlungskompetenzen für die Bewältigung der jeweiligen Entwicklungsaufgaben sowie eine umfassende Vermittlung von Lebenskompetenz. Der Ansatz versteht sich als drogenunspezifisch, basierend auf dem Konzept des erweiterten Suchtbegriffs, und ist nicht rein abstinenzorientiert, sondern vielmehr ausgerichtet auf die kontinuierliche Bearbeitung der salutogenetischen – und nicht zuletzt auch strukturellen – Fragestellung: Welche Bedingungen brauchen Menschen, um sich gesund zu erhalten?

Um Missbrauch vorzubeugen, wird versucht, die Ressourcen zur Lebensbewältigung bei den Zielgruppen zu fördern und Alternativen zur Konfliktbewältigung und Lebensgestaltung anzubieten.

2.6 „Höher, weiter, schneller" – (k)ein Paradigma moderner Suchtvorbeugung?

Nicht unbedingt in der Fachwelt, aber dennoch allgemein großer Beliebtheit erfreut sich der Einsatz sogenannter „Testimonials" als Werbeträger für die Ideen einer Medienkampagne zum Thema Drogenkonsum. Vor allem SpitzensportlerInnen oder andere Stars, die Fitness propagieren, wie z.B. Arnold Schwarzenegger oder Hermann Maier, sollen als Vorbilder für einen drogenfreien Lebensstil dienen und dies vorrangig dem jugendlichen Zielpublikum nahe bringen (z.B.: Werbespot der Merkur-Versicherung 1999; „No Drugs", BMUK 1999).

Gegen diese Strategie gibt es berechtigte Einwände: Superstars jeglicher Art sind trotz aller Bemühung um Volksnähe unerreichbar, ihr Image und ihre Position ergeben sich geradezu aus der Besonderheit und Einzigartigkeit ihres Könnens. Der Einsatz von Prominenten wäre dann sinnvoll, wenn Jugendliche sehen könnten, dass auch diese Menschen krisenhafte Phasen durchleben und auf welche Weise sie diese bewältigen. Reale Vorbilder aus dem täglichen Leben sind hier besser zur Identifikation geeignet.

Ausgerechnet im Leistungssport werden illegal durch Doping, aber auch völlig legal Substanzen verabreicht, um Personen, deren Gesundheitszustand momentan nicht entspricht, wieder fit zu machen. Ob das Prinzip des Funktionierens um jeden Preis statt des fürsorglichen und achtsamen Umgangs mit sich und dem eigenen Körper ein geeignetes Modellverhalten für Jugendliche darstellt, darf zumindest bezweifelt werden.

Inzwischen ist hinlänglich bekannt, dass auch die Suche nach dem ultimativen Kick durch sportliches Risikoverhalten Suchtsymptome aufweisen kann. Provokant gefragt: Ist das Alternativangebot „Sport statt Drogen“ eine Aufforderung zur Ersatzhandlung? Sportliche Betätigung kann eine sinnvolle und hilfreiche Ressource für die Alltagsbewältigung und auch sinnstiftend sein, keinesfalls ist sie eine verbindliche, allgemeingültige Strategie, um Drogenmissbrauch oder Suchtverhalten zu verhindern.

3 Wissen über Gesundheit macht noch nicht gesund

In einem Punkt sind sich sogar die gegensätzlichsten ideologischen Positionierungen einig: Jede öffentliche Präventionskampagne verfolgt zumindest ein Ziel, das der Wissensvermittlung.

Auch wenn jede Kampagne üblicherweise versucht, Emotionen anzusprechen, soll dadurch immer auch die kognitive Ebene erreicht werden. Bei der Auseinandersetzung darüber, welche Art von Wissen jeweils vermittelt werden soll, zeigen sich hier jedoch große Divergenzen.

3.1 Wissen über die Gefährlichkeit von Substanzen, um einem Konsum vorzubeugen

Der Glaube, dass das Wissen über die Gefährlichkeit von Substanzen Gefährdete von einem (Erst)Konsum abhalten könnte, hält sich mit großer Hartnäckigkeit, obwohl schon längst und mehrmalig auf den Kurzschluss dieser Denkweise hingewiesen wurde:

Das Wissen über Drogen lässt sich relativ leicht erweitern, hat aber keinen Einfluss auf die Einstellungen oder Verhaltensweisen.

Dazu bedarf es mehrerer komplexer intrapsychischer Verknüpfungen im Kontext z.B. subjektiver Vorerfahrungen, der aktuellen Situation, der Glaubwürdigkeit des Senders etc., die durch die beste Medienkampagne kaum zu erreichen sind.

Abschreckende Information in der Drogenaufklärung kann sich als kontraproduktiver Faktor erweisen, da gerade die Schilderung der Gefahren bei labilen Jugendlichen Interesse wecken kann. Übertriebene Schilderungen erweisen sich oftmals als Fehlinformation, der Sender der Botschaft wird damit generell unglaubwürdig. Verbessertes Wissen kann jedoch auch die Zugänglichkeit zu den betreffenden Substanzen erhöhen. (Dusenbury u. Botvin, 1992; Schmidbauer u. Scheidt, 1992; Springer, 1993; Montagne u. Scott, 1993; Franzkowiak, 1996; Harten, 1996)

3.2 Wissen über Substanzen, das zu einer realistischen Einschätzung beiträgt

Sachlich korrekte Informationen sind eine wesentliche Voraussetzung für mündige Entscheidungen in Bezug auf einen Substanzkonsum, wenn auch nicht ausschlaggebend für die letztendliche Intensität des Konsums. Dies gilt für Personen ohne, mit legaler und auch mit illegaler Substanzerfahrung.

Langjährige DrogenkonsumentInnen sind ihrerseits meist SpezialistInnen für die Substanzen, die sie gebrauchen und sie geben dieses Wissen auch in einem gewissen Ausmaß weiter. Aber auch diese ExpertInnen haben blinde Flecken und so ist es fraglich, welchen realistischen und aktuellen Informationsstand z.B. über die langfristigen möglichen Folgen bestimmter Substanzen oder Gebrauchsformen (Erst)KonsumentInnen wirklich besitzen. (Tossmann, 1997). Es ist anzunehmen, dass die Vermittlung von konkreten Inhalten zu Harm Reduction, Safe Use etc. vor allem in Kombination mit auf die Zielgruppe zugeschnittenen Serviceleistungen, wie z.B. Drogentestungen, zur Risikominimierung und einer gewissen Bewusstseinsbildung beiträgt.

3.3 Wissen über Lebenszusammenhänge und Ursachenmodelle

Im Sinne der Vermittlung alternativer Informationen, die normalerweise nicht mit dem Thema Drogen assoziiert werden, wird in den letzten zehn Jahren vor allem im deutschsprachigen europäischen Raum, aber auch darüber hinaus, versucht, durch Öffentlichkeitsarbeit in Form breiter Medienkampagnen den Wissensstand und das Ursachenverständnis der Bevölkerung zu beeinflussen. Beispiele dafür sind „Kinder stark machen, stark statt süchtig“ der deutschen Bundeszentrale für gesundheitliche Aufklärung (BZgA), mit gleichem Titel übernommen von SUPRO/Österreich; „Sucht hat immer eine Geschichte“ des deutschen Bundeslandes Nordrhein-Westfalen; „Sucht hat viele Ursachen“ der Suchtpräventionsstelle der Stadt Zürich – sowie „Sucht beginnt im Alltag – Prävention auch“ der Präventionsfachstellen des Kantons Zürich sowie „Ja! – gemeinsam handeln bevor Sucht entsteht“ des Büros für Suchtprävention in Hamburg (Abt u. Jost, 1993; BZgA, o.J.; Gnädiger, 1995; SUPRO, 1999, Landesstelle gegen die Suchtgefahren 1995).

Das Wissen, dass diese Thematik mich selbst, meine Lebensformen, meine Gewohnheiten, meine Gefühle betrifft und auch darum, dass ich einem Suchtproblem nicht hilflos ausgeliefert bin, wird auf der Ebene der subjektiven Wahrnehmung vermutlich stärker verankert als bloße Facts über biochemische Reaktionen des Körpers.

3.4 No drugs – no sex – no rock'n roll – die Verbotsgesellschaft als Modell für Gesundheit?

Die ideologischen Aspekte und ihre Bedeutung für die Inhalte einer Öffentlichkeitskampagne wurden bereits angesprochen. Man kann dabei zwei relevante Richtungen unterscheiden.

Kampagnen, deren Hauptbotschaft im absoluten Konsumverzicht besteht, greifen in vielerlei Hinsicht zu kurz. Sie beschränken sich meist auf illegale Drogen und übergehen damit all jene Suchtformen, die legal oder substanzungebunden verlaufen. Parallel wird eine Trennung in „gute“ und „böse“ Süchte vorgenommen: ExtrembergsteigerInnen, die sich selbst als „bergsüchtig“ bezeichnen, werden bewundert, HeroinkonsumentInnen verdammt.

Abstinenz wird mit Gesundheit gleichgesetzt, was in Anbetracht der menschlichen Kulturgeschichte und ihrem Umgang mit berauschenden Substanzen nahezu absurd anmutet. Der aus psychologischer Sicht völlig legitime zeitweilige Betäubungswunsch von Menschen wird damit ersatzlos negiert, normale Experimente und Grenzerfahrungen werden pathologisiert. Drogenkonsum wird als isoliertes Verhalten betrachtet: Tiefe und Komplexität zu Grunde liegender Faktoren finden keinen Platz in einem trivialisierten Schema, das Wertesysteme und gesellschaftliche Rahmenbedingungen, in die jedes Suchtverhalten eingebettet ist, ignoriert. Dabei darf auch der lerntheoretische Effekt einer Negativwerbung nicht unterschätzt werden.

Kampagnen, deren Hauptbotschaft auf Ursachenorientierung basiert, ist gemeinsam, dass sie

- alle Suchtformen, auch substanzungebundene einschließen,
- bewusst keine Prominenten als vordergründige Werbeträger einsetzen,
- die Themen Genuss-Gewohnheit-Missbrauch sowie alltägliche Abhängigkeiten zum Inhalt haben und nicht ausschließlich die Polaritäten Abhängigkeit und Abstinenz,
- sich mit den potenziellen Ursachen und Ursachenverflechtungen auseinandersetzen, die zu einer Abhängigkeitsentwicklung führen können, und
- versuchen, jene Kriterien einzuhalten, die eine Zieloptimierung gewährleisten können.

4 Österreichische Kampagnen und Initiativen

4.1 „Kinder stark machen, stark statt süchtig"

Im Herbst 1995 wurde im Land Vorarlberg eine für Österreich einmalige Präventionsinitiative unter dem von der deutschen Bundeszentrale für gesundheitliche Aufklärung (BZgA) übernommenen Titel „Kinder stark machen" gestartet.

Den TrägerInnen der Kampagne, der Vorarlberger Präventionsfachstelle SUPRO und der Vorarlberger Landesregierung, war die Kombination und Parallelität von massenmedialen und personenorientierten Maßnahmen ein großes Anliegen, wobei die massenmedialen Teile eher der Information und Sensibilisierung breiter Bevölkerungsschichten dienten, die personenorientierten Teile hingegen zielgerichtet für definierte Untergruppen (Jugendliche/Eltern/MultiplikatorInnen) bestimmt waren.

Der Kampagne liegt ein inhaltliches Konzept zu Grunde, das jenem des deutschsprachigen Raumes entspricht: Selbstwert, Selbstvertrauen und Konfliktfähigkeit von Kindern und Jugendlichen müssen unterstützt und gefördert werden, um sie vor Suchtverhalten zu schützen. Sinnerfüllung, Eigenverantwortung, Eigenaktivität oder Erlebnisfähigkeit gelten als erstrebenswerte Erziehungsgrundsätze für ein Leben ohne pathologische Abhängigkeiten.

Die Thematik wurde der Bevölkerung in drei Phasen vermittelt:

1) *Sensibilisierung*

Schwerpunkt der ersten Phase war eine Öffentlichkeitskampagne zum Thema Suchtprävention, eröffnet wurde sie mit einer Enquete. Über zwei Jahre lang wurde über Plakate, Folder, Radio-Trailer, Zeitungsartikel, eine eigene homepage, TV-Spots und Informationsveranstaltungen sowie gezielte Projekte z.B. in Schulen zum Thema informiert und gearbeitet.

Als Ziele der Kampagne wurden angepeilt:

- den Wissensstand zum Thema Sucht/Prävention zu heben,
- die zielgruppenspezifische Vermittlung von suchtpräventiven Inhalten,
- die Vermittlung optimistischer Handlungsimpulse, und
- die Förderung der Motivation zur Übernahme von Eigenverantwortung und -initiative

Vor Beginn und nach Abschluss des massenmedialen Teils der SUPRO-Kampagne wurde Vorarlbergs 20–59-jährige Bevölkerung repräsentativ zu Einstellungen, Wissen und Meinungen bezogen auf die Sucht- und Präventionsthematik bzw. die Wahrnehmung der gelaufenen Kampagne befragt. Erste Ergebnisse der Evaluation ergaben großes Interesse und Betroffenheit der Vorarlberger Bevölkerung in Bezug auf die Themen Sucht und Suchtvorbeugung und initiierten damit die Aktivierung der nächsten Phase (SUPRO, 1999).

2) *Implementierung*

Um den gesetzten Impuls nicht versanden zu lassen, erfolgte die Einrichtung einer „Gesundheitsförderungsagentur“, die sich als Vermittlungsinstrument für Anfragen nach ReferentInnen und Materialien aus der Bevölkerung versteht.

3) *Aktivierung*

Konkrete Suchtprävention beginnt bei der Umsetzung der Inhalte im Alltag. Um dies zu ermöglichen, kann mittels weniger Formalitäten um Mithilfe bei Projektkonzeptionierung, -begleitung und -finanzierung angesucht werden.

4.1.2 Kritische Anmerkungen

Bei aller Würdigung der professionellen Planung und bisherigen Durchführung der Kampagne sind aus meiner Sicht doch zumindest drei kritische Anmerkungen vorzunehmen:

Der Titel „Kinder stark machen“ impliziert missverständlich eine leistungsorientierte Präventionsauslegung: Nur wer stark ist, wird nicht süchtig? Welche Stärke ist da gemeint? Wie schon erläutert, sollen es ja gerade die Schwächen sein, deren konstruktive Bewältigung als Grundlage für die weitgehend suchtfreie Bewältigung des Lebenslaufs dienen. Nicht „stark sein“ zählt primär, sondern die Integration des Facettenreichtums emotionaler Befindlichkeiten.

Die Kampagne ist stark auf Familien ausgerichtet, der Familie als Präventionsraum wird ein hoher Stellenwert eingeräumt. Eine Kampagne, die nicht eindeutig wertfrei zu aktuellen Lebensformen Stellung bezieht, läuft Gefahr, traditionalistisch und im schlechten Sinn konservativ zu wirken. Zu naheliegend ist die plakative Gleichsetzung von alternativen Familienformen mit dem strapazierten Begriff „broken home", der gerne als Risikofaktor bei einer Suchtentwicklung angeführt wird.

Die Tendenz zur Beliebigkeit der inhaltlichen Ausrichtung von Suchtprävention, wie sie von Harten als „Sackgasse, in der es bunt und lustig ist" (1996, S.367) beschrieben wird, findet sich teilweise in der Kampagne wieder. Sujets wie lachende Kindergesichter unter dem Titel „Anerkennung" lassen kaum mehr auf den Hintergrund suchtpräventiver Botschaften schließen.

4.2 „Zum Thema Sucht": Broschüren des Bundesministeriums für Arbeit, Gesundheit und Soziales (BMAGS, o.J.)

Mit Informationsbroschüren für allgemeine und bestimmte Zielgruppen (Jugendliche, Eltern und Angehörige sowie JugendbetreuerInnen) klärt das BMAGS seit einigen Jahren ansprechend und informativ explizit über Sucht, Drogen und die Möglichkeiten der Suchtprävention auf. Die Themen werden, soweit dies in einer Broschüre möglich ist, fachlich auf dem letzten Stand, umfassend und aus der Sicht der jeweiligen Zielgruppe behandelt.

Da die Broschüren nicht in Massenauflage und mittels begleitender Kampagnen „unters Volk gebracht" werden, erreichen sie nur einem kleineren Personenkreis, sie sind jedoch eine kontinuierliche und wertvolle Unterstützung für die Arbeit der Drogenberatungsstellen, Präventionsfachstellen und der MultiplikatorInnen z.B. in Schulen oder der Jugendarbeit.

4.3 Die Kampagne „No Drugs" des Bundesministeriums für Unterricht und Kunst (BMUK, 1999)

Von ihrer inhaltlichen (ganzheitlicher Suchtbegriff, Suchtvorbeugung als Teil schulischer Gesundheitsförderung etc.) und methodischen Orientierung her (Anregung zu Projektarbeiten, Fortbildungsangebote für Eltern und LehrerInnen, Seminare für SchülerberaterInnen etc.) entspricht die Kampagne durchaus den Standards qualitativer Suchtpräventionsarbeit. Sie unterscheidet sich darin auch nicht von den in den letzten Jahren vom BMUK herausgegebenen Materialien wie z.B. „Gesundheit fördern, Sucht verhindern" (BMUK, 1994 und 1998).

Der Titel „No Drugs" und die vordergründige Zielsetzung, „nachhaltige Aufklärungs- und Bewusstseinsarbeit über die Gefahren von

Suchtmitteln“ (BMUK, 1999) zu vermitteln, wirken jedoch missglückt und stellen damit nicht zuletzt einen Bruch in Bezug auf die vermittelten Inhalte dar. Wie schon zuvor erläutert, werden wesentliche Teile suchtpräventiver Inhalte ausgespart oder gar ad absurdum geführt, wenn Zielsetzung und Hauptbotschaft einer Kampagne ausschließlich die Gefahren illegaler Substanzen fokussieren und Sportstars – wie hier Hermann Maier – als Werbeträger eingesetzt werden.

Zudem werden hier Begriffe wie „Suchtprävention“ und „Antidrogenkampagne“ ohne weitere Erklärung scheinbar gleichbedeutend verwendet und repressive Maßnahmen in den Vordergrund gestellt. Die Kampagne ist ein Beispiel für den vor allem in den USA sehr gebräuchlichen Ansatz von emotionalen Appellen, etwas zu tun oder zu unterlassen, kombiniert mit Werbematerialien wie Aufsteckern, Aufkleber und Tafeln mit entsprechenden Botschaften (z.B. „drogenfreie Zone“). Gerade Letzteres rief jedoch die Kritik der österreichischen Präventionsfachleute auf den Plan, die damit eine Ausgrenzung nicht der Drogen, sondern der drogengefährdeten SchülerInnen befürchteten. Dass der Aufdruck „No Drugs“ auf den von einer bekannten Firmenkette begleitend vertriebenen Federpennalen und Ringmappen von einigen kreativen SchülerInnen mittels Umkehrung in eine gänzlich gegenteilige Werbebotschaft – „On Drugs“ – umfunktioniert wurde, zeigt, wie schnell eine stark polarisierte Botschaft auch ins Lächerliche gezogen werden kann.

4.4 Die Broschüre „Fehlinformationen“ der österreichischen Präventionsfachstellen

Derzeit wird im Rahmen einer Gemeinschaftsproduktion der Österreichischen Fachstellen für Suchtprävention ein Folder der Schweizerischen Fachstelle für Alkohol- und andere Drogenprobleme (SFA) mit dem Titel „Drogen richtig einschätzen. Fehlinformationen durchschauen“ für die österreichische Veröffentlichung überarbeitet. Der Folder erscheint im Frühjahr 2000 und umfasst Informationen über Sucht, legale wie illegale Substanzen, verhaltensbezogene Suchtformen, Therapie u.v.m.; im Anhang werden regionale Präventions-, Beratungs- und Informationsstellen genannt. Ziel der Österreichischen Fachstellen ist es, über eine möglichst weite Verbreitung des Folders Vorurteile, gängige Klischees und Fehlinformationen bei der Zielgruppe der jungen Erwachsenen und Erwachsenen zu beeinflussen. Erreicht werden sollen diese regional unterschiedlich, gedacht ist z.B. an die Verbreitung über Ärztepraxen, Apotheken, Schulen und Gesundheitsämter sowie über eine Beilage in Tageszeitungen.

4.5 „Life in Line" – die Antidrogenkampagne der Kärntner Landesregierung

Als letztes Beispiel ganz anderer Art sei der neueste Folder des Landesjugendreferats der Kärntner Landesregierung angeführt (Landesjugendreferat Kärnten, 1999), in dem unter dem Titel „Life in Line – Frei sein wie die Adler" eine Antidrogenkampagne beworben wird.

Neben den Geleitworten von Politikern findet sich die denkwürdige Aussage des Skistars Armin Assinger: „Die einzige Droge, die dem Körper gut tut, ist die Droge Sport" (sic!), daneben die martialische Ankündigung eines Kreativwettbewerbs nach dem Motto: „Life In Line fordert auf zum Kampf gegen Drogen und erklärt die Schule zum Austragungsort!"

Abgesehen von einer inhaltlich stark vereinfachenden, eher substanzspezifischen Orientierung fällt ein unreflektierter Umgang mit dem Symbol des Adlers ins Auge, der hier für Freiheit, aber auch Stärke und Überlegenheit gegenüber Drogen stehen soll. Ansonsten ist die inhaltliche Linie des Folders an US-Amerikanischen Vorbildern ausgerichtet („War On Drugs") und entspricht in vieler Hinsicht nicht dem „state of the art" primärer Suchtvorbeugung in Österreich.

5 Strukturelle Voraussetzungen für wirksame Öffentlichkeitsarbeit

Wirksame Öffentlichkeitsarbeit lässt sich ab einem gewissen Ausmaß nur unter Einbuße von Qualität „nebenher" machen. Was für die inhaltlichen Kriterien der Suchtprävention gilt, kann auch auf den Bereich der Öffentlichkeitsarbeit angewandt werden:

Kurzfristige, einmalige Aktionen hinterlassen keinen bleibenden Eindruck, für professionelle Marketingstrategien braucht es Ressourcen, Kontinuität und Beziehungen. So benötigt z.B. die unumgängliche Pflege der Kontakte zu JournalistInnen ein gewisses Ausmaß an Zeit.

Die Professionalisierung der Suchtvorbeugung führte inhaltlich zu einer stärkeren zielgruppenspezifischen Spezialisierung der einzelnen Fachkräfte. Auch für die Arbeit mit der Zielgruppe „Öffentlichkeit" bedarf es eines spezifischen Ansatzes und entsprechender externer oder interner SpezialistInnen.

Ein ausreichendes Budget für die wirksame Umsetzung kreativer Ideen ist ebenso nötig wie ein entsprechend qualifiziertes und mit Zeitressourcen ausgestattetes Personal, das auch auf die Auswirkungen gelungener Öffentlichkeitsarbeit wie z.B. vermehrte Anrufe, Zunahme der Beratungstätigkeit etc. adäquat reagieren kann.

Leider sieht die Realität diesbezüglich trist aus. Meist müssen öffentlichkeitswirksame Aktionen von ohnehin bereits überlasteten Fachkräften der Suchtvorbeugung zusätzlich zu ihrer üblichen Arbeit erledigt werden. Häufig fehlt es auch an entsprechendem spezifischen Wissen, und es wird nach dem Prinzip „learning by doing" gehandelt. Dies bringt jedoch Zeit – und Energieverluste mit sich, was wiederum Überforderung produziert und eine äußerst schlechte Basis für eine positive Kommunikation nach außen darstellt.

6 Zusammenfassung und Ausblick

Für viele Präventionsfachleute ist es immer wieder sehr frustrierend, wie verzerrend in vielen Medien über die Drogenthematik einerseits und wie – wenn überhaupt – vereinfachend über Suchtvorbeugung andererseits berichtet wird. Darüber zu jammern, dass die Machenschaften der Drogenmafia im Bild der Öffentlichkeit einen höheren Bekanntheitsgrad besitzen als der erweiterte Suchtbegriff, ist jedoch sicherlich nicht ausreichend.

Um das öffentliche Bild über Sucht nachhaltig zu prägen, bedarf es einer offensiven Strategie, die Erkenntnisse aus der kommerziellen Werbung und aus der Psychologie verwendet, die Fachleute aus dem Medienbereich beizieht und sich attraktiv präsentiert, ohne an Differenziertheit einzubüßen. Für die Präventionsfachleute erfordert dies idealerweise eine größtmögliche regionale und überregionale inhaltliche Abstimmung mit den KollegInnen in diesem Arbeitsfeld, eine kontinuierliche, auch wissenschaftliche Auseinandersetzung mit dem Thema Öffentlichkeitsarbeit, und nicht zuletzt auch den Transport der notwendigen Inhalte in Richtung der TrägerInnen, also Öffentlichkeitsarbeit nach innen.

Wie bereits oben ausgeführt, kann professionelle Öffentlichkeitsarbeit immer nur ein halbherziges Unterfangen sein, wenn die entsprechenden Ressourcen fehlen, das sich jedoch lohnt, wenn es sich der bisherigen Erfahrungen bedient, darauf aufbaut und einen angemessenen Stellenwert bekommt. Mittelfristig könnte sich daher seitens der TrägerInnen institutioneller Suchtprävention eine Investition in Ressourcen für Öffentlichkeitsarbeit durchaus bezahlt machen – nicht zuletzt auch über einen verstärkten Rückhalt für die Sicherstellung der flächendeckenden Versorgung mit Präventionsfachstellen und anderen Einrichtungen professioneller Suchtvorbeugung in der Bevölkerung.

Literatur

(in Anbetracht der sehr umfangreichen Quellenangaben können diese hier nur auszugsweise zitiert werden, die vollständige Liste kann bei den HerausgeberInnen angefordert werden)

Bernard J (1997) „Drogen“ in Österreichs Tagespresse. Semiotische Analyse (verv. Ms.). Wien, BMAGS

Abt U, Joss F (1993) „Sucht hat viele Ursachen“. Medienkampagnen zur Suchtprävention: eine ganzheitliche Betrachtung am Beispiel der Zürcher Kampagne. Lausanne, Schweizerische Fachstelle für Alkohol- und andere Drogenprobleme

BZgA Bundeszentrale für gesundheitliche Aufklärung (o.J.) Kinder stark machen. Eine Anzeigenkampagne zur Suchtprävention. Information und Hintergründe. Köln, BZgA

Denis A, Heynen S, Kröger C (1994) Fortschreibung der Expertise zur Primärprävention des Substanzmissbrauchs. München, Institut für Therapieforschung

Hallmann H-J, Zimmer C (1996) Sucht hat immer eine Geschichte – Öffentlichkeitskampagne zur Suchtprävention in Nordrhein-Westfalen. Prävention 19/1, S 23–25

Harten R (1996) Suchtvorbeugung in der Sackgasse. Sucht 42/5, S 365–372

Kriener H, Schmid R, Smekal G (1999) Check it! Bericht zum wissenschaftlichen Pilot-Projekt Check it! Daten und Erfahrungen aus 1997 und 1998. Wien, Verein Wiener Sozialprojekte

Künzel-Böhmer J, Bühringer G, Janik-Konecny T (1993) Expertise zur Primärprävention des Substanzenmissbrauchs. Baden Baden, Nomos

Mitterbauer E, Franke S (1994, 1998) Gesundheit fördern, Sucht verhindern – Suchtprävention als präventive Praxis. Wien, Bundesministerium für Unterricht und Kunst

Rust H (1984) Abschreckung, Überzeugung oder Bumerangeffekte? Einige Unwägbarkeiten bei der Planung von Medienkampagnen. Wiener Zeitschrift für Suchtforschung 7/3–4, S 13–19

Schmidbauer W, Scheidt J vom (1992) Handbuch der Rauschdrogen, Frankfurt a.M., Fischer

Springer A, Uhl A (1993) Suchtgiftprävention in der Schule. Endbericht über eine Untersuchung im Auftrag des Bundesministeriums für Unterricht und Kunst. Wien, Ludwig-Boltzmann-Institut für Suchtforschung

Springer A, Uhl A (1995) Primärprävention des Drogenmissbrauchs und ihre Evaluation: Erfassung der österreichischen Situation und Diskussion der Rahmenbedingungen in Europa und den USA. Wien, Ludwig-Boltzmann-Institut für Suchtforschung

Storz-Marsen G, Nöcker G (1994) Die Rolle der öffentlichen Meinungsbildung in der Suchtprävention. In: Deutsche Hauptstelle gegen die Suchtgefahren (Hrsg) Suchtprävention. Freiburg i.B., Lambertus, S 49–54

SUPRO Werkstatt für Suchtprophylaxe (1995) „Kinder stark machen – stark statt süchtig“ Die Hintergründe. Götzis, SUPRO

Tossmann, H P (1997) Ecstasy-Konsummuster, Konsumkontexte und Komplikationen. Ergebnisse der Ecstasy-Infoline. Sucht 43/2, S 121–129

Suchtprävention in der Kindheit

Silvia Franke

1 Einleitung

Suchtvorbeugung im Kindesalter erfreut sich in den letzten Jahren zunehmend großer Beachtung und entsprechender Professionalisierung der Fachkräfte im präventiven und pädagogischen Bereich. Da die pädagogische Arbeit mit Kindern in Kindergarten und Volksschule noch weniger von Leistungsansprüchen, sondern von pädagogischen Zielen wie sozialem Lernen und der Förderung der Kreativität geprägt ist, bieten sich hier besonders gute Möglichkeiten zur Integration präventiver Ansätze.

Auch Eltern sind in hohem Ausmaß motiviert, sich z.B. im Rahmen von Elternabenden im Kindergarten oder in der Volksschule mit dieser Thematik zu befassen, vielleicht auch deshalb, weil zu diesem Zeitpunkt die pädagogischen Konflikte noch überschaubar sind und das angstbesetzte Thema „Drogen“ noch nicht im Vordergrund steht.

Waren frühere suchtpräventive Ansätze in erster Linie auf den Bereich der illegalen Suchtmittel konzentriert und oft mit abschreckenden Methoden verknüpft, so gilt heute eine derartige Einengung und Polarisierung zunehmend als überholt. Im Sinne der Primärprävention geht es vielmehr darum, kontinuierlich und zum frühest möglichen Zeitpunkt durch eine präventive Haltung Schutzfaktoren gegen eine Suchtentwicklung zu stärken und Risikofaktoren zu minimieren.

Bezugspersonen von Kindern haben viele Möglichkeiten, den pädagogischen und familiären Alltag mit Kindern im Sinne umfassender Suchtvorbeugung zu gestalten, einige davon sind in den folgenden Ausführungen beschrieben. Dabei sollen jedoch keine Rezepte im Sinne eines aktionären „Machens“ vermittelt werden. Suchtvorbeugende Erziehung „besteht nicht aus einer Aneinanderreihung von Einzelmaßnahmen, sondern drückt sich nicht zuletzt in einer Grundhaltung aus, die auch ohne den bewussten Einsatz einzelner Aktivitäten wirksam wird“ (Ehmke, Schaller, S.103), und deren Anliegen es ist, Kinder in ihrer Persönlichkeit zu respektieren und das tägliche Miteinander bezogen und liebevoll zu gestalten.

2 Wie entsteht Sucht?

Die Theorien zur Suchtentwicklung sind unterschiedlich und unterliegen wechselnden Modeströmungen. Derzeit gängige Theoriemodelle sind nicht monokausal, sondern multifunktionell und betrachten die Ursachentheorien der einzelnen therapeutischen Schulen als einander ergänzend. Sucht kann man z.B. unter dem Aspekt der Einengung des Verhaltensrepertoires auf ein permanentes und dauerhaftes Ausweichen sehen. Nach Schiffer wird ein Handeln zur Sucht, das sich im Laufe der Zeit als geeignet erwiesen hat, einen inneren Zustand des Unglücklichseins, der Spannung, der Schmerzen, der Unruhe oder der qualvollen Leere kurzfristig verändern zu können (Schiffer, 1998). „Sucht ist vor allem die Störung der Gefühlsfähigkeit, der Kommunikations- und damit auch der Beziehungsfähigkeit“ (Ehmke, Schaller, S. 37).

Festzuhalten ist, dass Sucht in alltäglichen Bezügen entsteht und etwas mit den Bedingungen zu tun hat, unter denen Menschen gleich welchen Alters ihren Alltag bewältigen. Die Suchtpersönlichkeit als solche gibt es dabei nicht, wohl aber zur Sucht disponierende Lebens- und Sozialisationserfahrungen.

3 Ansatzpunkte für Suchtprävention im Kindesalter

3.1 Förderung der Persönlichkeit

Die individuelle psychische und physische Grundausstattung kann man auch mit einem „Lebensrucksack“ vergleichen. Eltern und andere nahe Bezugspersonen sorgen dafür, dass dieser Rucksack ausreichend und mit dem richtigen Proviant gefüllt ist, damit auch kritische Wegstrecken und Schlechtwettereinbrüche gut bewältigt werden können.

Kinder, die mit einem guten Selbstwertgefühl, der notwendigen Ich-Stärke sowie einem positiven Bezug zu ihrem Körper ausgestattet sind und deren Phantasie und Kreativität ihnen ein breites Verhaltensspektrum zum Erleben von Genuss, aber auch bei der Bewältigung von Konflikten ermöglicht, werden später mit hoher Wahrscheinlichkeit in der Lage sein, ihr Leben und ihre Beziehungen weitgehend befriedigend und eigenständig zu gestalten.

3.2 *Beziehungen und soziale Umgebung*

Die Theorie, dass Süchtige eher aus „broken homes" und „unvollständigen" Familien stammen, gilt heute als überholt. Wesentlicher als die jeweilige Familienzusammensetzung ist die Qualität des sozialen Klimas, in dem ein Kind aufwächst. Je reichhaltiger das soziale Netz eines Kindes gestaltet ist, desto besser wird es auch Umbrüche und Wechsel als Teil der normalen Entwicklung bewältigen können. Krisen, die zur normalen Entwicklung gehören, sind z.B. der Eintritt in die Kindergruppe oder den Kindergarten. Auch der Verlust der Großeltern, der Tod eines geliebten Haustiers oder ein Wohnungswechsel können als problematisch erlebt werden. In vulnerablen Phasen, wo Kinder eine neue Identität finden und neue Rollen erfüllen müssen, sind sie verstärkt gefordert und benötigen dabei liebevolle Unterstützung. Kinder brauchen Erwachsene als Bindungspartner, als Sicherheitsbasis, als Ansprechpartner, als Gefühlsbeantworter, als Informationsquelle, als Anbieter von Lebensraum, als Spielpartner, als Kontaktvermittler, als Konfliktmanager, als Vermittler von Akzeptanz (Haug-Schnabel, 1998). Ein Lebens- und Erziehungsangebot, das diese kindlichen Bedürfnisse beantwortet, fördert eine stabile Entwicklung und vermindert Suchtgefahr.

3.3 *Umgang mit Suchtmitteln*

Auch Kinder suchen Entspannung, Aktivierung und Entlastung, sie tun dies unter anderem mit alltäglichen Genuss- und Suchtmitteln sowie mit passiven Verhaltensweisen wie z.B. Fernsehen oder Gameboy spielen. Gelernt werden solche Entlastungsstrategien nicht zuletzt durch das Vorbild Erwachsener und durch das Angebot von Ersatzbefriedigungen anstelle von Zuwendung. Ist z.B. die Reaktion auf das Schreien des Säuglings immer ein Nahrungsangebot, so kann durch diese stereotypische Pauschalantwort beim Kind ein Lernprozess in Gang kommen, nämlich alle negativ besetzten Gefühle mit Nahrungsaufnahme zu beantworten. In der Folge dieses Abspeisens kann sich die Gewohnheit entwickeln, bei Stress zu essen.

Auch ein Überangebot von Spielzeug lässt dem Kind weniger Zeit für eine genussvolle Beschäftigung, die einzelnen Dinge verlieren damit an Wert. Kinder stehen heutzutage massiv unter Beschuss der Werbung und können sich diesem Einfluss selbständig kaum entziehen. Die Botschaften der an Kinder gerichteten Werbeleisten des Fernsehprogramms sagen viel aus über kindliche Wünsche und Sehnsüchte. Im Grunde geht es immer darum, dass über den entsprechenden Konsum bestimmte Erlebnisqualitäten versprochen werden, wie z.B. Abenteuer und Spaß zu erleben, einmal etwas ganz

Besonderes zu leisten oder in einer Gruppe anerkannt zu sein. Kinder, deren Lebenssituation diesbezüglich starke Defizite aufweist, sind für diese Botschaften besonders empfänglich.

3.4 Gesellschaftliches Klima

Die Qualität eines gesellschaftlichen Klimas kann auch daran gemessen werden, wie viel Schutz und Spielraum eine Kultur Kindern bietet und wie partnerschaftlich, kinder- und familienfreundlich sie als Ganzes strukturiert ist. In unserer Kultur ist die Werteskala stark außen- und konsumorientiert und individuelle Leistungsfähigkeit ein Gradmesser für sozialen Status. Darunter leiden vor allem Kinder, ältere Menschen und sozial Schwache. Die unreflektierte Übernahme dieser Werte erzeugt einen hohen Anpassungsdruck und Ansprüche, die real nicht mehr einlösbar sind. Minderwertigkeits- und Versagensängste sowie unbewusste Spannungen sind die Folge, die jedoch durch einfache, schnelle Entlastungsstrategien nur kurzfristig gelöst werden können.

Das gesellschaftliche Umfeld ist abhängig von so vielen einwirkenden Kräften, dass eine individuelle Mitgestaltung oft schwierig ist. Hier ist es notwendig, sich Verbündete zu suchen und z.B. gemeinsam mit anderen Eltern Strategien zu entwickeln und/oder auf politischer Ebene verstärktes Lobbying für Anliegen von Eltern und Kindern zu betreiben. Beispiele sind hier leistbare Angebote an Tagesmüttern, Kindergärten und Möglichkeiten der Teilzeitarbeit, aber auch Maßnahmen für einen sicheren öffentlichen Raum wie z.B. Verkehrsberuhigung.

In patriarchalischen Gesellschaften ist Arbeit mit Kindern eine typische Frauenaufgabe mit entsprechendem Stellenwert. Eine Änderung kann hier m.E. nur durch politische Steuerungsmaßnahmen geleistet werden, die Kinderbetreuung auch für Männer attraktiver machen, wie z.B. einkommensabhängiges Karenzgeld. Beispiele aus skandinavischen Ländern zeigen, dass dies möglich ist. Die Tatsache, dass der Mangel an geeigneten männlichen Rollenvorbildern in der Kindheit als Risikofaktor für männliches Suchtverhalten gilt, und dass ein mütterliches Rollenverhalten, das vor allem im Verzicht auf elementare eigene Wünsche wie z.B. eine befriedigende Lebensgestaltung oder eine angemessene berufliche Laufbahn besteht, von zweifelhaftem Wert für die Entwicklung der Mädchen ist, verdeutlicht auch im Zusammenhang geschlechtspezifischer Suchtvorbeugung die dringende Notwendigkeit entsprechender Maßnahmen.

4 Lebenskompetenzen und Suchtvorbeugung

Die Fähigkeiten eines Menschen, Belastungen konstruktiv zu verarbeiten und für seine Entwicklung zu nutzen, bezeichnet man als Lebenskompetenzen. Sie werden in der frühen Kindheit, aber auch das ganze weitere Leben ausgebildet.

Der Begriff umfasst u.a. die Fähigkeit, sich verständlich zu machen und andere zu verstehen, eigene Bedürfnisse bewusst wahrzunehmen, seine Stärken und Schwächen zu akzeptieren sowie Eigenverantwortung zu übernehmen. Widersprüche und Disharmonien sollten als unvermeidliche Bestandteile der eigenen Person und ihrer Entwicklung integriert werden können. Dazu gehört auch die Fertigkeit, Beziehungen aufzubauen, andere um Rat oder Hilfe bitten zu können und bei Problemen kollektive Lösungen anzustreben.

Bereits in der frühen Kindheit kann die Entwicklung von Lebenskompetenzen gefördert und spielerisch erlernt werden. Die Förderung der Lebenskompetenz ist eine wirksame präventive Maßnahme: die Mehrheit der entsprechenden Studien zeigt deutlich positive Ergebnisse für präventive Maßnahmen auf Basis der Lebenskompetenzförderung in Hinblick auf eine Verhinderung bzw. Verzögerung des Konsumbeginns und eine Verhinderung des langfristigen Missbrauchsverhaltens (vgl. Winner 1997, ÖIBF 1998, zit. n. Künzel-Böhmer, Bühringer u. Janik-Konecny 1992).

4.1 Selbstwert

Kinder brauchen für die Entwicklung ihres Selbstwerts das nötige Vertrauen in die Welt, d.h. sich von Geburt an willkommen und angenommen zu fühlen. Selbstwert hat aber auch etwas mit der Übertragung von Verantwortung zu tun und mit positiver Verstärkung durch die Umwelt. Alle, die mit SuchtpatientInnen gearbeitet haben, wissen um deren äußerst brüchigen Selbstwert, den sie durch Kompensation verschiedenster Art zu schützen versuchen. Selbstwert wird auch über den Kommunikationsstil in Familien vermittelt. So zeichnen sich „Suchtfamilien" u.a. durch mehr negative als positive Verstärkung, d.h. wenig Lob und viel Zuwendung über Kritik aus (vgl. Arenz-Greiving, 1994). Sätze wie „das kannst Du nicht", „das verstehst Du nicht", „musst du denn immer" oder „Du bringst mich noch ins Grab!" sind negative Etikettierungen, auf die Kinder sehr sensibel reagieren. Ihr Selbstwert ist nicht zuletzt davon abhängig, wie viel Respekt ihren physischen und psychischen Grenzen entgegengebracht wird. Die Überschreitungen dieser Grenzen kann für Kinder sehr beschämend sein und Verletzungen verursachen, die später wieder kompensiert werden müssen.

4.2 Selbstakzeptanz

Selbstakzeptanz ist eine Qualität, die durch den Konsum bestimmter Substanzen verstärkt erlebt werden kann. EcstasykonsumentInnen beschreiben eine Steigerung der Selbstakzeptanz als **die** zentrale Erfahrung beim Konsum – endlich so sein können wie man ist, sich und andere akzeptieren können, sich wortlos verstehen (Flüssmeier, Rakete 1995). Die Erlebnisqualität des Einsseins mit sich und anderen hat ihren Ursprung in präverbalen kindlichen Entwicklungsstadien, in denen Gemeinschaft mit anderen noch nicht sprachlich vermittelt, sondern gefühlsmäßig geteilt wurde. Das Bedürfnis danach, sich „richtig" zu fühlen, ist zutiefst menschlich, und unsere Kultur vermittelt trotz ihres materiellen Wohlstands wenig von dieser essentiellen Seelennahrung.

4.3 Selbstwirksamkeit

Wenn Kleinkinder ihr Gegenüber durch ihre Aktivitäten erreichen können, empfinden sie Selbstwirksamkeit. Ist dies nicht ausreichend möglich, verursacht der Verlust des Gefühls, etwas bewirken zu können, tiefe Defekte in der Struktur des Ichs, Resignation ist die Folge. Spätere Grandiositätsvorstellungen dienen als Heilversuche, das Selbst als Ganzes bleibt aber brüchig. Gerade bei DrogenkonsumentInnen ist dies ein häufiges Persönlichkeitsmuster. Konfliktfähigkeit und Frustrationstoleranz als weitere wichtige Lebenskompetenzen hängen unmittelbar mit dieser seelischen Grundausstattung zusammen. Auf einer Basis der Wertschätzung kann z.B. auch eine konflikthafte Auseinandersetzung zwischen Eltern und Kindern trotz aller Reibung gut verlaufen.

4.4 Sinnliche Erlebnis- und Genussfähigkeit

Kinder sind von Natur aus GenießerInnen. Unsere Lebensräume werden jedoch zunehmend eingeengt, der Verlust der sinnlichen Wahrnehmung und eine Überbetonung des Kognitiv-Rationalen werden immer mehr zur gesellschaftlichen Norm. Das Entstehen von Sucht ist meist begleitet vom Verlust der differenzierten Körperwahrnehmung, nur so kann man sich auch die diversen toxischen Schädigungen zumuten. Bewusste und positive Körperwahrnehmung ist daher als Schutzfaktor anzusehen und kann signalisieren, dass etwas nicht in Ordnung ist (dies gilt übrigens auch für die Prävention von sexuellem Missbrauch).

Für die Entwicklung stabilen Körpergefühls und koordinierter

Motorik brauchen Kinder Bewegungsspielraum und Anreiz für die Sinne durch eine relativ gefahrlose Nutzung ihres Lebensraums für ihre Abenteuerlust und Kreativität. Das sinnliche Aneignen der Welt durch zweckfreies Gestalten wie das Matschen mit Wasser und Sand, das Ausprobieren verschiedenster Materialien, das Ausloten eigener Grenzen an Lautstärke und Körperkraft sind sinnvolle und sinnstiftende Erfahrungen in der kindlichen Entwicklung.

Kinder nehmen die Welt noch ganzheitlich wahr, nicht über getrennte Sinneskanäle. Was sie sehen, wird betastet, in den Mund gesteckt, gekostet. Diese ganzheitliche Sinneserfahrung geht im Laufe der Entwicklung bei den meisten Menschen zunehmend verloren. Bestimmte Substanzen bewirken eine Rückkehr zur ganzheitlichen Empfindung, die wir aus unserer frühesten Kindheit kennen, dies macht einen Großteil ihrer Faszination aus.

Wenn auch die synästhetische Sinneserfahrung den meisten Erwachsenen nicht mehr in diesem Ausmaß möglich ist, so ist doch die volle Entfaltung und Wahrnehmung der Sinne eine wichtige Voraussetzung für das Erlernen von Genussfähigkeit. Als natürlicher Gegenpol zur Sucht verlangt sie Geduld, Muße sowie intensive Konzentration. Erwachsene sind dabei Vorbilder, Kinder erfassen intuitiv, wenn Ärger und Spannung mit diversen Mitteln kompensiert werden. Das Erlernen von Genussfähigkeit ist daher eine Voraussetzung für einen späteren nicht abhängigen Gebrauch von Substanzen und eine lustvolle Lebensgestaltung.

4.5 Gefühle wahrnehmen und ausdrücken

Kinder drücken Gefühle noch sehr spontan aus. Wie Bezugspersonen damit umgehen, hängt auch mit ihrer eigenen Geschichte zusammen – wer als Kind z.B. selbst gelernt hat, sich „durchzubeißen", dem wird es möglicherweise schwerer fallen, mit dem Weinen eines Kindes gut umzugehen. Der Ausdruck von Gefühlen unterliegt auch einer geschlechtsspezifischen Wertung, Buben und Mädchen werden darin unterschiedlich bestärkt oder zurechtgewiesen. Buben haben darüber hinaus noch einen speziellen Nachteil, nämlich in Hinblick auf das Lernen am Modell: in Familie, Kindergarten-, Vor- und Volksschulbereich gibt es für sie nur wenige kontinuierlich verfügbare männliche Bezugspersonen, die als Rollenvorbilder zur Verfügung stehen.

Beim Erleben und beim Ausdruck elementarer Gefühle wie Zorn, Wut oder Trauer bedürfen Kinder der Ermutigung und Unterstützung. Ein liebevolles Angenommen sein kann hier die Fixierung auf andere, ungesunde Entlastungsstrategien verhindern.

Suchtprävention mit Kindern ist zum überwiegenden Teil Beziehungsarbeit, Unterstützung bei Konfliktlösung und bei der Erweiterung des Spektrums von Reaktionsmöglichkeiten. Kinder aus Suchtfamilien brauchen diese Unterstützung durch die Bezugspersonen wie z.B. die Kindergärtnerin besonders dringend. Die Eltern werden bemüht sein, ihre Probleme zu verheimlichen, die Kinder werden ihre Nöte unterschiedlich ausdrücken: manche still und gehemmt, andere ruhelos und angetrieben. Auffallend ist, dass diese Kinder über ein geringeres Verhaltensrepertoire verfügen als andere Kinder. Häufig müssen sie auch ein Ausmaß an Verantwortung übernehmen, das ihrem Alter nicht entspricht. Für Kindergärtnerinnen ist der Umgang mit süchtigen Eltern ein Balanceakt, besteht doch beim Ansprechen der Problematik auch die Gefahr, dass die Eltern aus Scham ihr Kind aus dem Kindergarten nehmen und das Kind damit den strukturierten, zuverlässigen Gegenpol zur Familie verliert. Hier ist es für die Kindergärtnerin sinnvoll, professionelle Unterstützung beizuziehen und gegebenenfalls mit dem Jugendamt zusammenzuarbeiten, um eine negative Entwicklung zu verändern. Kinder verfügen über enorme Selbstheilungskräfte, wenn ihnen angemessene Unterstützung gewährt wird und sie in ihrer Persönlichkeit erkannt und gefördert werden.

5 Glücksfähigkeit

Die Summe der Lebenskompetenzen lässt sich auch zusammenfassen als Glücksfähigkeit.

Jean Liedloff spricht in ihrem Buch „Auf der Suche nach dem verlorenen Glück“ von der angeborenen Glücksfähigkeit des Menschen und ihrer Zerstörung in der frühen Kindheit. Mit Glück ist dabei die ursprüngliche Fähigkeit gemeint, sich „richtig“ und in Verbundenheit mit sich und anderen zu fühlen, was dem altüberlieferten „Kontinuum“ unserer Gattung entspricht. Das Kontinuum ist nach Liedloff eine Folge von Erfahrungen, die übereinstimmt mit unseren körperlich-seelischen Erwartungen und Bedürfnissen. Geht man wie Liedloff davon aus, dass wir als Gesellschaft aus dem Kontinuum herausgefallen sind, wäre dies eine Erklärung für die Kompensation über verschiedenste Mittel.

Wir leben in einer Zeit, deren Tempo wenig übereinstimmt mit dieser ursprünglichen menschlichen Erwartungshaltung. So ist die Seele ihrer Natur nach eher konservativ, auch körperliche Veränderungsprozesse haben eigene, langsame Rhythmen. Bei kleinen Kinder und alten Menschen findet sich noch ein hohes Ausmaß an Verbundenheit mit dieser Langsamkeit und damit ein Einssein mit der eigenen Zeit, was aber von der Umwelt häufig als Störfaktor wahrgenommen wird. Der Kindergarten kann in diesem Zusammenhang ein soziales Biotop sein, in dem es auch „Aus-Zeiten" gibt, z.B. in Form einer spielzeugfreien Zeit, auch im Volksschulbereich finden sich zunehmend Modelle, die sich am Lern- und Lebensrhythmus der Kinder orientieren.

6 Was können Eltern tun?

Auszug aus einem Leitfaden des Psychosozialen Dienstes Burgenland (Falbesoner B, 1998):

- Steigen sie aus dem Grundmuster „Haben wollen und Kaufen" aus. Bieten sie ihrem Kind anstelle von Konsumgütern einen Teil Ihrer Zeit an und unternehmen sie etwas gemeinsam.
- Schaffen sie in ihrer Familie gemeinsame genussvolle Situationen wie z.B. ein ausgedehntes Abendessen mit viel Geplauder oder ein Märchen vor dem Schlafengehen. Werden sie aufmerksam auf Situationen, in denen ihr Kind genießt und stören sie diese möglichst nicht.
- Legen sie Wert darauf, dass ihr Kind auch mit wertlosem, „unpädagogischem" Material spielt. Halten sie die Langeweile Ihrer Kinder aus und verweigern sie es, Animateur ihres Kindes zu ein. Nur wenn es Kindern auch langweilig sein darf, können sie auch kreativ werden.
- Streichen sie den Satz: „Schau, was der oder die schon kann" aus ihrem Sprachgebrauch. Beurteilen sie ihr Kind nicht nur nach Leistung, sondern achten sie es in seiner gesamten Persönlichkeit.
- Vermitteln sie ihrem Kind, dass sie ihm etwas zutrauen. Selbständiges Denken, Mut zur Meinungsäußerung und zur Diskussion sind wichtig, wenn es darum geht, Gruppendruck standzuhalten. Vermitteln sie Ihrem Kind, dass es mit ihnen diskutieren und Gebote und Verbote in Frage stellen darf.
- Überdenken sie ihre Grenzziehungen: achten sie einen Tag lang auf die Gebote, Verbote und Zurechtweisungen, die sie aussprechen und prüfen sie deren Notwendigkeit. Achten sie aber auch konsequent darauf, dass wichtige Grenzen eingehalten werden.
- Schützen sie ihr Kinde nicht vor Misserfolg, in dem sie ihm Schwierigkeiten aus dem Weg räumen. Vermitteln sie ihm, dass Misserfolge und Fehler zu Leben gehören und man sich dafür nicht zu schämen braucht.
- Denken sie daran, dass auch ein Junge weinen darf und deswe-

gen nicht abgewertet werden soll, auch Mädchen dürfen vor Zorn schreien und brüllen. Kinder sind keine Feiglinge, wenn sie Angst haben.

7 Der „Spielzeugfreie Kindergarten" – ein Projekt zur Suchtvorbeugung im Kindesalter

Der „Spielzeugfreie Kindergarten", entwickelt von Schubert und Strick (München, 1996), ist ein primärpräventives Projekt zur Lebenskompetenzförderung im Kindergarten. Ausgangsbasis dafür bildete die Überlegung, dass kindliche Lebensräume in unserer Leistungsgesellschaft zunehmend eingeschränkt werden und Kinder verstärkt mit einem übermäßigen Konsumangebot konfrontiert sind.

Das Projekt erstreckt sich über einen Zeitraum von drei Monaten, in dem jegliches vorgefertigte Spielzeug aus den Kindergruppen entfernt wird. Die Kinder werden auf diese Phase sorgfältig vorbereitet, in der sie verstärkt lernen sollen, selbstbestimmte Erfahrungen zu machen, ihre sozialen Kompetenzen zu erweitern und kollektive Lösungen für Probleme zu finden. Die Rolle der Kindergärtnerin wechselt von einer eher spielanleitenden zu einer beobachtenden und den Gruppenprozess stützenden Position.

7.1 Ziele des Projekts

7.1.1 Förderung der Kreativität und Eigeninitiative

Ohne das gewohnte Spielzeug kann zu Beginn des Projekts Langeweile entstehen. Dadurch haben die Kinder jedoch die Möglichkeit, sich neu zu orientieren und Zugang zu ihrer eigenen Kreativität zu finden. Diese Adaptierungsphase ist einer der Gründe für die Dauer des Projekts: der erste Monat dient fast ausschließlich der individuellen Orientierung in der Gruppe sowie der Neustrukturierung des Gruppenalltags.

7.1.2 Förderung der sozialen Fertigkeiten

Die Kindergärtnerinnen halten sich in der spielzeugfreien Zeit hinsichtlich Spielangeboten und Eingreifen in die kindlichen Aktivitäten völlig zurück. Durch diese Veränderung im Verhalten entsteht mehr Freiraum für die Kommunikation unter den Kindern. Im Vordergrund steht das selbständige Austragen von Konflikten und gemeinsame Finden von Lösungen.

7.1.3 Förderung der Selbständigkeit

Die Kinder haben die Möglichkeit, eigene Ideen umzusetzen, den Tagesablauf selbst zu gestalten und zu entscheiden, wie und wann sie in ein Spielgeschehen einsteigen wollen. Durch eigenständiges Handeln wächst die Selbständigkeit des Kindes und somit auch das Selbstvertrauen.

7.1.4 Zeit für Emotionen

Während der spielzeugfreien Zeit wird eine intensivere Auseinandersetzung mit eigenen und fremden Bedürfnissen und Gefühlen stark gefördert. Die Auflösung der bisher vorgegebenen Tagesstruktur, ein Nachlassen des Leistungsdrucks sowie der Möglichkeit, Spielzeug als Ablenkung in Gefühlssituationen einzusetzen, vergrößern die Möglichkeiten emotionalen Lernens.

7.1.5 Zur Ruhe kommen können

Kinder sind durch die feste Einbindung in einen oft hektischen Tagesablauf und durch permanente Medienüberreizung häufig in ihrem natürlichen Rhythmus gestört. Durch die Eigenorganisation der Kinder während der Projektdauer können sie sich auch „Auszeiten“ gönnen und ihre eigene Balance zwischen Aktivierung und Entspannung finden.

7.1.6 Reflexion der Rolle als Kindergärtnerin

Während der Projektdauer sind die Kindergärtnerinnen aufgefordert, ihre Rolle neu zu definieren. Haben sie vorher den Tagesablauf der Kinder strukturiert und sie beim Spiel häufig angeleitet, ist es nun ihre Aufgabe abzuwarten, zu beobachten und die Kinder zu selbständigen Lösungsmöglichkeiten für verschiedenste Problemstellungen zu bestärken. Dies erfordert ein hohes Maß an Reflexionsfähigkeit und Bereitschaft zur Veränderung der Rollenidentität. Gerade während der Projektdurchführung ist daher eine Supervision ein wichtiger Beitrag zur Psychohygiene der Kindergärtnerinnen.

7.1.7 Elternarbeit

Die Elternarbeit nimmt einen zentralen Stellenwert im Projekt ein und ist bestimmend für dessen Erfolg. Der Zusammenhang zwischen ihren noch kleinen Kindern und suchtpräventiven Ansätzen muss nachvollziehbar vermittelt und die Leistungsansprüche der Eltern an die Kindergärtnerin und an die Kinder für diesen Zeitraum zurückgestellt werden.

Die neue Situation bringt Bewegung, Interesse, Hellhörigkeit aber auch Kritik seitens der Eltern mit sich. Ihren Ängsten im Hinblick auf mögliche Veränderungen im Familiensystem sollte genügend Raum gegeben werden sowie Kriterien eines Projektabbruchs und Interventionsketten für eventuell auftretende Verhaltensauffälligkeiten bei Kindern klar festgelegt werden.

7.2 Projektumsetzung in einem Wiener Kindergarten

Der „Spielzeugfreie Kindergarten" wurde als Wiener Pilotprojekt erstmals unter Begleitung einer Fachstelle für Suchtvorbeugung, der Informationsstelle für Suchtprävention der Stadt Wien (ISP), im Übungskindergarten der Bundesbildungsanstalt für Kindergartenpädagogik 10., Ettenreichgasse durchgeführt. Die Projektbegleitung erfolgte in der Zeit von Herbst 1997 bis Frühjahr 1998. Parallel dazu wurde eine wissenschaftliche Begleituntersuchung durch das ÖIBF (Österreichisches Institut für Berufsbildungsforschung) durchgeführt. Als Kontrollgruppe stellte sich der Übungskindergarten der Stadt Wien, 21., Schlosshoferstraße zur Verfügung. Finanziert wurde die Studie durch das Bundesministerium für Umwelt, Jugend und Familie sowie der Magistratsabteilung 11 der Stadt Wien.

7.3 Vorbereitung des Projekts

Kindergärtnerinnen, Helferinnen und das Lehrpersonal der Bundesbildungsanstalt wurden von den Mitarbeiterinnen der ISP drei Monate lang auf das Projekt vorbereitet. Für die Lehrerinnen stand neben konzeptuellen und organisatorischen Fragen vor allem die Einbindung und altersadäquate Begleitung der SchülerInnen im Vordergrund. Die Eltern wurden an zwei Elternabenden von den MitarbeiterInnen der ISP auf die spielzeugfreie Zeit vorbereitet.

7.4 Die spielzeugfreie Zeit

Die zentrale Phase des Projekts erstreckte sich von Februar bis April 1998. In dieser Zeit fanden Besprechungen mit dem Team des Übungskindergartens, Arbeitskreistreffen sowie Elternabende statt. Für jene Eltern, die weiterführende Fragen zum Projekt hatten oder die Unterstützung in Erziehungsfragen brauchten, boten die Projektbegleiterinnen der ISP sowie die Abteilungsvorständin des Kindergartens Sprechstunden an.

7.4.1 Die spielzeugfreie Zeit aus der Sicht der Kindergärtnerinnen

„In der spielzeugfreien Zeit habe ich die einzelnen Kinder und auch die Gruppenprozesse über längere Zeiträume hinweg sehr genau beobachtet. Das hat viel zu meinem Verständnis von speziellen Verhaltensweisen der Kinder und ihren Auswirkungen auf das Spiel- und Sozialverhalten beigetragen. Auffallend war für mich die vermehrte Spielfreudigkeit bei allen, auch bei nicht Deutsch sprechenden Kindern. Weiters ist mir aufgefallen, dass im Laufe der spielzeugfreien Zeit die Kinder vermehrt miteinander diskutierten. Sie gestalteten den Tagesablauf selbst und erfanden ihre eigenen Spiele. Außerdem konnten wir beobachten, dass die Kinder so viel Eigeninitiative und Mut entwickelt haben, dass sie bei Misserfolgen ihre Versuche mit mehr Ausdauer wiederholten. Generell habe ich in dieser Zeit die Fröhlichkeit, die Ausgeglichenheit und die Selbstsicherheit der einzelnen Kinder bewusster wahrgenommen.“ (unveröffentlichtes Interview der ISP mit KindergärtnerInnen der BAKI – Bundesbildungsanstalt für Kindergartenpädagogik, Wien, 1998)

7.5 Projektabschluss, Reflexion und Transfer

Die abschließenden Elternabende fanden auf Wunsch der Eltern gruppenweise mit der zuständigen Kindergärtnerin statt. Für die Kindergärtnerinnen, Helferinnen und Lehrerinnen veranstaltete die ISP gemeinsam mit dem ÖIBF an zwei Nachmittagen einen Reflexionsworkshop. Ein wichtiges Ziel des Workshops war die Erarbeitung von Möglichkeiten der Integration der Erfahrungen in den normalen Kindergartenalltag, mit dem Ergebnis, die pädagogischen Inhalte zukünftig in das Unterrichtscurriculum der Bundesbildungsanstalt aufzunehmen.

7.6 Ergebnisse der Begleitforschung

Durch die wissenschaftliche Prüfung des „Spielzeugfreien Kindergartens“ in Bezug auf die Lebenskompetenzförderung konnten erstmals auch die Erfahrungsberichte aus Deutschland überprüft werden. Die Daten wurden in Versuchs- und Kontrollgruppe mittels strukturierter Beobachtung, durch Selbstreflexion der Kindergärtnerinnen in Versuchs- und Kontrollgruppe an Hand von Tagesbögen sowie durch strukturierte Interviews in Versuchs- und Kontrollgruppe erhoben. In der Versuchsgruppe wurde die Einstellung der Eltern mittels Elternfragebögen erfasst. Die Kindergärtnerinnen wurden vor der Durchführung des Projekts intensiv fortgebildet und begleitend supervidiert.

Die Ergebnisse der Begleituntersuchung bestätigen die Theorie von Schubert und Strick. Die Kinder der Versuchsgruppe zeigten durch die Aktion „Spielzeugfreier Kindergarten“ einen signifikanten Zugewinn an Lebenskompetenz in den Bereichen soziale Interaktion, Kreativität, Expressivität von Bedürfnissen und Gefühlen (verbal und nonverbal), Konfliktlösungsfähigkeit, Empathie und Selbstvertrauen. Die Kindergärtnerinnen bestätigten diese Ergebnisse und bemerkten zusätzlich auch Kompetenzgewinne in den Bereichen Geduld, Geschlechtsrollenflexibilität und Frustrationstoleranz.

Die Kinder der Versuchsgruppe spielten lauter, lebhafter, fröhlicher, geselliger und kreativer als die Kinder der beobachteten Vergleichsgruppe. Sie konnten ihre negativen Gefühle von Unlust, Langeweile, Aggression und Ungeduld besser kontrollieren und in sozial-kreativer Weise nützen. Weiters konnten signifikante Unterschiede hinsichtlich der Spieltypen beobachtet werden: in der Versuchsgruppe wurden signifikant mehr Bewegungsspiele gespielt. Die Kinder machten auf diese Art und Weise wesentliche Entwicklungsfortschritte bezüglich ihrer grob- und feinmotorischen Fähigkeiten sowie wichtige soziale und gruppendynamische Erfahrungen.

Die Einstellungen der Eltern, die kontinuierlich in das Projekt einbezogen waren und fortlaufend betreut und informiert wurden, waren kritisch, interessiert, unterstützend und positiv. Ihre Beurteilungen änderten sich auch nicht während der Durchführung der Aktion.

7.7 Zusammenfassung der Ergebnisse des Projekts „Spielzeugfreier Kindergarten"

Mit der Aktion „Spielzeugfreier Kindergarten“ konnte gezeigt werden, dass durch die konsequent vorbereitete und detailgetreue Durchführung des theoretischen Konzepts wesentliche, suchtpräventive Aspekte im Vorschulalter gefördert werden können.

Durch die wissenschaftliche Begleitung und empirische Evaluation konnten wesentliche bisherige Defizite in Theorie und Praxis ausgeglichen werden.

Literatur

Arenz-Greiving I, Dilger H (1994) Elternsüchte – Kindernöte. Freiburg i. Breisgau, Lambertus

Ehmke I, Schaller H (1997) Kinder stark machen gegen die Sucht. Freiburg i. Breisgau, Herder

Falbesoner B (1998) Alles okay? – Suchtvorbeugung in der Kindheit. Ein Leitfaden für Eltern. Eisenstadt, Psychosozialer Dienst Burgenland
Flüssmeier U, Rakete G (1995) Ecstasy – eine explorative Studie zum Konsum und Missbrauch von Ecstasy. Wien, Wiener Zeitschrift für Suchtforschung. Heft 3, S 3–15
Franke S (1999) Suchtprävention im Kindesalter. In: Unsere Kinder. Fachzeitschrift für Kindergarten und Kleinkindpädagogik. Linz, Heft 6, S 146–153
Gehmacher E, Acker B, Rechberg D (1997) Pilotstudie zur Aktion „Spielzeugfreier Kindergarten". Theoretische Grundlagen. Wien, ÖIBF – Österreichisches Institut für Berufsbildungsforschung
Gehmacher E, Acker B, Rechberg D (1998) Aktion „Spielzeugfreier Kindergarten". Empirische, explorative Studie. Wien, ÖIBF – Österreichisches Institut für Berufsbildungsforschung
Haug-Schnabel E (1998) Sehnsüchte nach Glücksgefühl. In: ISP (Hrsg) Tagungsband zur Enquete „Suchtprävention im Kindergarten". Wien, ISP
Haug-Schnabel G, Schmid-Steinbrunner B (2000) Suchtprävention im Kindergarten. Freiburg i. Breisgau, Herder
ISP – Informationsstelle für Suchtprävention der Stadt Wien (Hrsg) (1998) Tagungsband zur Enquete „Suchtprävention im Kindergarten". Wien
Künzel-Böhmer J, Bühringer G, Janik-Konecny Th (1991) Expertise zur Primärprävention des Substanzmissbrauchs. Köln, Bundeszentrale für gesundheitliche Aufklärung
Liedloff J (1980) Auf der Suche nach dem verlorenen Glück. München, Beck
Schubert E, Strick R (1994) Leitfaden zum Spielzeugfreien Kindergarten. München, Aktion Jugendschutz
Winner A (1994) Der Spielzeugfreie Kindergarten. Begleitstudie zur Suchtprävention im Kindergarten. München, Aktion Jugendschutz

Geschlechtssensible Suchtprävention

Nina Acker

1 Der Begriff der „Geschlechtssensibilität“

Sucht und ihre Erscheinungsformen sind immer auch von geschlechtsspezifischen Merkmalen geprägt. Mädchen und Buben gehen unterschiedlich mit der Verarbeitung von Spannungen und Konflikten um, gebrauchen Substanzen auf unterschiedliche Weise und haben unterschiedliche Motive für süchtiges Verhalten. Suchtvorbeugung muss daher immer auch geschlechtsspezifische Risiko- und Schutzfaktoren berücksichtigen. Der Begriff der Geschlechtssensibilität unterstreicht die Bereitschaft, das Geschlecht bewusst zu beachten, d.h. sensibel zu sein für alle Besonderheiten, die sich aus der jeweiligen Geschlechtszugehörigkeit, ihren Bedingungen und Möglichkeiten ergeben. Das Kriterium „Geschlecht“ ist in der Suchtvorbeugung noch relativ jung, gewinnt aber zunehmend an Bedeutung. Waren bislang vor allem Frauen und Mädchen im Blickpunkt der Aufmerksamkeit, werden in jüngster Zeit zunehmend männer- und bubenspezifische Konzepte zur Vorbeugung von Sucht und Gewalt entwickelt.

2 Suchtverhalten und Geschlecht

Männer wählen eher Suchtformen, die traditionell „männlichen“ Rollenzuschreibungen (stark, dominant, aggressiv und machtvoll zu sein usw.) entsprechen (Weil, 1995). Die Suchtformen der Frauen und Mädchen spiegeln demgegenüber eher ihre Versuche wieder, vorgegebenen Normen wie dem gängigen Schönheitsideal und traditionell weiblichen Rollenzuschreibungen (ruhig, angepasst, fürsorglich sein etc.) gerecht zu werden. So ist beispielsweise Alkoholismus in Österreich bei Männern viermal so häufig wie bei Frauen. Auch bei den illegalen Drogen liegt die Zahl der männlichen Konsumenten klar über jener der weiblichen. Bei den OpiatgebraucherInnen gibt es einen deutlichen Überhang der Männer. Der Anteil der Frauen bei den Drogenopfern liegt zwischen 15 und 20 Prozent (ÖBIG, Bericht zur Drogensituation, 1999).

Frauen und Mädchen leiden weitaus häufiger als Männer an Essstörungen (Magersucht, Esssucht, Bulimie). Der Tranquilizer- und Hypnotikakonsum ist bei Frauen rund so doppelt so weit verbreitet, wie bei Männern (Uhl u. Springer, 1993).

Die heute bekannten Suchtursachen gelten für Mädchen und Buben gleichermaßen. Alles, was die Entwicklung kindlicher bzw. jugendlicher Selbstachtung beeinträchtigt oder behindert, erhöht deutlich das Suchtrisiko. Dazu gehören: Selbstwertdefizite; das Unvermögen, eigene Gefühle wahr- und wichtig zu nehmen, die Unfähigkeit, Konflikte zu bearbeiten; Schwierigkeiten, eigenen Gefühlen und Ängsten Ausdruck zu verleihen; Überforderung durch Ansprüche der Außenwelt; fehlende Handlungsspielräume bzw. -alternativen sowie fehlende Lebensstrategien.

Entscheidend ist aber, dass Entstehung und Ausprägung dieser Defizite geschlechtsspezifisch verschieden sind. Alltägliche Interaktionen von Mädchen und Buben mit ihrer Umwelt sind geprägt von Rollenvorstellungen. Personen in der kindlichen Umwelt reagieren auf die anfängliche Vielfalt kindlicher Verhaltensweisen. Hinter jeder dieser Reaktionen stehen Vorstellungen von „richtigem" und „falschem", „weiblichem" und „männlichem" Verhalten. Bei Mädchen und Buben sind nicht die gleichen Verhaltensmuster erwünscht, daher fallen die Reaktionen auf ein Verhalten je nach Geschlecht des handelnden Kindes unterschiedlich aus. Durch diese Andersbehandlung entstehen geschlechtsgebundene Verhaltensmuster (Tillmann, 1989). Die unterschiedlichen Sozialisationsbedingungen bzw. geschlechtsspezifisch unterschiedlichen Defizite und Ursachen machen unterschiedliche Schwerpunkte und Strategien in der Suchtvorbeugung notwendig.

3 Geschlechtsspezifische Identitätsentwicklung

Jedes Neugeborene wird nicht nur in die Welt an sich, sondern auch in das in ihr vorherrschende System der Zweigeschlechtlichkeit hineingeboren. In diesem System des „entweder-Frau-oder-Mann-Seins" sind mit jedem der beiden Geschlechter ganz bestimmte, soziale und psychische Rollenerwartungen verknüpft, die Verhalten, Ausdrucksformen, gesellschaftliche Chancen und Grenzen festlegen.

Sie nehmen dadurch direkt Einfluss auf die persönlichen Handlungsspielräume und Erlebnisqualitäten. Das soziale Geschlecht beeinflusst Erziehung und Entwicklung eines Kindes nach wie vor grundlegend und nachhaltig.

3.1 Männliche Identitätsentwicklung und Risikofaktoren

Männliche Identitätsentwicklung orientiert sich an den Bildern von „Männlichkeit" in der Außenwelt. Hier sind Buben mit einer ganzen Reihe von Stereotypen konfrontiert, die von anderen vorgelebt und von Medien geprägt werden. Die Werbung präsentiert anschaulich was ein „wahrer Mann" ist: er hat jede Situation fest im Griff und nichts kann ihn erschüttern. Alles was hart, einsam, zielorientiert ist, wird mit „männlich" assoziiert und alles was weich, wohlig und auf andere hin orientiert ist, mit „weiblich". Um eine möglichst gute Position in der Gruppe der Gleichaltrigen zu erlangen, legen sich Buben ein umfassendes Repertoire an männlichen und vermeintlich männlichen Verhaltenweisen zu. Suchtgefährdend werden solche klischeeorientierten Verhaltensweisen dann, wenn sie den Buben keinen Spielraum mehr lassen, ihren Gefühlen und Wünschen Ausdruck zu verleihen, weil dies als „unmännlich" gilt. (Tossmann, 1995).

Vor allem in krisenhaften Zeiten kann dies zum Bumerang werden, wenn es „unmännlich" und daher unmöglich ist, über eigene Schwierigkeiten zu sprechen, Empfindungen wahrzunehmen oder Bedürfnisse und Verletzungen einzugestehen. Der Mann muss unter allen Umständen funktionieren, cool bleiben und darf sich nichts anmerken lassen, emotionale Bewegtheit darf es nicht geben, da ansonsten Schwäche sichtbar wäre. „Der Mann muss sich auf äußere Ziele wie Erfolg und Leistung konzentrieren und da ist das Gefühlsleben nur hinderlich." (Hollstein 1991, S 61). Männliche Geschlechtsidentität bestimmt sich durch eine Orientierung an einem aktiven und siegreichen Erobern der Außenwelt. Die innere Welt der Empfindungen, und Verletzbarkeiten wird abgewertet.

Es gilt als männlich, große Mengen Alkohol zu trinken und am nächsten Tag trotzdem leistungsfähig zu sein. Männliche Jugendliche verwenden „Alkohol funktional als Mittel zur Konstruktion ihrer männlichen Geschlechtsidentität" (Vogel, 1997, S. 38). Bei anderen Suchtmitteln lassen sich ähnliche Mechanismen feststellen. So konsumieren Männer und Buben mehr als doppelt so oft illegale Drogen, obwohl die geschlechtlichen Unterschiede erst ab 18 Jahren ein signifikant anderes Konsummuster zeigen. Die nicht mehr neuen Designerdrogen wie Ecstasy und Speed, aber auch Genussmittel wie „Red

Bull" entsprechen durch ihre aufputschende Wirkung dem „schnellen" Zeitgeist, der für eine ausdauernde und intensive Konsumorientierung steht. Diese Botschaft der „Leistungsdrogen" korrespondiert in hohem Maße mit dem Männlichkeitsauftrag der Stärke, Härte und Durchhaltekraft.

Der Konsum dieser und anderer Suchtmittel – vor allem auch deren riskanter, grenzüberschreitender Gebrauch – ist eng mit der gesellschaftlichen Vorstellung von Männlichkeit verbunden und hilft vordergründig, männliche Identität aufzurichten und zu erhalten. Gerade Jugendliche, in deren Leben positive männliche Identifikationsfiguren fehlen, geraten leicht in eine Entwicklungsdynamik, die eine labile Identität durch Übernahme von „männlichen" Rollenklischees und über die Abwertung des Weiblichen definiert und festigt.

3.2 Weibliche Identitätsentwicklung und Risikofaktoren

Auch Mädchen orientieren sich an ihrer Umgebung. Typische „Mädchen-Spielsachen" und „Mädchen-Spiele" umreißen Rollenerwartungen und demonstrieren künftige Handlungsmöglichkeiten wie Fürsorglichkeit und Mütterlichkeit. Die Frauenbilder aus der Werbung zeigen, was von ihnen erwartet wird: ein schöner, perfekter Körper, makelloses Aussehen. Versuche, diese Schönheitsideale zu erreichen, müssen zwangsläufig in der Mehrzahl der Fälle scheitern. Der Konflikt zwischen unerreichbaren Idealen und dem „unperfekten" Selbst kann zu einem widersprüchlichen, unreflektierten Umgang mit dem eigenen Körper und den eigenen Bedürfnissen führen. Gemessen an den vorgegebenen Normen empfinden sich die meisten Mädchen als unvollkommen. Es fehlen nicht-konforme, starke, weibliche Identifikationsfiguren. Permanente Verunsicherungen und Minderwertigkeitsgefühle machen die Entwicklung bzw. Umsetzung eigener Maßstäbe schwer (Teurich-Luckfiel, Janke-Bartsch, 1995).

Mädchen entwickeln auf Grund dieser Belastungen oft ein Gefühl von „innerer Leere", es fehlt ihnen das Gefühl für sich als ganzer Mensch. Unter den erdrückenden Rollenanforderungen kann keine sichere, positive Geschlechtsidentität aufgebaut werden. Sie leiden unter einem Gefühl von Unsicherheit, Passivität und Machtlosigkeit, was die Gestaltung des eigenen Lebens angeht. Dies ist gekoppelt mit dem Gefühl, ohne ein Netz von Beziehungen und die Anerkennung eines Lebenspartners nicht leben zu können (Krüger, 1995).

Mädchen nehmen wahr, dass sie mit einem Lebensentwurf konfrontiert werden, der von ihnen erwartet, auf der einen Seite für Partnerschaft und Familie da zu sein und gleichzeitig gesellschaftlich nur dann anerkannt und wertgeschätzt zu werden, wenn sie einem eigenen Beruf nachgehen. „Darüber hinaus müssen Mädchen in ihrem ‚psychischen Haushalt' mit der Erkenntnis fertig werden, dass sie emotionale Fähigkeiten haben, die zwar benutzt, aber nicht geschätzt werden, und kognitive Fähigkeiten und Leistungen bringen, die zwar inzwischen im Bereich der Schule erwartet und erbracht, langfristig jedoch für eine Berufsperspektive gesellschaftlich ignoriert werden. So haben Mädchen inzwischen bessere Noten und bessere Schulabschlüsse, aber nur 25% der Ausbildungsplätze sind für sie." (Krüger, 1995).

Das Selbstbewusstsein ist bei Mädchen im Vergleich zu Buben wesentlich geringer ausgeprägt, fast doppelt so häufig haben Mädchen den Wunsch, anders zu sein. Hohe schulische Leistungserwartungen, Schwierigkeiten bei der Anerkennung durch Gleichaltrige und übermäßige Konsumwünsche empfinden Mädchen weitaus stärker belastend als Buben. Von Mädchen wird erwartet, dass sie zurückhaltend sind, Zorn und Wut nach außen hin nicht zeigen, in der Gruppe Rücksicht nehmen und Verständnis für andere entwickeln. Sie reagieren daher auf Alltagsstress häufiger psychosomatisch mit Kopfschmerzen, Schlaflosigkeit oder Magenbeschwerden.

Mädchen lassen sich leicht in die Helferinnenrolle manövrieren und übernehmen Verantwortung für andere, sind eher angepasst und unauffällig, d.h. sie werden leicht übersehen und dadurch weniger gefördert.

4 Geschlechtssensible Arbeit in der Praxis

Für die praktische, geschlechtssensible Arbeit gilt generell, dass alle suchtpräventiven Materialien und Übungen zur Lebenskompetenzförderung verwendet werden können.

Präventive geschlechtssensible Arbeit ist methodisch durch ein hohes Ausmaß an Selbsterfahrung und Rollenreflexion gekennzeichnet, damit sind auch viele Unsicherheiten und Verletzbarkeiten verbunden. In gemischtgeschlechtlichen Gruppen droht zumeist die Gefahr, Geschlechtsstereotypen weiter zu zementieren. Daher wird es wichtig sein, nach Möglichkeit eine Zeitlang vorwiegend geschlechtshomogen, d.h. mit Mädchen und Buben getrennt zu arbeiten. Der Fokus muss dabei stets auf den geschlechtstypischen Ausgangssituationen und Zielsetzungen liegen (Krüger, 1995; Tossmann, 1995) (siehe Tabelle 1).

Mädchen- und Bubenarbeit sollte stets gleichzeitig bzw. parallel erfolgen, um Differenzen nicht weiter künstlich zu betonen und zu verstärken. Suchtvorbeugende Arbeit im Sinne der Lebenskompe-

Tabelle 1.

	Ausgangsbedingungen	Lernziele
Mädchen ♀	– Unklares, unsicheres und manchmal auch ablehnendes und angstbesetztes Körpergefühl – Gefühl, nicht genau zu wissen, was für sie selbst richtig ist – Nicht die Möglichkeit und die Kraft haben, das eigene Leben so gestalten zu können, dass sie zufrieden ist – Gefühl, die Wertschätzung der eigenen Person nur durch die Anerkennung von anderen zu erfahren und von den Beziehungen zu ihnen abhängig zu sein	– eigenes Handeln erproben – Auseinandersetzungen üben – Erfahren, dass Neinsagen nicht zwingend Liebesentzug bedeutet – Körperliche Selbstbestimmung (Körpergefühl und Grenzsetzung) – Solidarität unter Mädchen – Sich als Gesamtperson wahrnehmen, d.h. sich selbst mit allen Stärken und Schwächen anzunehmen
Buben ♂	– Überzogener Anspruch an die eigene Rolle – Wunsch nach Anerkennung und Autonomie – Leistungsdruck – Sehnsucht nach Geborgenheit, ohne die Gefahr, sich auf zuviel Nähe und Abhängigkeit einzulassen – Konkurrenzsituationen und Rivalität – Gefühl der Sprachlosigkeit	– Sich weniger unter Druck setzen lassen – Konkurrenzverhalten thematisieren – Konkurrenzfreie Räume schaffen – Gefühle zeigen – Körper – Erfahrungen sammeln – Verhaltensspielräume in Konfliktsituationen erweitern – Verbale Kompetenzen erweitern

tenzförderung – teilweise getrennt, teilweise gemeinsam – lässt in der Gruppe ein verändertes Klima innerhalb der Geschlechter und zwischen den Geschlechtern entstehen. In diesem Sinne ist die Arbeit mit Mädchen immer auch eine Arbeit für die Buben bzw. die Arbeit mit Buben eine Arbeit für die Mädchen.

Eine der am schwierigsten zu erfüllenden Anforderungen der geschlechtsspezifischen Prävention ist ihre konkrete Umsetzung in der Arbeit mit Buben. Sie soll und muss von Männern gemacht werden, denen dieser Aspekt ihrer pädagogischen Arbeit ein echtes Anliegen ist. Noch immer sind es Frauen, die in unserer Gesellschaft für Betreuung und Erziehung der Kinder zuständig sind. Buben brauchen jedoch auch und gerade männliche Identifikationsfiguren und Solidarität innerhalb ihres eigenen Geschlechts. Der Pädagoge hat die wichtige Aufgabe, „männlichen“ Klischees seine lebendige Vorstellung vom Mann-Sein entgegenzusetzen. Gelingt es, überzeugend zu vermitteln, dass man nicht aufhört, Mann zu sein, wenn man neben durchaus erstrebenswerten Idealen auch Gefühle zulassen kann, ist dies bereits ein gutes Stück gelungener Bubenarbeit.

5 Zusammenfassung

Mit Mädchen suchtvorbeugend zu arbeiten, bedeutet Selbständigkeit und Selbstbestimmung zu unterstützen und die Orientierung auf eigene Bedürfnisse und adäquate Bedürfnisbefriedigung zu lenken. Sie bedeutet Vertrauen in die eigene körperliche Kraft und die Fähigkeit zur Lebensgestaltung zu vermitteln und eine positive Identifikation mit dem eigenen Geschlecht zu ermöglichen. Es geht darum deutlich zu machen, dass es jedem Menschen (auch einem Kind oder einer Jugendlichen) gestattet ist, „nein“ zu sagen und sich den Erwartungen bzw. Ansprüchen anderer zu verweigern. Mädchenspezifische Suchtprävention legt ihren Fokus auf Übungen zur Selbst- und Fremdwahrnehmung, die Erforschung und Vermittlung von positiven Selbstbildern und Abgrenzungsübungen.

Prävention mit Buben muss dementsprechend bei der Entwicklung einer positiven männlichen Identität ansetzen. Es geht nicht darum, den Buben ihre alten Verhaltensweisen „wegzunehmen“ oder sie mit einem Übermaß an kritischer Rollenreflexion zu überfordern. Vielmehr geht es um die Erarbeitung von neuen Verhaltensspielräumen und Wahlmöglichkeiten, z.B. in einem Konflikt oder in Situationen, die von starkem Gruppendruck geprägt sind. Jeder Einzelne soll lernen, Kontakt und Geborgenheit unter Buben zu finden, Beziehungen zu reflektieren, eigene Stärken zu entdecken und weiterzuentwickeln sowie Schwächen zu akzeptieren.

In der Bubenarbeit werden Rollen- und körperorientierte Spiele eingesetzt, bei denen Kooperation, Einfühlung und Geschicklichkeit wichtiger sind als das Prinzip des „stärker, schneller, weiter“. Methoden der Abenteuerpädagogik bieten Möglichkeiten, eigene Grenzen zu erfahren und den bewussten Umgang mit Risiken zu thematisieren. Auch die Förderung der Fähigkeit zur Selbstversorgung (z.B. Kochen, Gesundheitsvorsorge) und der Genussfähigkeit ermöglichen eine Erweiterung des bestehenden Rollenrepertoires.

Beide Geschlechter kommen nicht darum herum, Stück für Stück, eine erwachsene, tragfähige und stimmige Identität zu entwickeln. Im Vorfeld und an der Schwelle zur Übernahme der neuen Rolle ist es Aufgabe geschlechtssensibler Suchtvorbeugung, Mädchen in die Lage zu versetzen, selbstbewusster zu agieren und zu reagieren und gleichzeitig die soziale Kompetenz der Buben zu erweitern, so dass ein sensibleres Miteinander erfahrbar und lebbar wird.

Literatur

Hollstein W (1991) Nicht Herrscher, aber kräftig. Die Zukunft der Männer. Hamburg, Rowohlt

Krüger A (1995) Aspekte der Suchtgefährdung und Prävention bei Mädchen. Materialienmappe Suchtprävention. München, Aktion Jugendschutz

ÖBIG. Österreichisches Bundesinstitut für Gesundheitswesen (1999) Bericht zur Drogensituation 1999. Wien, ÖBIG

Springer A, Uhl A (1993) Suchtgiftprävention in der Schule. Untersuchung im Auftrag des Bundesministeriums für Unterricht und Kunst. Wien, Ludwig-Boltzmann-Institut für Suchtforschung

Tillmann K J (1989, 1999) Sozialisationstheorien. Hamburg, Rowohlt

Tossmann, H P (Hrsg) (1995) Gesundheitsförderung in der Grundstufe. Neuwied, Kriftel, Berlin, Luchterhand

Vogel G (1997) „... immer gut drauf" – Ideenbuch zur jungenspezifischen Suchtprävention. München, Aktion Jugendschutz

Weil T (1995) Zur Notwendigkeit geschlechtsspezifischer Präventionsansätze für Jungen und Männer. Prävention. Zeitschrift für Gesundheitsförderung. Heft 3, 18. Jg.

Weiterführende Literatur

Fromm A, Proissl E (1996) „laut-stark und hoch-hinaus" – Ideenbuch zur mädchenspezifischen Suchtprävention. München, Aktion Jugendschutz

Kolip P (Hrsg) (1994) Lebenslust und Wohlbefinden: Beiträge zur geschlechtsspezifischen Jugendgesundheitsforschung. Weinheim und München, Juventa

Meier C, Hablützel S, Ramsauer S (Hrsg) (1997) Medikamente, Männer, Marzipan: Handbuch zur frauengerechten Suchtprävention. Zürich, Seismo

Permien H, Frank K (1995) Schöne Mädchen – starke Jungen? Freiburg i. Brsg., Lambertus

Suchtprävention in der Schule

Eva Mitterbauer und **Margot Sokopp**

1 Theoretische Überlegungen

1.1 ... die Schule wird's schon richten!

Untersuchungen zufolge haben rund 21% der österreichischen Jugendlichen bereits zumindest einmal illegale Drogen probiert (Springer u. Uhl, 1993).

Es ist bequem, solche und andere Phänomene „an irgendeine Einrichtung zu delegieren, um selbst damit nicht umgehen zu müssen. Die Schule ist dabei ein Paradefeld als Adressat dieser Delegation" (Weiss, 1992).

Schule spielt tatsächlich eine besonders wichtige Rolle in der Entwicklung von Kindern und Jugendlichen. Sie ist neben der Familie der wichtigste Ort der Sozialisation. Sie sollte sich daher als Bindeglied zwischen Familie und Gesellschaft verstehen und entsprechend agieren.

Im § 2 (I) des Schulorganisationsgesetzes und im § 17 des Schulunterrichtsgesetzes ist dies klar formuliert: Es ist die Aufgabe der Schule, die SchülerInnen in der Entwicklung ihrer Anlagen im Allgemeinen und in ihrer Gesamtpersönlichkeit zu fördern. Ein Teil des pädagogischen Auftrags an die Schule ist daher allgemeine Gesundheitsförderung sowie Prävention in verschiedenen Bereichen, also auch Suchtprävention. Schule will und muss mithelfen, die ihr anvertrauten Kinder und Jugendlichen zu selbständigen, toleranten und eigenverantwortlichen Menschen zu erziehen, besser formuliert: zu bilden.

1.2 Grenzen des Einflussbereichs der Schule

Der Einflussbereich der Schule beginnt erst mit dem Schuleintritt des Kindes, also mit dem 6. Lebensjahr. Alles was an frühkindlicher

Erziehung geleistet wurde (oder nicht), entzieht sich somit dem Wirkungsbereich der Schule. „Die Familie hat den lebensgeschichtlich ersten und wahrscheinlich wichtigsten Einfluss auf späteren Drogenkonsum" (Neumüller, 1993).

Schule kann daher nur in einem begrenzten Rahmen gesundheitsfördernd und suchtpräventiv agieren und wirken. Bei genauerer Analyse erweist sich dieser Rahmen als äußerst variabel und von allen an der Schulgemeinschaft Beteiligten (SchülerInnen, LehrerInnen, Direktion, Sekretariat, SchulwartInnen, SchulärztInnen, Eltern) intensiv gestaltbar – im Positiven wie im Negativen. Bei allem Engagement der Schule muss eines klar sein: Schule kann Sucht nicht verhindern, aber vorbeugende Interventionen setzen.

2 Unterstützung durch Gesetze und Erlässe

2.1 Grundsatzerlass Gesundheitserziehung (BMUK, 1997)

Im österreichischen Schulwesen gibt es neben den herkömmlichen Unterrichtsgegenständen auch sogenannte Unterrichtsprinzipien (wie u.a. Sexualerziehung, Leseerziehung, Projektunterricht, Politische Bildung, Gesundheitserziehung, ganzheitlich-kreative Erziehung), deren Inhalte in allen Fächern thematisiert werden sollen. Die entsprechenden Grundsatzerlässe erläutern praxisorientiert die schulische Umsetzungsmöglichkeit des jeweiligen Unterrichtsprinzips. Im Folgenden werden jene Passagen zitiert, die auch für die suchtmittelunspezifische Präventionsarbeit relevant sind.

2.1.1 Schule als Arbeitsplatz und Lebensraum

„In Zusammenarbeit aller Beteiligten soll die räumliche Gestaltung der Schule, der Klassenzimmer und der Umfeldbedingungen so vorgenommen werden, dass sie den tatsächlichen Bedürfnissen sowie den Arbeits- und Tagesrhythmen der Lehrer und Schüler entspricht ..." (BMUK, 1997).

Es geht also darum, Klassenzimmer, Gänge, den Eingangsbereich und andere Räumlichkeiten einladend und freundlich zu gestalten, die Beleuchtungsverhältnisse zu beachten etc.

Weiters sollen räumliche und materielle Angebote eine sinnvolle Pausen- und Freizeitgestaltung ermöglichen.

2.1.2 Vernetzung verschiedener Lebenswelten

„Die Schule als relevante Lebenswelt der Schüler allein kann das Gesundheitsverhalten nicht maßgeblich verändern. Für ein gesundheitsbewusstes und eigenverantwortliches Handeln der Schüler haben die Vorbildwirkung der Eltern, Geschwister, Lehrer und insbesondere auch Gruppenprozesse (z.B. das Umgehen mit Freunden und Eltern; Konflikte) besondere Bedeutung" (ebd.).

In unterschiedlicher Weise können verschiedene Lebenswelten verknüpft werden, etwa: durch Rollenspiele zur Konfliktlösung, Einladen von ExpertInnen, enge Kooperation mit den Eltern, Lehrausgänge, Erkundung der Schulumgebung etc.

2.1.3 Soziale Schulkultur

„Der Begriff ‚Soziale Schulkultur' bezieht sich auf die Qualität der Kommunikation, Kooperation und Entscheidungsfindung in der Schule. Bei der Gestaltung einer guten sozialen Schulkultur geht es um die Förderung des Selbstwertgefühls und der Selbständigkeit von Schülern und Lehrern, guter sozialer Beziehungen und eines konstruktiven Umgangs mit Schulstress" (ebd.).

Zusammengefasst: Es soll ein positives, gesundheitsförderndes Schulklima entwickelt und gefördert werden.

2.2 Begriffsklärung Gesundheitsförderung – Suchtprävention

Viele Ansprüche und Ziele der allgemeinen Gesundheitsförderung können als Grundlage weiterführender, spezifischer Suchtprävention dienen.

Gesundheitsförderung stützt sich auf das Modell der Salutogenese nach Aaron Antonovsky:

Welche Faktoren schützen Menschen vor Erkrankung, und damit auch vor Sucht? Ziel ist die Förderung der Lebenskompetenz, die Stärkung der Ressourcen jedes Einzelnen und die Gestaltung eines gesundheitsfördernden Settings bzw. Lebensumfeldes.

Suchtprävention ist also ein Teil umfassender Gesundheitsförderung, ist ein aktiver Prozess, der ständig nach neuen Wegen sucht.

2.3 Anleitungen zum neuen Suchtmittelgesetz in der Schulpraxis

Wenn trotz aller präventiven Maßnahmen dennoch Fälle von Suchtmittelmissbrauch in Schulen vorkommen, so ist die Schule durch das Suchtmittelgesetz eindeutig dazu verpflichtet, jungen Menschen, die Suchtmittel missbrauchen, Hilfe anzubieten.

Es ist noch nicht allzu lange her und leider an manchen Schulen noch immer Praxis, dass SchülerInnen oft schon bei Verdacht auf Drogenkonsum oder -missbrauch still und unauffällig aus der Schule entfernt wurden. Dass in diesen Fällen durch derartige Maßnahmen eine Sucht- und Drogenkarriere der Betroffenen bisweilen noch beschleunigt wurde, ist nur allzu wahrscheinlich.

2.3.1 Vorgangsweise im Verdachtsverfall

Durch das neue Suchtmittelgesetz vom 1.1.1998 wird eindeutig geregelt, welche Maßnahmen zu ergreifen sind, wenn der durch **Tatsachen** (z.B. auffälliges Verhalten, Auffinden von Injektionsnadeln oder entsprechender Substanzen) erhärtete Verdacht besteht, dass eine Schülerin oder ein Schüler Suchtgift missbraucht. Die blosse Vermutung oder Aussagen anderer SchülerInnen genügen noch nicht für die Einleitung gesundheitsbezogener Maßnahmen.

Zusammengefasst ist folgende Vorgangsweise anzuwenden:

- Gespräch mit der Schülerin/dem Schüler.
- Verständigung der Erziehungsberechtigten und der Schülerin/des Schülers über eine Anordnung zur Untersuchung durch die Schulärztin/den Schularzt.
- Schulärztliche Untersuchung der Schülerin/des Schülers (in der Regel unter Beiziehung des Schulpsychologischen Dienstes).
- Wird der Suchtmittelmissbrauch bestätigt, werden die Erziehungsberechtigten von der Schulleitung über das Untersuchungsergebnis informiert.
- Es folgt ein Gespräch zwischen SchulleiterIn, SchulärztIn, ggf. SchulpsychologIn, SchülerIn und Erziehungsberechtigten, in dem informiert wird, wo eine therapeutische Behandlung erfolgen kann und wann Behandlungsbestätigungen vorzulegen sind.
- Werden die Vereinbarungen von der Schülerin/dem Schüler eingehalten, erfolgen keine weiteren Maßnahmen.
- Verweigern die Erziehungsberechtigten oder die Schülerin/der Schüler die Erstuntersuchung oder werden die Vereinbarungen nicht eingehalten, so muss die Schulleitung das Gesundheitsamt verständigen.

2.3.2 Amtsverschwiegenheit

Die Schulleitung ist im Falle eines Suchtmittelmissbrauchs von SchülerInnen zur Einhaltung der obigen Vorgangsweise **verpflichtet** und darf keine andere Behörde verständigen oder gar Strafanzeige erstatten. Auch die Organe der Schulpartnerschaft dürfen nicht mit Einzelfällen von Suchtgiftmissbrauch durch SchülerInnen befasst werden.

Wenn LehrerInnen ihren SchülerInnen genügend Aufmerksamkeit zuwenden und als Ansprechperson das Vertrauen der Kinder und Jugendlichen haben, kann bereits im „Probierstadium“ eingegriffen und unterstützend geholfen werden. In der Praxis erweist es sich als besonders günstig, wenn es eine oder mehrere Lehrkräfte als gesprächsgeschulte Vertrauenspersonen gibt, die entweder die Schülerin/den Schüler direkt oder aber auch andere LehrerInnen, die von SchülerInnen ins Vertrauen gezogen wurden, beraten können. Eine gute Kooperation zwischen diesen „BeratungslehrerInnen“, der Schulärztin/dem Schularzt und der Schulleitung ist Voraussetzung für die zielführende Anwendung des Suchtmittelgesetzes.

Durch die neue, verpflichtende rechtliche Regelung sowie durch allgemeine Verbesserungen in der Schulpartnerschaft (LehrerInnen-SchülerInnen-Eltern) konnten etliche SchülerInnen im Schulverband verbleiben und ihre Schullaufbahn fortsetzen. Voraussetzung für eine gute Lösung ist jedoch eine gemeinsame Arbeit aller Beteiligten in dieselbe Richtung.

3 Suchtvorbeugung als präventive Praxis

3.1 Ebenen und Maßnahmen schulischer Präventionsarbeit

Übergeordnetes Ziel aller suchtpräventiven Maßnahmen ist immer die Minimierung suchtbegünstigender Einflüsse (Risikofaktoren) sowie die Stärkung gesundheitsfördernder Kräfte (Schutzfaktoren). Es gibt dabei unterschiedliche Ebenen sowie verschiedene Maßnahmen, die sich eher auf die Person (personenorientiert) oder die Struktur (strukturorientiert) konzentrieren.

In der Grundschule der 6–10-Jährigen wird der Arbeitsschwerpunkt eher im suchtmittelunspezifischen Bereich liegen, bei älteren SchülerInnen werden die Schwerpunkte auch in Richtung suchtmittelspezifische Prävention erweitert.

Ein wichtiger Aspekt sei hier festgehalten: Wenn das Schulklima und der Schulalltag stressfördernd, menschenverachtend, der Umgang der Menschen miteinander lieblos, misstrauend und missachtend ist, dann muss die konkrete Suchtpräventionsarbeit in der Schule in erster Linie die Veränderung und Reduktion dieser suchtfördernden Faktoren zur Zielsetzung haben und erst in weiterer Folge können suchtmittelspezifische Präventionsinhalte vermittelt werden.

An dieser Stelle sei die Wichtigkeit von **Elternarbeit** ausdrücklich hervorgehoben. Die kontinuierliche Einbeziehung der Eltern in die Schulgemeinschaft, die Herstellung einer guten Gesprächsbasis sowie die Einbeziehung der Eltern durch Elternabende, Workshops oder andere Aktivitäten sind wesentliche Voraussetzungen für eine erfolgsversprechende Präventionsarbeit im Schulbereich.

Tabelle 1.

Ebene	Personenzentriert	Strukturorientiert
Allgemeine Gesundheitsförderung	Stärkung von Selbstwertgefühl, Handlungs- und Kommunikationsfähigkeit, Erlebnisfähigkeit und Wahrnehmung, Unterstützung beim Umgang mit Gefühlen	Herstellen und Pflegen der Schulidentität, Gestaltung von Schule und Klasse als Lebensraum und Arbeitsplatz, Öffnung der Schule für Freizeitaktivitäten (Nutzung der Sportstätten, Computerräume usw.), gesundes Schulbuffet
Prävention von Sucht**verhalten**	Erhöhung der eigenen Handlungskompetenz z.B. im Umgang mit Gruppendruck, Entwicklung von Ritualen zur Konfliktbearbeitung in der Klasse, Auseinandersetzung mit Medien und Werbung	Abbau suchtfördernder Strukturen, Verbesserung des Klimas in Klasse und Lehrkörper (Teambildung, Kommunikations-Kultur), Beratung für LehrerInnen und SchülerInnen, Erarbeitung eines Kriseninterventionskonzepts
Prävention des Sucht**mittel**missbrauchs	Information zu Wirkung, Geschichte und Kultur legaler und illegaler Genuss- und Suchtmittel, wirtschaftliche Bedeutung von Drogen (incl. Behandlung Suchtkranker), organisierte Kriminalität	Informationen zu Suchtmittelgesetz und Jugendschutzgesetz, klare Regeln zum Suchtmittelkonsum auf dem Schulgelände (z.B. konkrete Vereinbarungen bzgl. Rauchen), Förderung gesunder Alternativen

(Adaptiert n. Pestalozzianum Zürich).

3.2 LehrerInnen machen sich kundig

In vielen Schulbüchern wird das Thema rein substanzspezifisch behandelt und von uninformierten PädagogInnen einfach übernommen. Falsche Suchtprävention kann jedoch mehr Schaden anrichten als Nutzen bringen. Um die schulische Präventionsarbeit möglichst effektiv und effizient zu gestalten, wären folgende Vorarbeiten an der Schule zielführend und erfolgsversprechend:

An jeder Schule sollte es mindestens ein bis zwei LehrerInnen geben, die Seminare zur Suchtprävention an ihrem pädagogischen Institut besucht haben und daher mit dem „state of the art" und den wesentlichen Richtlinien der Präventionsarbeit vertraut sind.

Noch effektiver wäre eine Schulinterne LehrerInnenfortbildung (SCHILF), an der mindestens 10–15 KollegInnen teilnehmen und von ExpertInnen (VertreterIn einer Fachstelle für Suchtprävention, PsychologIn, SuchtexpertIn, ÄrztIn, JuristIn, PolizistIn usw.) über sinnvolle Vorgangsweisen und Projektarbeit informiert werden.

Etliche Pädagogische Institute, aber auch die Fachstellen für Suchtprävention bieten derzeit in fast allen Bundesländern Seminare und Fortbildungskurse zur Suchtprävention in der Schule an. In Wien wird derzeit ein Lehrgang „Schulklima im Wandel" ausgearbeitet, der sich aus drei Grundmodulen (allgemeines Handwerkszeug für Schul- und Organisationsentwicklung, Grundlegendes zur Teambildung, Steigerung der Selbst- und Sozialkompetenz) und mehreren Spezialmodulen (wie allgemeine Gesundheitsförderung, Suchtprävention etc.) zusammensetzen wird.

3.3 Erst planen, dann handeln

Am Jahresanfang sollte in einer pädagogischen Konferenz, in den Jahrgangs-LehrerInnenteams oder in den KlassenlehrerInnenteams ein Jahresplan festgelegt werden. Vor allem an Schulen mit Fächeraufteilung ist abzuklären, welche FachlehrerInnen wann und wie Themen wie Gesundheit, Sucht und Drogen in ihren Unterricht einbringen möchten bzw. was der Lehrplan dazu vorgibt. Es ist sinnvoll, in diese Besprechungen und Planungen die Schulärztin/den Schularzt und eventuell auch ElternvertreterInnen einzuladen. Prävention sollte in jedem Fall ein kontinuierlicher Prozess sein, der nicht nur in Form von Projekten, sondern als pädagogisches Prinzip im Schulalltag von möglichst vielen LehrerInnen getragen wird.

3.4 ... und das ist zu vermeiden

An Hand langjähriger praktischer Erfahrungen haben sich folgende Maßnahmen aus pädagogischer Sicht als wenig sinnvoll erwiesen:

- „Blitzaktionen" wie Ein-Tagesworkshops auf Grund eines Anlassfalls
- Einmaliges Einladen von ExpertInnen für 1–2 Stunden
- Einladung von Ex-Süchtigen
- Abschreckende Filme, Theaterstücke und Literatur (z.B.: „Wir Kinder vom Bahnhof Zoo", „Frag mal Alice") bzw. Videos mit
- Interviews von Abhängigen oder ehemals Abhängigen
- Isolierte, spektakuläre Großveranstaltungen sowie
- Information, Aufklärung durch schlecht informierte Personen

3.5 Beispiele und Ideen für die Umsetzung

Die Förderung allgemeiner Lebenskompetenzen wie Selbstwert und Konfliktfähigkeit für die Suchtprävention wurde bereits wissenschaftlich nachgewiesen (Künzel-Böhmer et al., 1993). Sie gehören zu einem wichtigen Teilaspekt von Gesundheit, nämlich zum seelisch-sozialen Wohlbefinden. Weitere Teile des Gesundheitspuzzles (Baumann, 1989) sind die Fähigkeit, Spannung und Entspannung auf natürliche Weise regulieren zu können, eine sensible Sinneswahrnehmung (wer viel spüren kann, braucht weniger Reize) sowie ein guter Umgang mit dem eigenen Körper und seinen Bedürfnissen wie Bewegung, Ernährung oder Pflege. Sucht ist eine Einbahn, „löst" wiederkehrende Probleme auf die immer gleiche Weise. Kreativität und Erfindungsreichtum zeigen immer wieder neue, teilweise ungeahnte Möglichkeiten auf (vgl. Koller, 1999). Deshalb ist die Förderung von Kreativität nicht zuletzt auch in Hinblick auf eine erfüllte Freizeitgestaltung ganz besonders wichtig.

Aus den angeführten Themen lassen sich eine Vielzahl von Ideen, Übungen und Spielen entwickeln, die z.B. im Rahmen eines Projekts, aber auch im Alltag immer wieder eingesetzt werden können. Im Folgenden werden einige davon erläutert – wissend, dass jeder Schulstandort abhängig von den jeweiligen spezifischen Gegebenheiten (geographische Lage, Stadt/Landschule, Alter der SchülerInnen, Engagement der LehrerInnen usw.) die Vorschläge entsprechend adaptieren und eigene Projekte und Maßnahmen durchführen muss. Auch die Reihung der Inhalte ist nur als Auflistung, nicht als Wertung zu verstehen. Es werden bewusst keine ausgearbeiteten Projektverläufe beschrieben, denn die Übernahme fertiger „Kochrezepte" entspricht nicht dem Verständnis von Suchtprävention als gemeinsamen, kreativen Prozess.

3.5.1 Abenteuer und Entspannung

Parcours im Dunkeln: In einem völlig abgedunkelten Raum muss ein vorgegebener Weg gekrochen werden. Dabei sind verschiedene Unterlagen (Steine, Kuschelteppich, Luftmatratze, etc.) zu überwinden. Aber auch herunterhängende Gegenstände (Strumpfhosen, Stofftiere, Glöckchen usw.) erschweren den Weg.
Ziel: Den spannenden Weg alleine bewältigen, sinnliche Wahrnehmung fördern.

Eine **Nachtwanderung** in für die SchülerInnen unbekanntem Gelände ohne Taschenlampen (diese haben nur die LehrerInnen für den Notfall).
Ziel: Gemeinsam das Abenteuer Finsternis erleben und bewältigen.

Entspannungsübungen aus Bereichen wie Kinesiologie, Yoga, Phantasiereisen können sowohl als Entspannungsübungen, zum Konzentrationsaufbau auch bei Prüfungsangst zum Einsatz kommen. Hier ist vor allem das Aufzeigen von Alternativen im Vergleich zum Medikamentenkonsum wichtig.

3.5.2 Freizeitgestaltung

Freizeittorte: Die SchülerInnen erhalten je zwei kreisförmige Papierscheiben. Auf der ersten sollen sie ihre tatsächlichen Freizeitaktivitäten als Tortenstücke einzeichnen. Danach sollen sich die SchülerInnen vorstellen, dass an diesem Nachmittag alle elektrischen und elektronischen Geräte ausfallen würden. Auf der zweiten Scheibe trägt nun jede SchülerIn ein, was sie in diesem Fall mit ihrer Freizeit anfangen würde. Schließlich werden gemeinsam Möglichkeiten der Freizeitgestaltung im Wohnbereich oder in der Nähe der Schule erarbeitet.
Ziel: Alternativen zur meist passiven Freizeitgestaltung kennen lernen.

3.5.3 Gefühle

Was tue ich ... z.B. wenn ich Angst habe, wenn ich traurig bin, wenn ich mich freue usw.
Im Sesselkreis erzählen die Kinder, wie sie mit bestimmten Gefühlen umgehen, was sie gerne täten und warum sie es nicht tun (dürfen).
Ziel: Die eigenen Strategien zur Problemlösung ausformulieren, sich bewusst werden, wie man selbst reagiert und welche Lösungen andere finden.

Schatzkiste: Ein Kind erzählt, in welcher Situation es Angst, Wut etc. empfunden hat, die anderen Kinder schildern ihre Lösungsstrategien. Die Ergebnisse werden auf Kärtchen geschrieben, in einer „Schatzkiste" (Klassenschatzkiste oder für jedes Kind eine eigene, persönlich gestaltete) verwahrt, bei Bedarf wird nachgeschaut.
Ziel: Die Kinder sollen lernen, dass es viele Möglichkeiten gibt, mit verschiedenen Gefühlen, Problemen und Herausforderungen umzugehen.

Gefühlsactivity: SchülerInnen sitzen im Sesselkreis, ein Stapel mit „Emotionskärtchen" liegt in der Mitte. Wer gerade an der Reihe ist, zieht ein Kärtchen (z.B. „Ich bin lustig", „Ich bin der/die Beste", etc.) und versucht das vorgegebene Gefühl nonverbal darzustellen.
Ziel: Erkennen von Gefühlsregungen bei MitschülerInnen, Förderung von Empathie.

3.5.4 Genuss- und Erlebnisfähigkeit

Schokolade genießen: Jedes Kind erhält eine Rippe seiner Lieblingsschokolade, verpackt in Folie. Anleitung: bequem hinsetzen, warten bis alle ruhig sind. Folie öffnen, die Schokolade betrachten, mit geschlossenen Augen beriechen, Lippen befeuchten und mit der Schokolade berühren, Lippen ablecken, schmecken. Kleines Stück der Schokolade abbeißen, auf der Zunge zergehen lassen, im Mund herumschieben, nicht zerkauen, geschmolzene Schokolade schlucken und im Geist den Weg der Schokolade nochmals nachvollziehen: Wo war der Geschmack am intensivsten? Mit einem weiteren kleinen Stück wiederholen. Eventuell mit anderem Kind tauschen: andere Sorte – anderes Geschmackserlebnis.
Ziel: Bewusst schmecken, in Ruhe genießen lernen

Gemeinsames Frühstück: Gemeinsam eine große Tafel (Tische zusammenschieben, Tischdecken) nett decken und gemeinsam in Ruhe frühstücken.
Ziel: Erkennen, dass für den Genuss auch bestimmte Rahmenbedingungen und Vorbereitungen nötig sind.

3.5.5 Gruppendruck kontra eigener Standpunkt

Club 2: In einer gespielten Diskussionsrunde versucht eine SchülerIn ihre Meinung gegenüber allen anderen zu verteidigen. Sobald die Situation schwierig wird, unterbricht die Lehrerin/der Lehrer, alle dürfen Lösungsvorschläge machen, dann wird weiter gespielt (ev. mit Rollenwechsel).
Ziel: In Übungssituationen lernen, Gruppendruck zu widerstehen.

3.5.6 Klassenklima und Schulatmosphäre

LehrerIn gesucht: In einem Brainstorming sammeln SchülerInnen an der Tafel Eigenschaften, die ihnen an LehrerInnen wichtig sind. Im nächsten Durchgang wird gesichtet und Unwesentliches gestrichen. Nun dürfen zwei SchülerInnen versuchen, so eine/n ideale/n Lehrer/in darzustellen. Während sie sich außerhalb der Klasse auf die Rolle vorbereiten, vereinbaren die MitschülerInnen mit der Lehrerin/dem Lehrer, bei wem sie sich mustergültig und bei wem sie sich unmöglich benehmen werden. Nach jeder Spielsequenz berichten die „LehrerInnen“, wie sie sich in ihrer Rolle gefühlt haben.
Ziel: Erkennen, dass keine Person das Abbild einer anderen sein kann und dass jedes Gruppenmitglied mitverantwortlich für das Klassenklima ist.

Klassendiskussion: Diskussionsrunden in regelmäßigen Abständen mit festgelegten Regeln (alle kommen in der Reihenfolge ihrer Wortmeldung dran, niemand darf unterbrochen oder ausgelacht werden). Die Lehrperson achtet bei der Diskussionsleitung darauf und trägt wichtige Ergebnisse, Abmachungen etc. in das Diskussionsbuch ein. Dieses liegt für alle einsichtbar in der Klasse.
Ziel: Die eigene Meinung vertreten können aber auch andere Meinungen und Kritik ertragen können.

Wandertag mit Gruppenerfahrung „Gemeinsam sind wir stark“: Klasse in zwei bis drei Gruppen teilen, je eine erwachsene Begleitperson. Ausgestattet mit einer Landkarte sollen die Gruppen ein vorgegebenes Ziel erreichen. Unterwegs müssen verschiedene Aufgaben gelöst werden. Die Aufgaben sind so zu formulieren, dass die unterschiedlichen Fähigkeiten der einzelnen Kinder zum Einsatz kommen und sie nur von der Gruppe gemeinsam gelöst werden können.
Ziel: Herausfinden, mit welchen Verkehrsmitteln und auf welchen Wegen man das Ziel erreichen kann, Gemeinschaftsgefühl in der Gruppe erleben, jede Fähigkeit ist wichtig usw.

Erforschung der Schulumgebung: In Gruppen erforschen die Kinder ihr Schulhaus und ihre Schulumgebung mit Arbeitsfragen wie: An welchen Plätzen fühle ich mich besonders wohl? An welchen Plätzen habe ich Angst? Wo sind gefährliche Straßenübergänge?
Für Jugendliche: Bei welcher Institution/welchem Amt finde ich wofür Auskunft oder Unterstützung?
Ziel: Alle Ergebnisse werden in einen großen (Stadt)plan eingetragen und mit farbigen Klebepunkten markiert. Häufen sich an bestimmten Stellen Punkte von Angst oder Gefahr, sollte festgestellt werden, was die Ursache ist und was man dagegen unternehmen könnte.

3.5.7 Konfliktbewältigung und Frustrationstoleranz

Rollenspiele sind eine gute Methode zur Übung von Konfliktlösungsstrategien, brauchen aber seitens der PädagogInnen ein fundiertes Wissen, weil ihre Wirkung schlimmstenfalls kontraproduktiv sein kann.
Auch an Hand verschiedener **Gesellschaftsspiele** lässt sich das Miteinander-Spielen, das Aufeinander-Rücksichtnehmen, aber auch das Verlieren gut üben und lernen.

3.5.8 Kreativität

Übung für die Leserin/den Leser: Betreten Sie eine Volksschule und betrachten Sie die ausgehängten Kinderzeichnungen zum Thema

„Baum". Meist sehen alle ziemlich gleich aus. Der Baumstamm ist braun, die Baumkrone grün, der Himmel blau und die Sonne gelb, alles auf weißem Papier, gemalt mit Buntstiften.
Kreative Variante: Jedes Kind entwickelt sein ganz individuelles Bild aus Wolle, Papier, Kordel, Kork usw. oder sucht selbst Materialien. In einer weiteren Arbeitsrunde werden alle Bilder aufgelegt und mit dem Spiel „Ich seh', ich seh' was du nicht siehst" gesucht. So erfährt jedes Kind die ganz persönliche Wertschätzung seines Bildes. Letztlich werden alle Bilder liebevoll gerahmt in einer Galerie aufgehängt.
Ziel: Persönliches Gestalten, Wertschätzung durch die Anderen, kreative Raumgestaltung.

3.5.9 Selbstwahrnehmung und Selbstwertgefühl

Liebenswert an mir ist ... Jeweils vier Kinder sitzen um ein Packpapier, jedes markiert mit einem andersfarbigen Filzstift die eigene Ecke und schreibt darüber: „Liebenswert an mir ist". Während der Übung darf nicht gesprochen werden, es darf nichts durchgestrichen oder mit Fragezeichen versehen werden. Jedes Kind schreibt in seine Ecke, was es an sich liebenswert findet. Sobald alle vier fertig sind, wird das Papier um eine Ecke weitergedreht, nun wird die Nachbarin/der Nachbar beurteilt. Entsprechende Aussagen, die schon auf dem Blatt stehen, darf man unterstreichen. Solange weiterdrehen, bis alle wieder vor der eigenen Ecke sitzen. Nach dem Durchlesen darf die Ecke abgerissen und mitgenommen werden.
Alternative: Für jedes Kind wird ein A4-Blatt mit dem Namen aufgehängt. Alle gehen durch und schreiben auf, was liebenswert ist. Besonders geeignet für schwierigere Gruppen, da die Lehrerin/der Lehrer mitspielen kann.
Ziel: Erkennen wie man von anderen gesehen wird und wo die eigenen Stärken sind.

3.5.10 Sinne

Schmecken: Verschiedene Getränke oder Fruchtjoghurts werden mit Lebensmittelfarben grün oder blau gefärbt. Die Kinder sollen erkennen, welcher Geschmack sich dahinter verbirgt.
Ziel: Sensibilisierung des Geschmackssinns.

Riechen: Kleine Behälter werden mit verschiedenen Duftstoffen (Knoblauch, Rum, Vanille, Zimt, Lavendel, Seife, Käse etc.) gefüllt, die Kinder sollen Geruch erkennen und beschreiben.
Ziel: Sensibilisierung des Geruchssinns.

Geräuschememory: Je eine gelbe und grüne nummerierte Dose enthalten dasselbe Material, ca. 10 Paar Dosen sind einander zuzuordnen, sie sind gefüllt mit Wasser, Sand, Geld, Nägeln, Steinen, Eierschalen, Styropor usw.
Ziel: Sensibilisierung des Hörsinns.

Hörstation: Walkman mit unterschiedlicher Musik wie Bach, Mozart, Mahler, Schnulze, Rock oder Heavy metal. Die Kinder hören die Musik über Kopfhörer bei vorher vereinbarter Lautstärke. Beim Hören sollen eher schwierige Aufgaben gelöst werden.
Ziel: Erkennen, dass nicht jede Musik der Konzentration förderlich ist.

Laut und leise: Kinder produzieren verschiedene Geräusche, ändern gemeinsam die Lautstärke von maximalem Lärm bis zu absoluter Stille und verweilen darin einige Minuten. Manche Kinder halten Stille kaum aus. Wenn man die Übung über längere Zeit öfter wiederholt, steigert sich die Fähigkeit, Stille zu ertragen, von Mal zu Mal.
Ziel: Erkennen lernen, dass Stille sehr angenehm sein kann und zu viel Lärm Stress hervorruft.

Tasten: In kleinen Kübeln mit Schwingdeckeln befinden sich unterschiedliche Materialien wie Wolle, Fellrest, Steine, Nüsse, Watte, Heu, Holz etc., die die Kinder mit geschlossenen Augen ertasten.
Ziel: Spüren und Erkennen, ohne den Sehsinn zu aktivieren.

3.5.11 Vertrauen

Vertrauen zwischen SchülerInnen und LehrerIn muss behutsam aufgebaut werden. Wichtig ist für die SchülerInnen, dass die Lehrerin/der Lehrer zu ihrem/seinem Wort steht und man sich auf sie verlassen kann.
Briefkasten: LehrerIn und jede SchülerIn erhalten einen eigenen Briefkasten (z.B. Ladensystem aus Karton). Regel: Anonyme Briefe wandern ungelesen in den Mistkübel. Die ersten Briefe sollte die Lehrerin/der Lehrer schreiben, um den SchülerInnen zu zeigen, wie man Lob und auch Kritik höflich anbringt. Diese Übung muss immer wieder aktiviert werden.
Ziel: Gegenseitig schreiben, was man sich noch nicht sagen traut, Verbalisieren von Gefühlen lernen.

3.5.12 Wünsche, Sehnsüchte und Werbung

Vorbereitung durch die Lehrerin/den Lehrer: aus Illustrierten werden verschiedene **Werbesujets** ausgeschnitten. Die jeweiligen Botschaften werden mit undurchsichtigem Papier abgedeckt, das Blatt kommt in eine Klarsichthülle.

Durchführung: Alle Blätter werden übersichtlich aufgelegt, jede/r SchülerIn wählt das Bild, das sie am meisten anspricht. Jede/r überlegt für sich, warum er/sie dieses Bild anspricht, was es für ihn/sie aussagt und entwirft eine Werbebotschaft zum Bild. Im Kreis stellt dann jede/r das Bild vor, beantwortet die Fragen und nennt seinen/ihren Werbetext (auch mit Kleingruppen machbar).

Ziel: Die SchülerInnen sollen erkennen, mit welchen Bildern (Freiheit, Jugend, Fröhlichkeit, Unbeschwertheit, Schönheit usw.) die Werbung zum Konsum verführt.

3.5.13 Unspektakuläre Interventionen

Eine von **Empathie, Ermutigung und Respekt** getragene Haltung der Lehrperson ist Vorbild für den Umgang der SchülerInnen untereinander und eine wichtige Voraussetzung für die Entwicklung eines gesundheitsfördernden Klassenklimas. Entsprechende unspektakuläre Interventionen erfolgen permanent im Unterricht und prägen das Arbeitsklima, sowohl innerhalb der Klasse als auch innerhalb des Lehrkörpers. Schlagworte dazu könnten z.B. sein: „Trau dich!“ statt „Mach keine Fehler!“, „Loben ohne Wenn und Aber“, „Alle gehören zur Klassengemeinschaft“, „Wir helfen einander“.

4 Schlussbemerkung

Nur wenn in der Klasse ein Klima des Vertrauens, des wertschätzenden und freundlichen Umgangs miteinander sowie der gegenseitigen Achtung und der Toleranz herrscht, kann Suchtvorbeugung kontinuierlich und nachhaltig durchgeführt werden. Kompetenz und Fachwissen seitens der LehrerInnen sind wichtig, wesentliche Voraussetzung präventiven Arbeitens ist jedoch auch die Reflexion des eigenen Umgangs mit Suchtmitteln und der Vorbildwirkung. Auf Basis der täglichen präventiven Praxis sind Projekte als sinnvolle und notwendige Impulse anzusehen, wenn das Thema den SchülerInnen nicht aufgesetzt wird, sondern ihrer Entwicklung und ihrem Interesse entspricht. Werden diese Bedingungen beachtet, kann Suchtprävention als wichtiger Teil schulischer Gesundheitsförderung kreativ gestaltet werden und allen Beteiligten enormen Spaß machen.

Literatur

AOK (Hrsg) (1994) Medienpaket Sucht hat viele Gesichter. Remagen, Leipzig, AOK

Baumann A (1989) Fata Morgana oder die Suche nach der verlorenen Gesundheit. Zürich, pro juventute

Barkholz U, Homfeldt H G (1994) Gesundheitsförderung im schulischen Alltag. Weinheim und München, Juventa

Bernard J (1997) „Drogen" in Österreichs Tagespresse. Semiotische Analyse. Wien, Bundesministerium für Arbeit, Gesundheit und Soziales

Grundsatzerlass Gesundheitserziehung (1997) Bundesministerium für Unterricht und kulturelle Angelegenheiten, GZ 27.909/II5-V/3/96 vom 4. März 1997. Wien, BMUK

Bundesministerium f. Unterricht u. kulturelle Angelegenheiten, Abt.V/3 (Hrsg) (1998) SchülerInnen ohne Drogen. Anleitung zum neuen Suchtmittelgesetz in der Schulpraxis. Wien, BMUK

Grossmann R, Scala K (1994) Gesundheit durch Projekte fördern. Weinheim und München, Juventa

Huber-Flück B, Meister B, Schüpbach A (1994) Vom Straucheln und Strudeln. Baukasten zur Suchtprävention für die Oberstufe. Lausanne, SFA

Informationsstelle für Suchtprävention der Stadt Wien (Hrsg) (2000) Gemeinsam Lernen – Suchtvorbeugung in der Schule. Wien, MA15

Institut für Suchtprävention (Hrsg) (1997) Gemeinsam Lernen – Suchtvorbeugung in der Schule. Linz, Institut für Suchtprävention

Koller G (1999) ZuMutungen. Ein Leitfaden zur Suchtvorbeugung für Theorie und Praxis. Wien, Bundesministerium für Jugend und Familie

Matthews A (1995) So geht's dir gut. Freiburg i. Breisgau, VAK

Mitterbauer E, Franke S (1996) Gesundheit fördern, Sucht verhindern. Suchtprävention als pädagogische Praxis. Wien, BMUK

Ohm D (1997) Lachen, lieben, länger leben. Stuttgart, Thieme

Springer A, Uhl A (1993) Suchtgiftprävention in der Schule. Ludwig-Boltzmann-Institut für Suchtforschung. Wien, BMUK

Voigt A (1992) Suchtvorbeugung in der Schule – mal ganz anders. Lichtenau, AOL-Verlag

Vopel K (1991, 1994) Kinder ohne Stress. Salzhausen, iskopress

Waibel, E M (1994) Von der Suchtprävention zur Gesundheitsförderung in der Schule. Frankfurt a. M., Peter Lang

Weiss W (1992) Tatort Schule. Wien, Orac

Wettstein et al. (1996) Gesundheitsförderung in der Schule. Materialien für den Unterricht. Heft 1–4. Buchs AG. Lehrmittelverlag Kanton, Aargau

Peer-group-education in der Suchtvorbeugung – Partizipation oder Manipulation?

Claudia Kahr

1 Unterschiedliche Begriffe – der Versuch einer Klärung

Die Bedeutung der Gleichaltrigengruppe und ihre Nutzung als Partner zur Vermittlung gesundheitsförderlicher Botschaften gewinnt in den letzten Jahren in Pädagogik und Gesundheitserziehung zunehmend an Bedeutung.

Unterschiedliche wissenschaftliche Studien belegen die Wirksamkeit sowie größere Effizienz sogenannter Peer-group-education-Ansätze in der Arbeit mit Jugendlichen gegenüber alternativen Maßnahmen (vgl. Tobler, 1986; Künzel-Böhmer, Bühringer, Janic-Konecyny, 1990; Botvin, 1996; Black et al., 1998).

Ursprünglich wurden diese Ansätze in den USA vor dem Hintergrund einer restriktiven Drogenpolitik („War On Drugs“) und auf Abstinenz ausgerichteter Drogenerziehungsprogramme für Jugendliche („Just Say No“ – Kampagnen) mit dem Ziel eines Widerstandstrainings gegenüber dem Gruppendruck Gleichaltriger entwickelt. Mittlerweile gibt es auch in Europa eine Vielzahl von Projekten und Konzepten, insbesondere im Bereich der Sucht-, Gewalt- und Aidsprävention, Sexualaufklärung und Gesundheitserziehung, die Peer-group-education-Ansätzen folgen. Die Art und Weise, wie diese Ansätze umgesetzt werden, unterscheidet sich jedoch zum Teil erheblich (vgl. Bauch, 1998); auch müssen der Hintergrund einer europäischen Drogenpolitik und einer „Suchtprophylaxe im europäischen Sinn“ (basierend auf dem Konzept der protektiven Faktoren, Lebenskompetenzförderung, Ursachenorientierung, der Kombination individueller und struktureller Ansätze, Suchtvorbeugung als gesamtgesellschaftlicher Aufgabe etc.) bei der Umsetzung im Rahmen suchtpräventiver Maßnahmen beachtet werden (vgl. Kranzler, 1999).

In der vorliegenden Abhandlung soll keine vollständige Diskussion wissenschaftlicher Theorien und Studien zum Peer-group-education Ansatz erfolgen. Dazu seien die Arbeiten von Springer und Uhl (1997), Bohrn (1997), Kern (1998), Svenson (1998), Bauch (1998), Glück (1998), Kranzler (1999) empfohlen. An Hand aktueller Literatur sollen jedoch ein Definitionsrahmen für Projekte und Konzepte sowie daraus abgeleitete Orientierungspunkte geschaffen werden.

PEER (= engl. Gleichwertiger, Gleicher, Ebenbürtiger)

beschreibt eine Person, die einer anderen gleichgestellt ist bzw. derselben sozialen Gruppe angehört, besonders in Bezug auf Alter, Stellung oder Status (Webster Dictionary, 1994) und lässt sich mit „Gleichaltriger“ übersetzen.

PEER-GROUP meint die „Freundesgruppe der etwa Gleichaltrigen, die Gruppe der Alterskameraden“ (Dorsch, 1994). Illichmann (1991) beschreibt Peer-group ergänzend als „eine Gruppe von Jugendlichen etwa gleichen Alters, weitgehend gleicher Gesinnung und meist auch sozialer Schicht“. Peergroups entwickeln sich spontan (Illichmann, 1982) ohne festes Gefüge, ohne feste Verbindlichkeit und die Anzahl der Mitglieder schwankt“ (Oerter, 1982). Kern (1998) unterscheidet die Verwendung des Begriffs „Peer-group“ im Sinne einer konkreten Kleingruppe („face to face“) – dies meint informelle Spiel- und Freundschaftsgruppen im Wohnmilieu oder im schulischen Kontext, auch „Cliquen und Banden“ – vom Sammelbegriff für alle Angehörigen der Altersklasse, die durch ähnliche soziale Lage und Problemverarbeitung (z.B. Kleidung und Körpersprache) gekennzeichnet sind.

1.1 Bedeutung der Peer-group

Die zunehmende Bedeutung der Peer-group mit dem Eintritt in die Pubertät bildet die Grundlage der Peer-group-education-Ansätze. Zusammenfassend werden der Peer-group folgende Entwicklungsfunktionen zugeschrieben (Oerter u. Dreher, 1995):

- Sie kann zur Orientierung und Stabilisierung beitragen und emotionale Geborgenheit gewähren. Insbesondere hilft sie das Gefühl der Einsamkeit zu überwinden.
- Sie bietet sozialen Freiraum für die Erprobung neuer Möglichkeiten im Sozialverhalten und lässt Formen von sozialen Aktivitäten zu, die außerhalb der Gruppe zu riskant wären.
- Sie hat eine wichtige Funktion in der Ablösung von den Eltern

und bietet Unterstützung durch die normierende Wirkung einer Mehrheit.
- Sie kann zur Identitätsfindung beitragen, indem sie Möglichkeiten zu Identifikation, Lebensstilgestaltung und Bestätigung durch Selbstdarstellung bietet.

Noack (1990) betrachtet die Peers als potente HelferInnen bei Entwicklungsproblemen. Sie sind mit vergleichbaren Schwierigkeiten konfrontiert, da sie im selben Stadium des Lebenszyklus stehen. In der Gleichaltrigkeit wird eine erleichternde Bedingung für Gleichberechtigung gesehen, in diesen Beziehungen kann soziale Kompetenz eingeübt werden.

Youniss (zitiert nach Kranzler, 1999) sieht den einzigartigen Charakter von Peer-Erfahrungen in der symmetrischen Reziprozität der Beziehungen zwischen Jugendlichen. Die Interaktion ist gekennzeichnet von Symmetrie, Gleichberechtigung, Komplementarität sowie wechselseitiger Kontrolle. Erwachsenenbeziehungen beschreibt er hingegen als komplementäre, asymmetrische und einseitige Machtbeziehungen.

Die Erfahrung von sozialer Sicherheit und Unterstützung ist u.a. ein wesentlicher Beitrag zur Ablösung von der Familie, stellt ins Gegenteil verkehrt jedoch ein beträchtliches Risiko für die weitere Entwicklung dar, wenn es zu einer offenen Ablehnung eines Einzelnen in der Peer-group kommt. Soziologische Studien weisen darauf hin, dass sich auch in Gleichaltrigengruppen hierarchische Strukturen ausbilden. Peer-groups können einen erheblichen Konformitätsdruck auf ihre Mitglieder ausüben, es erfolgen soziale Bewertungen der Einzelnen durch die Peer-group, die massiven Einfluss auf die Ausbildung des Selbstwertgefühls haben. Schließlich üben die Beziehungen zu Gleichaltrigen einen starken Einfluss auf die Ausbildung bestimmter Verhaltensweisen und Einstellungen aus. Dies gilt insbesondere auch für Drogengebrauchsmuster sowie den Konsum von Alkohol und Nikotin.

Die Bedeutung der Peer-group wird von verschiedenen Ansätzen der Peer-group-education genutzt, einige Suchtpräventionsprogramme beinhalten auch Standfestigkeitstrainings gegenüber sozialer Beeinflussung. Die Wirkung der Peer-group und Interaktionen in unterschiedliche Richtungen sollten jedoch in all diesen Ansätzen beachtet und ständig reflektiert werden, um nicht eine Umkehrung ins Gegenteil zu bewirken.

2 Peer-group-education

Vor allem auf PraktikerInnenebene werden unterschiedliche Begriffe verwendet, die auf eine Einbeziehung der Gleichaltrigengruppe für bestimmte Interventionen hinweisen:

Peer-group-education, peer counseling, peer-education, peer-Projekte, peer-support etc.

Carr (1994, zitiert nach Bohrn, 1997) definiert Peer-group-education sehr allgemein als „institutionalisierte Nutzung eines in unserer Gesellschaft typischen entwicklungspsychologischen Prozesses".

Für die Praxis lassen sich aus der internationalen Literatur vier deskriptive Kategorien auflisten (vgl. Svenson, 1998):

Der pädagogische Ansatz

In einem formalen Setting werden Informationen in einer ein- bis zweistündigen Präsentation unter Einbindung interaktiver Techniken vermittelt. Es besteht die Möglichkeit, dass Erwachsene an der Präsentation teilnehmen. Dieser Ansatz wird auch mit anderen Interventionen kombiniert.

Der niederschwellige Ansatz

Peer-Educators, die Eigenschaften oder einen bestimmten Lebensstil mit der Zielgruppe teilen, präsentieren nach ähnlichen Methoden wie beim pädagogischen Ansatz Inhalte, mit dem Ziel, das Bewusstsein für Suchtverhalten bei der Zielgruppe zu erhöhen.

Der Diffusionsansatz

Peer-Educators der gleichen sozialen Zugehörigkeit wie die Zielgruppe sollen Meinungen, Überzeugungen und wahrgenommene soziale Normen, die mit Risikoverhaltensweisen und Lebensstil verbunden sind, durch informelle Kommunikationswege beeinflussen.

Der gemeindeorientierte Ansatz

Geographische, ethnische, schulische oder religiöse Gemeinschaften stellen die Basis-Interventionen von Peer-Educators dar, die von bestimmten Erwachsenen verlässlich unterstützt werden.

In der Praxis der Suchtprävention werden meist unterschiedliche Kombinationen der verschiedenen Ansätze umgesetzt.

Eine weitere Unterscheidung ergibt sich auf Grund der Rolle der Peer-Educators. So wird mit **MultiplikatorInnen** gearbeitet, die auch andere als die eigene Peer-group durch Weitergabe von Information beeinflussen sollen, oder mit sogenannten **„Opinion leaders"**, die auf Grund von Beziehungen und ihrer meinungsbildenden Position in der eigenen Peer-group beeinflussen und Botschaften vermitteln.

Laursen und Morch (1998) unterscheiden weiters Peer-education-groups, die von Organisationen initiiert und unterstützt werden und selbstorganisierte Peer-education-groups auf Initiative von Jugendlichen, die ein gemeinsames Interesse an einer konkreten Situation zeigen. Bei der zweiten Form sind keine Erwachsenen involviert.

Im Rahmen dieser Abhandlung wird weiterhin der Begriff Peer-group-education verwendet. Nach Kleiber und Pforr sollen Gruppen von Adressaten erreicht werden, offen bleibt, ob Einzelne oder Gruppen von MultiplikatorInnen aktiv werden.

Die beschriebenen und im Vorfeld erhobenen Projekte sind alle von bestimmten Institutionen initiiert, verfolgen die vielfältigen Ziele von Suchtvorbeugung, kombinieren nach Svenson (1998) den pädagogischen, niederschwelligen und Diffusionsansatz, finden hauptsächlich im schulischen Kontext statt und arbeiten in erster Linie mit Opinionleaders, wobei diese in einzelnen Fällen, z.B. bei Präsentationen in anderen Peer-groups – auch zu MultiplikatorInnen werden können. Auf Grund des schulischen Kontextes ergeben sich als verbindende Merkmale der Peer-groups die Altersstufe, die Schulklasse sowie die Ausbildungsform.

Nach diesen Klärungs- und Definitionsversuchen folgt im nächsten Kapitel eine bildhafte Darstellung von Peer-group-education mit ihrer Einbindung in suchtpräventive Ziele und Maßnahmen und den dabei möglicherweise auftretenden Schwierigkeiten.

3 Peer-group-education als jugendadäquater Ansatz in der Suchtprävention

3.1 Suchtvorbeugung und jugendliche Entwicklung: eine Bootsfahrt mit Hindernissen

Jugendliche stellen eine der Hauptzielgruppen von Suchtvorbeugung dar, weil sie einerseits im Sinne des Vordenkens die Erwachsenen- und Elterngeneration von morgen sind. Andererseits begegnen ihnen auf Grund ihrer besonderen Lebenssituation – vergleichbar mit einer Überfahrt vom Ufer des Kind-Seins zum Ufer des Erwachsen-Seins – vielfältige Entwicklungsaufgaben (vgl. Oerter u. Dreher, 1995). Diese Aufgaben sind in manchen Fällen am einfachsten durch ausweichendes oder missbräuchliches Verhalten zu bewältigen, das sich unter bestimmten Umständen manchmal zu einer Sucht weiterentwickeln kann. In dieser Lebensphase besteht noch eine große Offenheit gegenüber alternativen Lösungsmöglichkeiten; dies lässt Jugendliche als Zielgruppe für Suchtvorbeugung interessant werden.

Bleiben wir beim Bild der Jugendlichen, die unterwegs sind – in einem Boot vom Ufer des Kind-Seins zum Ufer des Erwachsen-Seins. Der Kurs ist nicht genau festgelegt, das Ziel ist mehr oder weniger attraktiv. In diesem Meer sind nicht einzelne Jugendliche unterwegs, sondern eine große Gruppe von Gleichaltrigen, die sich vor die Aufgabe gestellt sehen, sich innerhalb dieses Konvois eine anerkannte Position zu verschaffen.

Ein Leuchtturm am anderen Ufer – Symbol für die Erwachsenenwelt – bietet Orientierung. Erwachsene sind also gefordert, durch ihr gelebtes Vorbild das andere Ufer attraktiv zu machen. Jugendliche, deren Bild vom Erwachsen-Sein ausschließlich aus viel Arbeit, Missmut, Ernst des Lebens, Sich-Anpassen, wenig Spaß und wenig Abenteuer besteht, wird wenig Interesse aufbringen, dorthin zu gelangen.

Den Jugendlichen begegnen auf ihrer Überfahrt unzählige große Wellen und Wogen in Form von Entwicklungsaufgaben, die manchmal drohen, das Boot zum Kentern zu bringen. Unter den hohen Wellen verbergen sich auch Riffe, auf die besonders geachtet werden muss. Solche Hindernisse stehen für spezielle Anforderungen, die die Jugendlichen bewältigen müssen, wie z.B. ihre Geschlechterrolle zu definieren. Was heißt es für mich, ein Mann, eine Frau zu sein? Wie kann ich diese Aufgabe als Junge oder als Mädchen für mich befriedigend lösen?

Es ist bekannt, dass Jugendliche im Laufe dieser turbulenten Überfahrt manchmal jene kurzfristigen Lösungen wählen, die ihnen permanent durch Werbung und Medien als Insel des Glücks angeboten werden. Solche Inseln können verschiedene Substanzen oder Verhaltensweisen sein, die verwendet werden, um sich nicht weiter mit diesen Aufgaben auseinandersetzen zu müssen. Problematisch wird es, wenn auf diesen zum Teil sehr einsamen Inseln allzu lange verweilt wird, oder darauf vergessen wird, dass es noch ein Boot gibt, mit dem man weiterfahren kann. Dann besteht die Gefahr einer Suchtentwicklung.

Für die Suchtvorbeugung gilt es, Jugendlichen Vorbild, Orientierung und Begleitung auf ihrer Überfahrt sowie Hilfe in der Bewältigung der Wogen anzubieten und das Erwachsen-Sein attraktiv zu machen. Inseln, auf die man unterwegs trifft, sind Teil des Lebensmeeres, an denen man anlegen kann, um dann wieder weiterzufahren. Das Ufer der Erwachsenenwelt sollte so gestaltet sein, dass es Jugendlichen möglich gemacht wird, dort ohne große Risiken anzulegen. „Sumpfgebiete“ an diesem Ufer – wie Arbeitslosigkeit, absolute Leistungsorientiertheit, fehlende Rituale für Übergänge, Umweltbelastung etc. – gilt es im Sinne struktureller Suchtvorbeugung trocken zu legen.

3.2 Peer-group-education: manche Lampen leuchten heller

Häufig macht es dichter Nebel über diesem Lebensmeer den Jugendlichen unmöglich, das andere Ufer oder einen Leuchtturm zu sehen. Vielleicht führt die Unattraktivität des neuen Ufers dazu, dass Jugendliche dem Leuchtturm keinen Glauben schenken, ihm nicht vertrauen. Viel näher und heller sind die Bootslampen der anderen Jugendlichen, die ebenfalls unterwegs sind, die nebenan, hautnah mit den gleichen Wellen kämpfen, die verstehen, was es heißt, allein in diesem Boot unterwegs zu sein. Viel leichter fällt es, sich am Licht ihrer Bootslaternen zu orientieren, ihrem Kurs zu folgen, der vielleicht nicht immer direkt zum Ufer des Erwachsen-Seins führt.

Peer-group-education versucht die Tatsache zu berücksichtigen, dass für die meisten Jugendlichen während einer bestimmten Zeit dieser Überfahrt die kleinen Bootslaternen der anderen Jugendlichen eine viel größere Bedeutung haben als ein noch so starker Leuchtturm am Ufer.

Peer-group-education heißt, „opinion leaders" – die tonangebenden, meinungsbildenden Jugendlichen einer Sozialgruppe – über ein bestimmtes Thema zu informieren, sie vor allem zu sensibilisieren und ihnen Erfahrungen zu ermöglichen, die ein breites Spektrum an Handlungsalternativen beinhalten und die sie auf Grund ihrer bereits vorher vorhandenen Vorbildfunktion in ihrer Gruppe an Gleichaltrige weitergeben.

Übertragen auf das Bild der Boote bedeutet dies, dass sich Jugendliche bei ihrer Überfahrt nicht an den letzten, langsamsten oder ältesten Booten orientieren, sondern an den ersten Booten, vielleicht an den Booten mit einer besonders hellen Lampe, Booten, die auf Grund besonderer Ruderleistungen eine bestimmte Position haben. In Gruppen von gleichaltrigen Jugendlichen gibt es Leader-Figuren, die besondere Merkmale und Eigenschaften aufweisen und für verschiedene Lebensbereiche bestimmend sind. In Peer-group-education-Projekten wird gemeinsam mit diesen Jugendlichen wie auf einer Seekarte ein Weg eingezeichnet, um die anfallenden Aufgaben zu bewältigen. Diesen Weg gehen die Jugendlichen alleine, Umwege sind dabei erlaubt. Sie behalten die Orientierung und aus diesem Grund folgen ihnen die anderen Jugendlichen.

Ein großer Kritikpunkt dieses Ansatzes bezieht sich auf die Gefahr, Jugendliche als kleine LehrerInnen oder ExpertInnen loszuschicken, um Gleichaltrige zu „bekehren" und zu „belehren" oder sogar als „SuchtberaterInnen" die Verantwortung für Probleme der anderen zu übernehmen. Es ist überaus wichtig, dass Jugendliche in solchen Projekten Jugendliche bleiben können und nicht einfach als Miniaturausgaben der Leuchttürme im Meer aufgestellt werden.

Peer-group-education heißt also mehr als Jugendliche zu informieren und sie als WissensvermittlerInnen einzusetzen. Peer-group-education bedeutet soziale Einflussnahme auf Grund bestimmter Gruppenpositionen in Form alltäglicher Sozialkontakte.

4 Erfahrungen

In einem Erfahrungsband zur suchtpräventiven Peer-group-education im Schulbereich wurden insgesamt 30 Praxisprojekte aus 10 europäischen Ländern erhoben (vgl. Kahr, 1999). Folgende Möglichkeiten und Grenzen dieses Ansatzes wurden von den Projektverantwortlichen genannt:

4.1 Möglichkeiten und Grenzen von Peer-group-education

Möglichkeiten

- Altersadäquate Suchtvorbeugung durch Mitbeteiligung der Zielgruppe, ihrer Lebenssituation, ihrer direkten Umwelt und Kultur.
- Jugendliche werden aktiviert und ihre Lebensformen wertgeschätzt.
- Langfristige, auf Mit- und Eigenverantwortlichkeit aufbauende Perspektiven.
- Einbindung aller Schulpartner.
- Suchtvorbeugung kann Teil des Schulalltags werden.
- Nutzung und Vernetzung aller vorhandenen Ressourcen, um Sucht zu begegnen.
- Die Zusammenarbeit von Erwachsenen mit Erfahrungsvorsprung und Jugendlichen mit Kompetenzvorsprung kann eine ganz besonders spannende Form des Zusammenlebens provozieren.
- Kann als Einstieg in die Suchtprävention dienen, der Ansatz erlaubt ein Engagement nach Mass.
- Multiplikation der Präventionsarbeit.

Grenzen

- Überforderung von Jugendlichen.
- Intensive Begleitung ist notwendig, oft fehlt die Unterstützung von Erwachsenen.
- Mangelnde Abgrenzung primärer und sekundärer Suchtprävention.
- Lehren ist nicht Aufgabe der Jugendlichen.
- Die Schulklasse ist keine frei gewählte Gruppe.
- Schwankende Motivation der Jugendlichen.
- Erfordert großes Abstraktionsvermögen von den Jugendlichen.

- Gefahr der Manipulation der Jugendlichen durch die Erwachsenen.
- Skepsis in Bezug auf die ungewöhnliche Form der Auseinandersetzung.
- Reduktion auf den Ansatz der Peer-group-education als einzige suchtpräventive Maßnahme.
- Hoher organisatorischer, zeitlicher und finanzieller Aufwand.
- Fehlende Evaluation.

4.2 Orientierungspunkte für zukünftige Projekte

4.2.1 Ethische Grundhaltungen

Die Achtung der Erwachsenen vor den Jugendlichen, ihrer Peergroup, ihren Kommunikationsstrukturen, ihrer Werte und Normen sind Voraussetzung für von gegenseitigem Respekt getragene Begegnungen und schaffen Bedingungen, die missbräuchlichen Eingriffen und der Manipulation der Jugendlichen vorbeugen. Die Einbindung der Zielgruppe in Planung und Reflexion, die Offenlegung von Zielen, ein Abfragen des Bedarfes berücksichtigt den Ansatz der Partizipation, weil die Inhalte von den Jugendlichen aktiv mitbestimmt werden können.

4.2.2 Beziehung Trainer und Peerleader

Peer-group-education lebt von Beziehungen – den Beziehungen der Jugendlichen untereinander und ihren Beziehungen zu Erwachsenen im Spannungsfeld unterschiedlicher gegenseitiger Rollenerwartungen.

Die Beziehung zwischen Trainer und Peer-Leader bietet viele Möglichkeiten der Begegnung und gegenseitigen Lernerfahrung. Sie ist bewusst und aktiv von beiden Seiten zu gestalten, Rollen und Erwartungen sind zu klären. Einstimmig wird von den befragten Projektverantwortlichen die Bedeutung einer regelmäßigen Begleitung der Jugendlichen hervorgehoben – weniger im Sinne einer Kontrolle des Weitergegebenen als mit dem Ziel einer persönlichen Unterstützung.

Die Aufgaben der Trainer in einem Peer-group-education-Projekt gehen weit über die Durchführung von Peer-Trainings hinaus. Begleitung und Unterstützung in der Entwicklung eigener Ideen sind erforderlich, die Schaffung von Kommunikationsforen zur Auseinandersetzung mit dem Thema, Motivation, Rückmeldung, Ermutigung und emotionaler Beistand bis hin zu Unterstützung bei persönlichen Fragestellungen. Die Arbeit in gemischtgeschlechtlichen Trainerteams hat sich dabei als günstig erwiesen.

Finanzielle und personelle Ressourcen sind im Vorhinein abzuklären. An dieser Stelle muss unter Berücksichtigung der oben genannten Unterstützungsaufgaben die Frage nach den Beziehungskapazitäten der Trainer und ProjektkoordinatorInnen gestellt werden.

4.2.3 Ablauf von Peer-group-education-Projekten: wer trägt die Verantwortung wofür?

Suchtprävention ist eine gesamtgesellschaftliche Aufgabe und soll und darf nicht als Aufgabe einiger weniger Jugendlicher gesehen werden.

Peer-group-education ist ein spezieller Ansatz, der die Besonderheiten des Jugendalters beachtet. Er sollte nicht lediglich als Multiplikation von Inhalten und Methoden verstanden werden, sondern als eine Form primärer Suchtvorbeugung, die bestimmte Rahmenbedingungen und parallel dazu andere suchtpräventive Strategien braucht.

Die Motivation von Jugendlichen verändert sich, und diese „Natur" des Jugendalters sollte ihren Platz im Projekt haben. Erwachsene tragen die Hauptverantwortung für die kontinuierliche Fortsetzung des Projektes. Jegliche Form der Bewertung des Projektes – vor allem durch Außenstehende – sollte nicht zu einer einseitigen Bewertung der Jugendlichen führen.

Wird ein Projekt von mehreren Verantwortlichen gemeinsam getragen, so gilt dies auch für Lob, Kritik und die Übernahme der Verantwortung für Erfolge und Misserfolge.

Beispielhaft soll im Folgenden der Projektablauf des steirischen Peer-group-education-Projektes „SAS – Schüler auf der Suche nach alternativen Lösungsstrategien" dargestellt werden:

1. Projektvorstellung – Information der Schule
2. Schriftliche Anmeldung durch die Schule
3. Erstes Gremiumstreffen (Steuergruppe des Projektes)
4. Kurzinformation in der pädagogischen Konferenz
5. Peerauswahl
6. Elterninformationsabend
7. Peerausbildung (1.+2. Teil)
8. Beginn der Peeraktivitäten (Workshops, Gespräche, Aktionstage)
9. Laufende Gremiumstreffen mit allen Schulpartnern
10. Regelmäßige Reflexionstage mit Peers

4.2.4 Einbindung von LehrerInnen, JugendarbeiterInnen und Eltern: Peer-group-education braucht viele PartnerInnen

Zusammenfassend streichen alle Projektverantwortlichen die Bedeutung der Einbindung von LehrerInnen bzw. JugendarbeiterInnen besonders hervor. Diese Einbindung reicht von schriftlicher oder persönlicher Information, über Fortbildungsangebote bis zu sehr klar definierten Rollen im Projekt, die die Übernahme bestimmter Aufgaben vorsehen. Diese Aufgaben reichen von der Auswahl der Jugendlichen, deren Begleitung und persönlicher Unterstützung im Bedarfsfall bis zur Mitarbeit in den Trainings.

4.2.5 Die Auswahl der Jugendlichen

Folgende Kriterien wurden von den ProjektleiterInnen am häufigsten genannt und können als grundlegende Merkmale zur Auswahl der Opinion Leader gesehen werden:

Interesse
Freiwilligkeit
Anerkannter Platz in der Peer-group
Rhetorische Fähigkeiten
Zuhören können
Durchsetzungsvermögen
Gleichwertige Verteilung männliche/weibliche Jugendliche

Weitere spezielle Kriterien können mit der Peer-group festgelegt werden. Diese Einbindung kann Neid und einer möglichen Außenseiterrolle auf Grund von ExpertInnentum vorbeugen.

4.2.6 Rolle und Auftrag der Peer-Leader

Präsentationsaufträge an die Peer-Leader haben Vorteile, z.B. stärkere Strukturierung, klarere Rollendefinition, neue Lernfelder, verbesserter Selbstwert über das Produkt, aber auch Nachteile, wie: Leistungsstress, „unechte“ Expertenschaft, ev. Manipulation der Jugendlichen. In einigen Projekten steht es den Jugendlichen frei, ob sie über Gespräche, Folder oder Aktionen auch Inhalte und Erfahrungen der Trainings weitergeben.

5 Evaluation: was wirkt in der Peer-group-education?

Der Ansatz der Peer-group-education hat sich zunächst ohne große Beweise für seine Wirksamkeit in verschiedensten Präventionsbereichen sehr rasch durchgesetzt und eine weite Verbreitung gefunden. Zunehmend wird jedoch die Frage nach Wirksamkeitsnachweisen gestellt. Die Fragestellungen sind unterschiedlich und reichen von Wirksamkeitsüberprüfung über den Nachweis der Veränderung der Rollen der Jugendlichen bis hin zur Prozessevaluation. Die bekannten Schwierigkeiten bei der Überprüfung der Wirkung präventiver Maßnahmen gelten natürlich auch für diesen Ansatz. Trotzdem wird von PraktikerInnen der Bedarf nach wissenschaftlicher Begleitung der Projekte formuliert. Entsprechende Ergebnisse stellen wichtige Rückmeldungen für PraktikerInnen dar und sind bedeutende Hinweise für eine mögliche Entwicklung gemeinsamer Qualitätskriterien.

Der Faktor Zeit muss bei einer wissenschaftlichen Begleitung besonders beachtet werden. Peer-group-education ist eine langfristig angelegte präventive Maßnahme und lässt sich meist nicht in die Einjahreszyklen der Wirksamkeitsüberprüfung mancher Auftraggeber einordnen.

5.1 Fragestellungen für PraktikerInnen

Folgende Fragestellungen sollten auch für die Evaluation von Bedeutung sein und in der Wahl der Evaluationsmethode Beachtung finden:

- Welche Botschaften sollen transportiert werden?
- Wer definiert diese?
- Fragestellungen von PraktikerInnen
- Wie lange dauert ein möglicher Transfer in die Peer-group?
- Wann und wie kann dieser nachgewiesen werden?
- Welche Zielgruppen werden in welcher Form eingebunden?
- Welche Systemebenen sind zu beachten?
- Die Rolle der Jugendlichen unterliegt ebenso wie das gesamte Projekt einer ständigen Wandlung – wie kann dieser Faktor berücksichtigt werden?

Der Ansatz der Peer-group-education geht von bestimmten Gegebenheiten in sozialen Gruppen aus, nutzt deren Entwicklung und Wirkung und kann aus diesem Grund nicht abgelöst von einem kulturellen Kontext, der Zielgruppe und ihrem Lebensraum gesehen werden. Wie auch bei anderen Projekten ist es für diesen Ansatz wichtig, den Auftrag und die Motivation der Beteiligten abzuklären. Eignet sich doch gerade die Peer-group education auf Grund der Notwendigkeit einer intensiven Begleitung nicht für eine flächendeckende Umsetzung. Dies ist sowohl AuftraggeberInnen als auch potentiellen Projektpartnern offen zu legen.

PraktikerInnen in der suchtpräventiven Peer-group-education

stellen sich ähnliche Fragen. Eine intensive und regelmäßige kollegiale Vernetzung und ein kritischer Austausch können sowohl regional als auch europaweit wesentliche Beiträge zu einer Qualitätssicherung und einer Weiterentwicklung der Peer-group-education mit ihren unterschiedlichen Zielsetzungen leisten.

5.2 Evaluation des euro-peers Projekts

1996 wurde von zehn europäischen Ländern (Österreich: Projektstandorte Linz und Graz) gemeinsam das Projekt „Europeers – Wege zur Lebenskompetenz" umgesetzt und vom Institut für Suchtforschung Zürich wissenschaftlich begleitet. Neben der europäischen Netzwerkentwicklung wurde die Erreichung der Projektziele auf Ebene der Jugendlichen und Lehrpersonen mittels Fragebogen erhoben. Die Peers und ihre Schulklassen wurden zweimal – einmal vor Peerauswahl und zwei Monate nach den Präsentationen der Peers in den Schulklassen – in Bezug auf ihre Einstellungen und Haltungen gegenüber dem Thema Sucht und Vorbeugung befragt. Zeitgleich mit der zweiten Befragung der SchülerInnen beantworteten die KlassenlehrerInnen einen Fragebogen zur Einschätzung des Klassenklimas und der Veränderung hinsichtlich der Themen, die in den Trainings mit den Peers behandelt wurden.

Bei den SchülerInnenbefragungen zeigt sich, dass viele Einstellungen und Überzeugungen der SchülerInnen bereits den heute gängigen Meinungen in der Suchtprävention entsprechen. Vor diesem Hintergrund erstaunt es nur wenig, dass sich die Aussagen der SchülerInnen von der ersten zur zweiten Befragung nur geringfügig verändert haben.

Die Lehrkräfte wurden nach ihrer Einschätzung hinsichtlich einer Veränderung in den Bereichen Selbstbewusstsein, konstruktive Konfliktbewältigung, Umgang mit Problemen, Wissen über die Hintergründe und Entstehungsbedingungen von Suchtprozessen, Fähigkeit, dem Gruppendruck zu widerstehen sowie Klima in der Gesamtklasse befragt.

Die Gruppe der Peers zeigte in allen Bereichen die deutlichste positive Veränderung.

Das Klassenklima hat sich insgesamt positiv verändert. Der Transfer in den Klassen erfolgte vor allem auf der Wissensebene. Diesbezüglich ist besonders die kurze Experimentalzeit von lediglich 2 Monaten hervorzuheben.

Das steirische SAS-Projekt wurde 1998/99 im Rahmen einer Diplomarbeit an der Universität Graz hinsichtlich der Beurteilung des Themas und des Projekts, der Stellung der Peers in der Klasse und der Bewertung der Workshops evaluiert. 484 SchülerInnen aus

22 Klassen, in denen das Projekt innerhalb der letzten 6 Monate oder länger stattfand, wurden mittels Fragebogen befragt.

75% der Befragten beurteilen die Projektidee positiv, 77% der HauptschülerInnen halten es für das eigene Leben wichtig. Die anfänglich intensive Projektbetreuung spiegelt sich in den Antworten wider: je kürzer die Projektlaufzeit, umso positiver die Beurteilung. Die Meinung der Peers wird in Suchtfragen und teilweise bei Konflikten geschätzt, im Freizeitverhalten hat sie keinen Einfluss.

66% der Befragten bejahen, dass wichtige Dinge über Sucht sehr gut vermittelt wurden.

42% geben an, sich nach dem Workshop Gedanken gemacht zu haben.

25% geben an, Neues über Sucht erfahren zu haben.

Literatur

Bauch J (1997) Peer-Education und Peer-Involvement. Ein neuer Königsweg in der Gesundheitsförderung? Prävention. Zeitschrift für Gesundheitsförderung 20 (2)

Black D R, Tobler N S, Sciaccia J P (1998) Peer Helping/Involvement An Efficacious Way to Meet the Challenge of Reducing Alcohol, Tobacco, and Other Drug Use Among Youth? Journal of School Health 68 (3)

Bohrn K (1997) „Peer-education" in Österreich. Eine Übersicht über innovative Projekte und Initiativen in der Präventionsarbeit. Wien, Bundesministerium für Umwelt, Jugend und Familie

Botvin G J (1996) Substance Abuse Prevention Through Life Skills Training. In: Peters RH, McMahon R (eds) Preventing childhood disorders, substance abuse and delinquency. Thousand Oaks Sage Publications, pp 215–240

Bühringer G, Künzel J (1998) Evaluating preventive intervention in Europe. In: European Monitoring Centre for Drugs and Drug Addiction (ed), Evaluating Drug Prevention in the European Union. Lisbon EMCDDA, S 15–30

Dobler-Mikola A, Massenbach K von, Müller V (1998) euro peers – Wege zur Lebenskompetenz. Bericht einer praxisnahen Evaluation. In: Landschaftsverband Westfalen – Lippe (Hrsg) euro peers. Ein internationales Praxisprojekt zur peer-group-education. Westfalen Lippe, Landschaftsverband

Glück W (1998) „Teenager-teaching" – was soll das? Prävention. Zeitschrift für Gesundheitsförderung 21 (2): 58–60

Harvey M (1996) What is peer education? In: Milner S, Tyson P (eds) Peer Education – from thought to action. Conference report. Newcastle University of Northumbria, pp 7–11

Kahr C (1999) Peer group education – Manipulation oder Partizipation? Ein Erfahrungsband zur Peer group education in der europäischen Suchtprävention. In: Landschaftsverband Westfalen-Lippe (Hrsg) Europäisches Netzwerk für praxisorientierte Suchtprävention

Kern W (1998) Grundlagen der peer-group-education. Unveröffentlichtes

Manuskript der internationalen Fachtagung „Moving Peers“ 16.–17. 7. 1998 in Obertrum, Salzburg

Kleiber D, Pforr P (1996) Peer-involvement. Ein Ansatz zur Prävention und Gesundheitsförderung von Jugendlichen für Jugendliche. Dokumentation der 1. Europäischen Fachtagung „Sexualaufklärung für Jugendliche“. Köln, BZgA

Kranzler L (1999) Peer-Education als Möglichkeit der Suchtprävention für Jugendliche. Evaluation eines Peer-Education Projektes. Diplomarbeit, Salzburg. Naturwissenschaftliche Fakultät der Universität Salzburg

Künzel-Böhmer J, Bühringer G, Janik-Konecny T (1993) Expertise zur Primärprävention des Substanzmissbrauchs. Baden Baden, Nomos Verlag

Landschaftsverband Westfalen-Lippe (Hrsg) (nnnn) euro peers. Ein internationales Praxisprojekt zur peer-group-education. Westfalen-Lippe, Landschaftsverband

Noack P (1990) Jugendentwicklung im Kontext. Zum aktiven Umgang mit sozialen Entwicklungsaufgaben in der Freizeit. München, Psychologie Verlagsunion

Oerter R, Dreher E (1995) Jugendalter. In: Oerter R, Montada L (Hrsg) Entwicklungspsychologie. Weinheim, Psychologie Verlagsunion.

Springer A (1997) Europäische Perspektiven der Primärprävention des Substanzmissbrauchs. Wiener Zeitschrift für Suchtforschung 20 (3/4): 87–92

Springer A, Uhl A (1995) Primärprävention des Drogenmissbrauchs und ihre Evaluation. Erfassung der österreichischen Situation und Diskussion der Rahmenbedingungen in Europa und USA. Wien, Ludwig-Boltzmann-Institut für Suchtforschung im Auftrag des Bundesministeriums für Unterricht und Kunst

Svenson G (1998) Europäischer Leitfaden zu Aids-Peer Education für Jugendliche. Internet: www.europeer.lu.se/html/guidelines_german01.html.11.09.1998

Tobler N (1992) Drug prevention programs can work research findings. Journal of Addictive Diseases 11 (3): 1–28

Youniss J (1994) Children`s Friendship and Peer Culture Implications for Theories of Network and Support. In: Nestmann F, Hurrelmann K (eds) Social Networks ans Social Support in Childhood an Adolescence . Berlin, Walter de Gruyter, pp 75–88

Suchtvorbeugung und Jugendarbeit – Chancen und Grenzen einer Kooperation

Max Foissner

1 Suchtvorbeugung

Die Aufgabenfelder der Suchtvorbeugung sind, wenn man sowohl die primärpräventiven als auch die sekundärpräventiven Aspekte mit einbezieht, im Bereich zwischen den Polen Gesundheitsförderung und problemorientierter Intervention anzusiedeln.

Primärprävention hat dabei sehr viele Berührungspunkte mit Gesundheitsförderung und arbeitet in weiten Teilen mit den selben Methoden wie diese; d.h. sie hat Kompetenzentwicklung, ressourcenorientierte Weiterentwicklung des Einzelnen sowie die Stärkung von protektiven Faktoren zum Ziel. Im Unterschied zur Gesundheitsförderung strebt sie dies allerdings in einem suchtbezogenen Kontext an.

Sekundärprävention setzt bei bestehenden Problemen und beim Konsumverhalten an. Sie steht damit in der Nähe der Problemintervention und bedarf somit auch anderer Methoden als die Primärprävention. Durch Früherkennung und Frühintervention soll Risikominimierung und Schadensbegrenzung erreicht werden. Da nicht jeder Konsum automatisch ein Problemkonsum ist, kann man in diesem Zusammenhang auch von Risikooptimierung sprechen.

Im Gegensatz zur Primärprävention steckt im Bereich der Sekundärprävention sowohl die theoretische als auch die praktische Auseinandersetzung noch überwiegend in den Kinderschuhen. Dies äußert sich an der geringen Anzahl von sekundärpräventiven Projekten und am fast vollständigen Fehlen von Literatur und wissenschaftlichen Studien. Wichtige Gründe für diesen Mangel sind meines Erachtens, dass einerseits klassische Drogeneinrichtungen die Arbeit mit gefährdeten Jugendlichen und ExperimentiererInnen meist nicht zu ihrem Aufgabenbereich zählen und andererseits die PräventionsexpertInnen den mühsam erkämpften, aber mittlerweile doch relativ gesicherten Boden der Primärprävention nicht gerne verlassen.

2 Jugendarbeit

Jugendarbeit bewegt sich in ihrer ganzen Bandbreite zwischen den beiden Polen Freizeitgestaltung und Beratung. Erstere umfasst alle Unternehmungen, die die Persönlichkeit und die Entwicklung Jugendlicher fördern, seien sie nun kreativer, sportlicher, technischer oder musischer Natur. Im Rahmen der Beratung finden sich wiederum alle unterstützenden und problembezogenen Aktivitäten von der klassischen Jugendsozialarbeit bis hin zur Mobilen Jugendarbeit. Ähnlich wie bei primärer und sekundärer Suchtprävention überschneiden sich die beiden Bereiche und die Übergänge sind fließend.

Verbandliche Jugendarbeit, die hier nur am Rande erwähnt werden soll, ist sicherlich zum ersten Bereich zu zählen. Die suchtpräventive Relevanz von Sportvereinen, Feuerwehrjugend oder Musikvereinen – um willkürlich einige Beispiele zu nennen – ist sehr unterschiedlich und hängt stark von den pädagogischen Zielen der aktiven Personen ab. So kann sich z.B. in der Jugendgruppe einer freiwilligen Feuerwehr durchaus auch eine suchtfördernde Dynamik entwickeln, wenn der Alkoholkonsum das einzig verbindende Element ist und sonst keine gemeinsamen Ziele vorhanden sind. Umgekehrt kann die Mitarbeit in einer solchen Gruppe durch die gemeinschaftliche Auseinandersetzung mit einer Aufgabe auch ein wesentlicher Beitrag zur Persönlichkeits- und Kompetenzentwicklung eines Jugendlichen und damit suchtpräventiv wirksam sein. In diesem Sinne ist manches, was in Vereinen speziell im ländlichen Raum passiert, eine wichtige Ressource für Jugendliche und sollte von Seiten der Suchtvorbeugung auch unterstützt werden.

Ins Zentrum meiner Überlegungen möchte ich in weiterer Folge Initiativen der außerschulischen „Offenen Jugendarbeit“ stellen. Die Aktivitäten in Jugendzentren, Jugendkulturhäusern und ähnlichen Einrichtungen sind der Freizeitgestaltung zuzuordnen. Angebote wie Mobile Jugendarbeit, aufsuchende Kinder- und Jugendarbeit, Streetwork, Jugendtelefone, Jugendheime und integrative Modelle der Jugendarbeit widmen sich sowohl dem Freizeit- als auch dem Beratungsbereich.

Viele der Aktivitäten in Jugendeinrichtungen – und dies nicht nur im Bereich der Freizeitgestaltung – sind auch im Sinne primärer Suchtprävention von Bedeutung und als gesundheitsförderlich einzustufen. Dies soll hier in aller Deutlichkeit festgehalten werden, um darauf hinzuweisen, dass bestehende Aktivitäten entsprechend wertgeschätzt werden sollten.

Suchtprävention in der Jugendarbeit muss sich aber davon abgrenzen, dass alle (freizeit)pädagogischen Angebote als „suchtpräventive Pädagogik" etikettiert werden. Berührungsängste von Seiten der JugendarbeiterInnen gibt es dann, wenn PräventionsexpertInnen für sich in Anspruch nehmen, die „besseren" JugendarbeiterInnen zu sein. Es kann nicht darum gehen, JugendarbeiterInnen zu zeigen, wie wichtig Outdoor-Aktivitäten für ihr Klientel sind und wie cool diese Graffiti-Sprayen findet. Attraktive und zeitgemäße Jugendarbeit, die an den Lebenslagen der Kids orientiert ist, ihre individuellen Kompetenzen entwickeln hilft und emotionale Bindungen zulässt, ist als **eine** Basis der Suchtprävention zu etablieren. Ziel muss sein, die JugendarbeiterInnen in ihren pädagogischen und gesundheitsförderlichen Initiativen zu ermutigen und sie dabei zu unterstützen, auch sucht(mittel)spezifische Akzente zu setzen. Auf diesem Weg könnte durch eine sinnvolle Ergänzung von Jugendarbeit und Suchtvorbeugung das oft ramponierte Image von Jugend(freizeit)arbeit sowohl nach innen als auch nach außen aufgewertet werden.

3 Suchtpräventive Möglichkeiten der Jugendarbeit

Was kann Jugendarbeit konkret tun, um bei den betreuten Jugendlichen Wachstum anzuregen und zu unterstützen? Wie kann Suchtvorbeugung in den pädagogischen Alltag von Jugendeinrichtungen integriert werden?

Diese Integration ist nicht zuletzt deshalb notwendig, da es für externe SuchtpräventionsexpertInnen schwierig ist, den notwendigen kontinuierlichen Kontakt zur Zielgruppe der Jugendlichen zu halten.

Dazu möchte ich einige der klassischen Angebote der Jugendarbeit ohne Anspruch auf Vollständigkeit skizzieren und anschließend ihre suchtpräventiv relevanten Aspekte diskutieren. Ziel dieses Unterfangens ist es, jenseits von Abstinenz- und Akzeptanz-Paradigma Möglichkeiten zu analysieren, die für Jugendliche attraktiv und zugleich hilfreich im oben genannten Sinne sind.

Zu nennen sind in diesem Zusammenhang Aktivitäten wie gemeinsame Ferienfahrten, Wochenendausflüge, Burschen- oder Mädchen-Camps etc. Diese Angebote werden eher in Bezirken oder Stadtteilen von Bedeutung sein, in denen sich die Eltern bzw. die Mütter solche Urlaube nicht leisten könnten. Die Vielfalt solcher

Aktivitäten und die damit verbunden Erlebnis- und Erfahrungsintensität ermöglichen es den Jugendlichen, ihre Bedeutung und ihr Können hautnah zu erfahren und dabei die eigene Leistungsfähigkeit in der Bewältigung von Alltagssituationen zu erleben. Auch Sinnfragen und andere Inhalte, die im Alltag der Jugendeinrichtung schwer bis unmöglich zu thematisieren sind, entwickeln sich z.B. bei einem Lagerfeuer in der freien Natur oft spontan: wie sind die Sterne entstanden; wo kommen wir her und wo gehen wir hin; warum trinkt mein Vater so viel; warum verstehen mich meine Eltern nicht; wieso stehen die Mädels immer auf ältere Burschen etc.

Der Zugang auf dieser sensibilisierten Ebene ermöglicht den Jugendlichen und ihren BetreuerInnen oft eine völlig neue und intensivere Form der Kommunikation, die auch im Alltag noch wirksam bleiben kann.

Ein weiterer positiver (Neben-)Aspekt ist, dass durch die vielen gemeinsamen Erlebnisse die Beziehungen innerhalb der Gruppe intensiviert werden, aber auch die Verbundenheit mit der Einrichtung und den BetreuerInnen gefestigt wird. Dies schafft auch für den Alltag in der Einrichtung günstige emotionale Bedingungen.

Erfahrungsgemäß ist der Konsum von legalen oder illegalen Drogen bei solchen Aktionen immer wieder Thema und so kann es auch passieren, dass z.B. einmal „einer über den Durst" getrunken wird. Aber da der Konsum in diesem Setting meist nicht als Ersatz für Sinnleere und Langeweile dient, bekommt er damit auch einen ganz anderen Stellenwert.

Von den BetreuerInnen muss darauf geachtet werden, dass der Konsum nicht zum zentralen Gruppengeschehen wird. Diese nicht auf strikte Abstinenz ausgerichtete Vorgangsweise verlangt klarerweise von den BetreuerInnen ein hohes Ausmaß an Aufmerksamkeit für den Gruppenprozess und viel Flexibilität in ihren Reaktion.

Wolfgang Harm, ein erfahrener Praktiker aus Hamburg, beschreibt dies wie folgt: „Wir ordnen auf solchen Reisen keine Abstinenz an, sondern unterstützen die allgemeine Erlebnis- und Genussfähigkeit. Manchmal gibt es auch ein Bier oder ein Gläschen Wein (für die, die schon dürfen), weil wir darin nicht stets das Suchtmittel sehen, sondern diese Dinge eben durchaus auch als Genussmittel betrachten können. Schließlich sollte auch der genussvolle Umgang mit Drogen wenigstens ab und zu erlebbar sein. Ansonsten aber wollen wir natürlich die unmittelbare (und drogenfreie) Freude am und im Leben fördern." (Harm, 1999, S 31)

Zentrale Angebote von Jugendeinrichtungen sind jene Aktivitäten, bei denen Jugendliche ihre Potentiale konstruktiv ausschöpfen und ausleben können. Dazu gehören kreativitätsfördernde Projekte (z.B. Tanz- und Theatergruppen, Graffitikurse, Musikprojekte) ebenso wie sportorientierte Aktivitäten (von der Halfpipe bis zur Kletterwand) und handwerkliche Angebote (wie z.B. Fahrradwerkstätten und Bastelgruppen), die allerdings allesamt ein gewisses Maß an Mitbestimmung von Seiten der Jugendlichen benötigen, um deren Möglichkeiten und Bedürfnissen auch wirklich entsprechen zu können.

Im Zusammenhang mit derartigen Angeboten wird des öfteren die Frage gestellt, was denn dies mit Suchtprävention zu tun habe. Die suchtpräventive Relevanz dieser Angebote ist nicht im Sinne von funktionalen Äquivalenten zu sehen (sonst müsste man z.B. die Frage nach dem Unterschied zwischen suchtpräventivem Bodypainting und normalem Bodypainting stellen), sondern als **eine** Möglichkeit, das Entwicklungspotential der Jugendlichen auszuschöpfen.

Aber auch wenn es keine kausale Prävention geben kann, macht es doch Sinn, die brachliegenden Potentiale und schlummernden Sehnsüchte von Jugendlichen ernst zu nehmen und sie mittels geeigneter pädagogischer Angebote zu aktivieren und zu fördern. In diesem Sinne kann Jugendarbeit als eine wichtige Basis der Suchtvorbeugung angesehen werden. So sind die Förderung ihres Selbstwertes durch verschiedene Formen der Selbstverwirklichung, die Unterstützung der Entwicklung der eigenen Identität und nicht zuletzt der Genussfähigkeit wichtige pädagogische und gesundheitsförderliche Aspekte der Jugendarbeit, die an sich schon wertvoll sind. Wenn Jugendliche etwas mit ihrer Freizeit anzufangen wissen, kann dies langfristig gesehen auch ihren oft recht bedenkenlosen Umgang mit Rauschmitteln verändern.

Ein wichtiges Angebot sind selbstverständlich auch Musikveranstaltungen: Das Spektrum reicht hier von der klassischen Jugend-Disco, über Auftritte von Live-Bands bis hin zu Techno-Parties.

Bezüglich des Ausschanks von Alkohol bei Jugend-Discos gibt es sehr unterschiedliche Positionen. Hier möchte ich anmerken, dass unabhängig vom Alter der Zielgruppe das Freitagabend-Bier unter bestimmten Umständen (z.B. kostengünstige alkoholfreie Getränke als Alternative) auch völlig o.k. sein kann. Auch für legale Drogen, die ganz selbstverständlich im Lebenskontext der Jugendlichen vorkommen, gilt, dass wir die Probiererfahrungen mit pädagogischen Mitteln nicht verhindern werden können. Daher scheint es durchaus interessant, sich Strategien zu überlegen, wie hier, auch wenn dies mehr Aufwand für die Betreuer bedeutet, der Genuß in den Vordergrund gestellt und damit ein Beitrag zur Erprobung des Umganges mit der allgegenwärtigen legalen Droge Alkohol geleistet werden kann. Selbstverständlich sind aber auch drogenfreie Bereiche zu gewährleisten, um die Verantwortung gegenüber den Jüngeren nicht zu vernachlässigen.

Ähnliches gilt bezüglich des Konsums sogenannter weicher Drogen. Integration von DrogenkonsumentInnen kann also nicht heißen, deren Konsum jederzeit und überall zu tolerieren, sondern hier klare Regeln aufzustellen (z.B.: „gekifft wird in unseren Räumlichkeiten nicht!"). Eine wirkliche Akzeptanz von solchen Hausregeln wird bei den Jugendlichen aber erst dann entstehen, wenn sie das Ergebnis einer gemeinsamen Vereinbarung sind und wenn gute Gründe dafür angeführt werden können (z.B. Gefährdung der Einrichtung, Schutz der Jüngeren etc.).

Ein weiterer Bereich ist die psychosoziale Beratung und Betreuung von Jugendlichen, die sich oft mit Herausforderungen konfrontiert sehen, welche im Moment nicht lösbar scheinen. Ob es sich nun um Probleme in der Familie handelt, um einen Streit mit dem Lehrherrn, um Schwierigkeiten in der Schule, um Gewalterfahrungen, oder auch „nur" um einen Streit mit dem Freund/der Freundin – gemeinsam ist all diesen Belastungen, dass sie dazu verführen können, vor den Problemen davonzulaufen. Und ein solches ausweichende Verhalten kann sich letztendlich auch in problematischem Substanzkonsum manifestieren. So ist es aus dem Blickwinkel einer Suchtvorbeugung, die auch sekundärpräventive Aspekte mit einschließt, wichtig, einer derartigen Manifestation vorzubeugen, indem auch kleinere Probleme frühzeitig thematisiert und die Jugendlichen bei deren Lösung unterstützt werden. Damit diese Unterstützungsangebote angenommen werden können, sind ein niederschwelliger Zugang und sehr viel Beziehungsarbeit unverzichtbare Voraussetzungen.

Nicht vergessen werden dürfen in diesem Zusammenhang auch erlebnispädagogische Angebote, die als bewegungs- und sportbezogene Aktivitäten in einer möglichst wenig beeinträchtigten Natur zu verstehen sind. Dazu werden die TeilnehmerInnen aus ihrem sozialen Umfeld herausgeholt und finden sich in einem herausfordernden, anregenden, aber auch ungewöhnlichen Bereich wieder. Bevorzugte AdressatInnen von erlebnispädagogischen Projekten sind meist suchtgefährdete oder sozial benachteiligte Personen, die in ihrer Lebensbewältigung unterstützt und denen damit neue Lebensperspektiven aufgezeigt werden sollen. Diese Aktivitäten sind als Beitrag zur Persönlichkeitsentwicklung zu verstehen: die TeilnehmerInnen lernen – über die Auseinandersetzung mit sich selbst, mit der Gruppe und mit den Anforderungen der Natur – mit inneren und äußeren Widerständen besser umzugehen.

Durch die Kombination von Outdoor-ExpertInnen und pädagogisch/psychologisch geschultem Personal können Jugendliche in diesem besonderen Setting Effektivität in der Bewältigung von Problemsituationen erfahren, soziale Kompetenz erwerben und sich mit dem eigenen Lebensstil auseinandersetzen. Diese aus suchtpräventiver Sicht sehr wichtigen Erfahrungen haben jedoch den entscheidenden Nachteil, dass die angeführten Methoden sehr zeit- und kostenintensiv sind und daher nur selten eingesetzt werden können.

An den letzten beiden Beispielen wird klar, dass es viele Vermischungen und nahtlose Übergänge zwischen den primärpräventiven und den sekundärpräventiven Implikationen der Jugendarbeit gibt. Auch wenn sich diese beiden Bereiche nicht ganz klar trennen lassen, möchte ich im Folgenden auf die Besonderheiten der Sekundärprävention gesondert eingehen.

4 Sekundärprävention als besondere Herausforderung

Im Unterschied zu primärpräventiven Interventionen, die noch vor der Entwicklung und Stabilisierung missbräuchlicher Konsummuster einsetzen, richtet sich Sekundärprävention an Jugendliche, die zwar bereits konsumieren und ein Risiko für schädlichen Drogengebrauch aufweisen, jedoch noch keiner manifesten Abhängigkeit unterliegen. Erstere verfolgt in der Regel das Ziel, bei noch abstinenten Jugendlichen den Einstieg in den Drogenkonsum zu verhindern oder hinauszuzögern. Daher liegt der Schwerpunkt dieser Arbeit bei den noch abstinenten Jugendlichen jüngerer Altersgruppen.

Neuere Untersuchungen weisen allerdings eindeutig darauf hin, dass ausschließlich auf Abstinenz ausgerichtete Präventionsmaßnahmen, die nicht zwischen den sehr unterschiedlichen Vorstellungen und Erfahrungen von Jugendlichen differenzieren, von Jugendlichen mit Drogenerfahrungen sehr skeptisch beurteilt werden. Für diese Zielgruppe erscheint sie unrealistisch und wirkt eventuell sogar kontraproduktiv, indem sie die Glaubwürdigkeit von Prävention als Ganzes herabsetzt.

Sekundärprävention setzt deshalb bei der Beeinflussung bereits bestehenden Drogenkonsums ein und versucht den Wechsel von riskantem Konsum zu Abhängigkeit zu verhindern. Diese Vorgangsweise geht davon aus, dass nicht jede Form von Drogenkonsum riskant oder schädlich ist. Als Beispiel sei hier der Alkoholkonsum genannt, der in Österreich zu den Alltagsdrogen gehört, für die auch sozial akzeptierte Formen des Gebrauchs existieren. Der Umgang mit

Alkohol muss – ebenso wie andere Fertigkeiten – im Jugendalter erlernt werden. Wegen dessen weiter Verbreitung ist nicht die Fähigkeit zur Abstinenz, sondern zu sozial integrierbarem, kontrolliertem Konsum erforderlich. Darüber, wie oft diese Aufgabe nicht positiv bewältigt wird, geben die mindestens 300.000 Alkoholsüchtigen in Österreich ein beredtes Zeugnis.

Die Notwendigkeit der Unterscheidung zwischen riskantem und Gelegenheits-Konsum wird auch von den Erfahrungen vieler Praktiker aus der Jugend- und Suchtarbeit bestätigt. So wird oft betont, dass auch der Konsum von illegalen Drogen bei der Mehrzahl der Jugendlichen ohne psychische und soziale Begleitproblematik stattfindet.

Einer der größten Herausforderung für die Sekundärprävention besteht in der Differenzierung zwischen Gebrauch und Missbrauch. Da sich riskanter Konsum – anders als bei manifester Abhängigkeit – meist nicht an körperlichen Symptomen identifizieren lässt, ist genau darauf zu achten, welche Jugendlichen Gelegenheits- oder FreizeitkonsumentInnen und welche ProblemkonsumentInnen sind. Um riskanten Konsum frühzeitig erkennen zu können, müssen konsumierte Mengen und Konsumhäufigkeiten sowie begleitende Faktoren genau betrachtet werden. Dies ist am Besten durch kontinuierliche Beziehungen zu den Jugendlichen zu gewährleisten. Jugendarbeit braucht daher beziehungsorientierte Jugendbetreuungsmodelle wie z.B. Mobile Jugendarbeit oder Einrichtungen mit kombiniertem Beratungs- und Freizeitangebot.

Interventionen, die sich daraus ableiten, versuchen den Einfluss von Risikofaktoren zu schmälern und den Einfluss von protektiven Faktoren zu stärken. Konkret lassen sich sechs verschiedene Formen finden:

1. Prosoziale Interventionen, um Risiko- und Problemverhalten zu reduzieren,
2. Drogenerziehung zur Vermeidung des Einstiegs („Gateway") in riskanten Gebrauch,
3. Gruppen- und gemeindebezogene Maßnahmen zur Stabilisierung des sozialen Netzwerkes,
4. Schulische Angebote zur Stärkung der schulischen Bindungen,
5. Training für Eltern zur Steigerung des Verständnisses über Risiko- und protektive Faktoren für Drogenmissbrauch und
6. Verhältnisbezogene Maßnahmen zur Veränderung von Drogenangebot und -nachfrage.

(Richards-Colocino et al., 1996; zitiert nach Schmidt, 1998).

Da man den überwiegenden Teil der jugendlichen DrogenkonsumentInnen als ProbiererInnen oder ExperimentiererInnen bezeichnen kann, ist Drogenaufklärung im Sinne einer kompetenten GebraucherInneninformation notwendig. Es soll hier deutlich festgehalten werden, dass die Befähigung zum risikoarmen Konsum keine Konsumermutigung darstellt. Aber um differenzierte Informationen auch im Sinne der Harm Reduction an den Mann/die Frau zu bringen, sind Jugendliche in ihrer gesamten Person – und das heisst eben auch als DrogenkonsumentInnen – zu akzeptieren. Die Formel lautet daher: Integration der DrogenkonsumentInnen, aber Ausgrenzung ihres Konsums.

Zum Stichwort risikoarmer Konsum findet man in der Fachliteratur auch den Ausdruck „Risikokompetenz". Ziel von pädagogischen Interventionen kann auch der Erwerb von Kompetenzen im Umgang mit eben diesen Risiken sein. Selbstverständlich ist in diesem Zusammenhang nicht nur der Konsum von Drogen von Bedeutung. Betrachtet man das Jugendalter generell als „Zeit der Risiken und Verunsicherungen", so wird schnell klar, dass nicht die – ohnehin unmögliche, aber trotzdem immer wieder angestrebte – Beseitigung aller Risiken Jugendliche zum konstruktiven Umgang mit denselben befähigen kann. Um eine entsprechende Entwicklung des Risikobewusstseins bei Jugendlichen zu ermöglichen, müsste also eher Risikooptimierung als Risikominimierung angestrebt werden.

4.1 Sekundärprävention – eine Aufgabe der Jugendarbeit?

Der Umgang mit drogengefährdeten oder -konsumierenden Jugendlichen ist gegenwärtig häufig geprägt durch zwei Strategien: Ignorieren und Ausgrenzen.

Erstere bewirkt durch Nicht-hinsehen-wollen gleichzeitig einen gänzlichen Verzicht der Einflussnahme auf den Konsum und führt dazu, jeden pädagogischen Anspruch dieser Zielgruppe gegenüber aufzugeben.

Ausgrenzung bedeutet, die betreffenden Jugendlichen aus der Einrichtung zu entfernen und sie dadurch zusätzlich zu isolieren und zu stigmatisieren. Gründe dafür sind neben einer diffusen Angst vor der Ansteckung nicht konsumierender Jugendlicher und einem negativen Bild in der Öffentlichkeit – samt einhergehender Budgetkürzungen – auch ein Defizit an suchtspezifischem Fachwissen seitens der JugenarbeiterInnen sowie mangelnde Bereitschaft zur Auseinandersetzung mit dem Thema.

Drogenkonsumierende und suchtgefährdete Jugendliche sind eine Zielgruppe für die offene Jugendarbeit. Zu den nötigen Voraussetzungen für die Integration dieser Risikopopulation zählen eine entsprechende Ausbildung der MitarbeiterInnen, entsprechende räumliche und finanzielle Ressourcen und ein klarer Auftrag seitens der Trägerschaft zur Arbeit mit dieser Zielgruppe.

5 Arbeit mit drogenkonsumierenden und suchtgefährdeten Jugendlichen

Da man davon ausgehen kann, dass sich Drogenkonsum unter Jugendlichen niemals gänzlich verhindern lässt, lautet die Herausforderung für die Jugendarbeit nicht Prävention des Drogenkonsums, sondern Sucht-Prävention. D.h. Ziel ist es, zu verhindern, dass aus dem Drogen(probier)konsum eine manifeste Sucht entsteht. Jugendarbeit kann Jugendliche dabei unterstützen, ihre Drogenprobierphasen mehr oder weniger unbeschadet zu überstehen und diese nicht in dramatischen Suchtkarrieren zu beenden. Dazu sind drei Elemente erforderlich:

5.1 Fundierte Drogeninformation

Im Sinne einer Safer-Use-Aufklärung sollen klare Informationen darüber vermittelt werden, welche Substanzen mit wieviel Risikopotential ausgestattet sind, von welchen Substanzen man besser ganz die Finger lässt und welche drogenunspezifischen Risikofaktoren (Konsumbedingungen, individuelle Suchtbereitschaft etc.) ebenso zu berücksichtigen sind. Daneben sollten Jugendliche die Möglichkeit haben, ihre Drogenkonsumerfahrungen in Einzel- oder auch Gruppengesprächen zu thematisieren, d.h. sie sollen auch über ihre Haschisch-, LSD-, oder Ecstasyerlebnisse offen sprechen können. Voraussetzung dafür ist allerdings eine vertrauensvolle Gesprächsatmosphäre und völlige Verschwiegenheit.

5.2 Stigmatisierung und Ausgrenzung vermeiden

Bei allen Interventionsmaßnahmen ist darauf zu achten, dass jugendliche DrogenprobiererInnen keine zusätzliche Stigmatisierung erfahren, da dies deren ohnehin niedrige Selbstachtung beeinträchtigen oder sie in eine gänzliche Außenseiterposition bringen kann, was die Gefahr eines destruktiven Drogengebrauchs eher vergrößert als verringert.

Darüber hinaus sollten Ausgrenzungen in Jugendeinrichtungen, seitens der Schule und des Elternhauses vermieden werden, da jeder Ausfall von bestehenden sozialen Bezügen als suchtfördernd und damit kontraproduktiv anzusehen ist. Das heisst nicht, dass Jugendeinrichtungen Drogenkonsum einfach tolerieren sollen, aber dass DrogenkonsumentInnen als Menschen akzeptiert werden müssen, damit wirksame sekundärpräventive Interventionen greifen können.

5.3 Drogenfreie Erlebnisräume

Parallel dazu ist es notwendig, attraktive Alternativen zum Drogenkonsum mit den Jugendlichen zu erarbeiten, die ihnen Sinn und Freude am Leben ohne Drogen vermitteln können. Daher muss Jugendarbeit neben den notwendigen Elementen der psychosozialen Problemintervention drogenfreie oder zumindest drogenarme Erlebnis- und Gestaltungsräume für Jugendliche schaffen, die Möglichkeiten für persönliches Wachstum, Selbstbestätigung und Raum für Könnenserfahrungen bieten.

Diese drei Elemente können nicht nur in Jugendeinrichtungen umgesetzt werden, sondern sind z.B. auch im Rahmen großer Musikveranstaltungen – idealerweise in Kooperation zwischen SuchtpräventionsexpertInnen und lokalen JugendarbeiterInnen – praktikabel. In diesem Rahmen ist es möglich, fundierte Informationen über (Party-)Drogen zu vermitteln – dies wird ja bereits vielerorts praktiziert – und parallel dazu auch Erlebnisräume zu bieten, in denen Jugendlichen ihre kreativen Potentiale entfalten können.

Zusammenfassend möchte ich mit W. Harm sagen: ein suchtpräventiver Zugang in der Jugendarbeit „bedeutet somit nicht die ‚ordnungspädagogische' Beseitigung riskanten und gesellschaftlich unerwünschten Verhaltens (...) sondern vielmehr die breite Förderung der individuellen Potentiale von jungen Menschen, die den selbstzerstörerischen Umgang mit Drogen aller Art letztlich überflüssig macht und einen genussvollen Drogenkonsum ermöglicht. Dabei kann am Ende bei einigen oder vielen auch die Drogenabstinenz stehen, aber nicht als Unterlassung sozial geächteter Verhaltensweisen, sondern als Ergebnis eines Darüberhinauswachsens, also eher in Form eines ‚Aufblühens' der persönlichen Individualität" (Harm, 1998, S 57).

Literatur

Harm W (1998) Zwischen Suchtprävention und Drogenakzeptanz. Zum praktischen Umgang mit DrogenkonsumentInnen in der Jugendarbeit. In: Streetcorner

Harm W (1999) Drogenfreiheit. Reflexionen zur Freiheit von und mit Drogen, aus dem Blickwinkel der Jugend(sozial)arbeit. In: Streetcorner, S 17–37

Schmidt B (1998) Suchtprävention bei konsumierenden Jugendlichen. Sekundärpräventive Ansätze in der geschlechtsbezogenen Drogenarbeit. Weinheim und München, Juventa

Alkohol am Arbeitsplatz – Betriebliche Suchtprävention in Österreich

Wolfgang Beiglböck und **Senta Feselmayer**

1 Einleitung

Während in der Bundesrepublik Deutschland betriebliche Alkoholpräventionsprogramme eine mehr als zwanzigjährige Tradition haben (vgl. Bamberg et al. 1998), werden derartige Programme in Österreich erst seit knapp 10 Jahren in breiterem Umfang durchgeführt und von den Unternehmen als sinnvolle Maßnahme der betrieblichen Gesundheitsförderung angesehen. Dieser Umstand liegt wohl weniger darin begründet, dass österreichische Unternehmen von dieser Problematik weniger betroffen wären als deutsche, sondern darin, dass die Probleme „Alkohol" bzw. „Alkoholgefährdung und -abhängigkeit" in Österreich einem größeren Tabu unterliegen. Dabei spiegelt sich in österreichischen Unternehmen nur die hiesige Gesamtsituation im Umgang mit dieser Problematik wider.

1.1 Ausgangslage/Daten

In einer Untersuchung aus dem Jahr 1995 wurde versucht, die Anzahl der Alkohol missbrauchenden ArbeitnehmerInnen in österreichischen Unternehmen zu erheben (Eckardstein, 1995). 8% der Männer in den untersuchten Unternehmen konsumieren mehr als 60 Gramm reinen Alkohol pro Tag bzw. 1,7% der Frauen. Insgesamt gehen die Autoren davon aus, dass diese Angaben, da mit einem hohen Prozentsatz erwünschter Antworten zu rechnen sei, den internationalen Schätzungen von 5–10% der MitarbeiterInnen entsprechen.

Betrachtet man den Alkoholkonsum nach Branchen (Uhl et al.,

1999) zeigt sich, dass der höchste Konsum bei ArbeitnehmerInnen in der Bauwirtschaft zu finden ist, gefolgt von Sicherheitsdiensten und Beschäftigten in der Gastronomie. Dies lässt jedoch keine Rückschlüsse auf den Konsum direkt am Arbeitsplatz zu.

Betrachtet man nämlich die Branchen nach „alkoholfreundlichen" und „alkoholfeindlichen" Unternehmen, so zählen Polizei, Gendarmerie und Wachdienste gefolgt von Transport zu den alkoholfeindlichsten Arbeitsplätzen. Möglicherweise kommt auch dem Alkoholkonsum außerhalb der Dienstzeiten in bestimmten Berufsgruppen eine größere Bedeutung zu.

Insgesamt beschreiben nur ca. 9% der befragten ArbeitnehmerInnen ihren Betrieb als „alkoholfreundlich". Allerdings kann dieser Statistik auch entnommen werden, dass Personen, die in einer alkoholfeindlichen Arbeitswelt tätig sind, auch deutlich weniger Alkohol konsumieren. Dies könnte einen Hinweis auf die präventive Wirkung solcher Arbeitsumwelten darstellen. Allerdings wäre auch denkbar, dass Personen mit geringem Alkoholkonsum derartige Arbeitsumwelten anstreben.

Dazu passt, dass in einer früheren Untersuchung (Schoberberger et al., 1989) 87% der Betriebe angaben, Maßnahmen zur Einschränkung des Alkoholkonsums zu setzen. Diese Maßnahmen sind entweder nur kosmetischer Natur („Wir haben ein Alkoholverbot") oder werden unserer Erfahrung nach kaum kontrolliert, geschweige denn ernst genommen.

Nach Seidl (1989) beträgt der sich aus diesen Zahlen ergebende jährliche Verlust eines Unternehmens pro 1000 MitarbeiterInnen 3 Millionen ATS (ca. 218.000 EURO). Pro Arbeitstag entsteht österreichischen Unternehmen ein alkoholbedingter Schaden von 40 Millionen ATS (ca. 2,9 Millionen EURO). Bezogen auf die gesamte Volkswirtschaft in Österreich sind dies 10 Milliarden ATS (ca. 72,7 Millionen EURO) pro Jahr. Nach Auskunft der Österreichischen Allgemeinen Unfallversicherungsanstalt ist Alkohol an der Entstehung von einem knappen Drittel aller Arbeitsunfälle zumindest mitbeteiligt.

Die Betriebsausfallskosten, die österreichischen Unternehmen durch alkoholgefährdete MitarbeiterInnen entstehen, wurden im Rahmen mehrerer Fallstudien mit 12–25% im Jahr vor einer Entwöhnungsbehandlung berechnet (Schneider, 1991). Dies ergibt bei 5–10% betroffenen MitarbeiterInnen einen Ausfall von 1,25–2,5% der Lohn- und Gehaltssumme per anno.

Diese Zahlen sollten aufhorchen lassen, spiegeln sie doch nicht nur ein gewaltiges Ausmaß von menschlichem Leid wider, sondern lassen auch erahnen, welche psychologischen Probleme und Führungsprobleme dadurch am Arbeitsplatz entstehen.

Als Behandlungseinrichtung für Suchtkranke war das Anton-Proksch-Institut früher meist nur mit den Folgen der unzureichenden oder kaum vorhandenen Suchtprävention am Arbeitsplatz konfrontiert. So war der Anteil der arbeitslosen PatientInnen zeitweise zehnmal höher, als es der österreichischen Arbeitslosenquote entsprach. Dies zeigt, dass in vielen Unternehmen jahrelanges Zusehen und Ignorieren und in der Folge Kündigung den einzigen Umgang mit Suchtproblemen darstellten. Daher sah das Anton-Proksch-Institut Handlungsbedarf, neben anderen Präventionsprojekten, auch in diesem Bereich aktiv zu werden. Im Laufe der letzten 15 Jahre wurde daher ein Präventionskonzept entwickelt, das alle Bereiche der Prävention bis hin zur Behandlung bereits erkrankter MitarbeiterInnen eines Unternehmens abdeckt. Dieses auf österreichische Unternehmen abgestimmte Konzept stellt eine Besonderheit dar, da nicht nur MitarbeiterInnen des Institutes als externe BeraterInnen das Unternehmen bei der Implementierung entsprechender Präventionsprogramme begleiten, sondern auch im Bedarfsfall niederschwellig eine qualifizierte, multiprofessionelle stationäre und/oder ambulante Behandlung anbieten können. Dabei sind einige organisatorische und therapeutische Richtlinien einzuhalten, auf die wir nach der Darstellung des „Kalksburger Modelles der Suchtprävention" näher eingehen wollen.

2 Kalksburger Modell der Suchtprävention

2.1 Vorbereitungsphase

2.1.1 Dysfunktionaler Umgang

Da Sucht – nicht nur in Österreich – ein ausgesprochen tabuisiertes Thema ist, findet sich in österreichischen Unternehmen meist ein ausgesprochen dysfunktionaler Umgang mit Suchtproblemen.

Jahrelanges Zu- beziehungsweise Wegschauen sind Strategien, die zwar aus der Ratlosigkeit und der „erlernten Hilflosigkeit" der Führungskräfte verständlich sind (Fuchs et al., 1998), aber im Regelfall zu einer Eskalation der Problematik führen.

Kündigungen sind zwar auch eine vorübergehende Lösung der Problematik, jedoch der nächste alkoholkranke Mitarbeiter kommt bestimmt. Bis zur Kündigung ist allerdings auch mit einer massiven persönlichen Belastung der MitarbeiterInnen und Führungsproblemen zu rechnen. Da die Entwicklung einer Alkoholkrankheit zwischen 6 Jahren (bei Frauen) und 12 Jahren (bei Männern) dauert, kann man sich die finanzielle aber auch menschliche Belastung des Unternehmens und aller Beteiligten wohl gut vorstellen.

Wenn das Suchtproblem bei MitarbeiterInnen nicht mehr zu übersehen ist, wird meist nicht die zuständige Führungskraft aktiv, sondern es kommt zu einem Delegieren an die „zuständigen Fachkräfte“, sprich BetriebsärztIn oder Betriebsrat und/oder Personalabteilung. Diese sind jedoch mit der Situation meist überfordert. Die BetriebsärztIn kennt nur die MitarbeiterInnen und ihre medizinische Situation, aber nicht die Probleme, die direkt am Arbeitsplatz auftreten, der Betriebsrat ist von seiner Funktion her genötigt, sich schützend vor die MitarbeiterInnen zu stellen, während die Personalabteilung in diesem Stadium der Entwicklung nur mehr massive disziplinäre Maßnahmen setzen kann. Wie wir später sehen werden, kann das Problem dann nicht mehr in seiner Gesamtheit gesehen werden. Eine effiziente Hilfe für betroffene MitarbeiterInnen ist so nicht mehr möglich.

Eine andere dysfunktionale Vorgangsweise besteht im Abschieben „unbequemer MitarbeiterInnen“ in mehr oder weniger offiziell definierte „Sozialabteilungen“. So landen qualifizierte JuristInnen beim Aktenkopieren und -ordnen und es entwickeln sich in bestimmten Abteilungen, da alle MitarbeiterInnen mit Suchtproblemen dorthin versetzt werden, beeindruckende Trinkunsitten.

Ein weiterer inadäquater Umgang ist das sogenannte „co-abhängige“ Verhalten, das sich auch in dem eben erwähnten „Delegieren“ manifestiert. Dies geschieht ja meist mit der Absicht, der MitarbeiterIn zu helfen und ihr den Arbeitsplatz zu erhalten. Dabei wird allerdings übersehen, dass diese Vorgangsweise eigentlich zur weiteren Verschärfung der Alkoholproblematik beiträgt. Co-abhängiges Verhalten kann in einem Unternehmen vielfältige Erscheinungsbilder annehmen. Dazu gehört z.B. auch jener Kollege, der für einen Alkoholkranken mehr Arbeit übernimmt und ihm so kurzfristig hilft, den Arbeitsplatz zu erhalten. Langfristig verhindert er jedoch, dass der Alkoholiker sich mit seiner Krankheit auseinandersetzt: „Solange jemand meine Arbeit erledigt, sehe ich keinen Grund etwas gegen meine Arbeitsunfähigkeit zu tun“.

Co-AlkoholikerInnen können KollegInnen, Vorgesetzte oder BetriebsärztInnen sein. Als Co-AlkoholikerIn wird letztlich **jede Person** verstanden, die mit Alkoholabhängigen lebt oder arbeitet, das Problem als solches erkannt hat, aber aus welchen Gründen auch immer eine Konfrontation damit vermeidet. Meist geschieht dies aus Unsicherheit, oft aber auch in bester Absicht: man versucht zu helfen, hilft aber auf die falsche Art. Üblicherweise wird Co-Alkoholismus wie folgt definiert: als Co-AlkoholikerIn wird bezeichnet, wer es AlkoholikerInnen in bester Absicht mangels Abgrenzung ermöglicht, dass diese ihr Trinkverhalten nicht ändern müssen.

Zu den dysfunktionalen Vorgangsweisen und ineffizienten Maßnahmen gehört, auch wenn dies schwer nachzuvollziehen ist, ein noch dazu meist zu rasch ausgesprochenes Alkoholverbot, falls es als einzige Maßnahme der Suchtprävention durchgesetzt wird.

Im Regelfall ist der einzige Effekt des Entfernens der Bierautomaten und des Verbots alkoholischer Getränke bei Betriebsfeiern ein massiver Widerstand seitens der Belegschaft. Damit verschiebt sich der Alkoholkonsum „in den Untergrund". So wird dazu beigetragen, dass die Alkoholprobleme noch mehr verleugnet werden und eine sinnvolle Intervention kaum mehr möglich ist. Die im Spülkasten der Sanitäranlagen versteckten Bierflaschen sind nicht nur gut versteckt, sondern auch gut gekühlt.

2.1.2 Problemanalyse

Es ist manchmal beklemmend zu erleben, wie ein Unternehmen jahrelang tatenlos zusieht, bis ein dramatischer Zwischenfall passiert (alkoholbedingter Todesfall einer jüngeren MitarbeiterIn, Arbeitsunfall u.ä.) – und dann sollte sofort etwas geschehen, am besten ein komplettes Programm in drei Wochen stehen und auch bereits erste Erfolge zeigen.

Auf Grund der oben erwähnten Widerstände und des bisherigen Umganges ist jedoch ein derartig schnelles Implementieren auch des besten Präventionsprogrammes der Garant für ein sicheres Scheitern jeglicher Bemühungen. Ein sinnvolles Vorgehen hat daher langsam zu erfolgen und dauert im Regelfall zwei bis drei Jahre.

Ein erster Schritt ist dabei die Analyse des bisherigen dysfunktionalen Umgangs des Unternehmens.

Weiters müssen auch arbeitsplatzspezifische Risikofaktoren Berücksichtigung finden. Dazu gehören nicht nur Überforderung, Stress und einseitige Belastungen, sondern auch Unterforderung und alle anderen Risikofaktoren für psychische Erkrankungen am Arbeitsplatz: Alkohol stellt ja oft nur einen Versuch dar, bestehende psychische Konfliktsituationen im Sinne einer „Selbstmedikation" zu bewältigen. Ein Augenmerk sollte allerdings auch auf die im Unternehmen bestehenden traditionellen Trinkunsitten gelegt werden.

Eine unabdingbare Voraussetzung zur Implementierung eines Präventionsprogrammes ist die Sensibilisierung **aller** Ebenen eines Betriebes. Es bedarf eines Konzeptes **für das gesamte Unternehmen,** das auch vom gesamten Unternehmen, und nicht nur vom Vorstand oder Betriebsrat, getragen wird. Alle Ebenen des Unternehmens sollten eine einheitliche Haltung nach außen repräsentieren, und alle Vorgangsweisen und Entscheidungen sollten für die gesamte Belegschaft transparent sein.

2.1.3 Zieldefinition

Oft beschränkt sich der Anspruch der AuftraggeberInnen lediglich darauf, erkrankten MitarbeiterInnen zu helfen. Dies ist zwar eine wesentliche Aufgabe, jedoch nur ein Teilbereich der notwendigen Interventionen. Bei der Erstellung der betriebsspezifischen Teilziele muss somit darauf geachtet werden, dass auch entsprechende primär- und sekundärpräventive Programme implementiert werden. Sonst werden zwar Alkoholabhängige behandelt, aber die Entstehungsbedingungen nicht berücksichtigt.

Primärpräventive Maßnahme sind all jene Interventionen, die dazu geeignet sind, das Auftreten von Suchtproblemen im Betrieb zu minimieren. Unter sekundär präventiven Maßnahmen versteht man jene Interventionen, die dazu dienen, bereits bestehende Probleme rechtzeitig zu erkennen und Interventionen so zu setzen, dass es zu keiner Eskalation kommt. Ein effizientes Präventionsprogramm muss daher alle drei Bereiche umfassen.

2.2 Durchführungsphase

2.2.1 Entwicklung und Implementation eines Präventionsprogrammes

Der für einen Betrieb schwierigste Teil besteht in der Installation eines innerbetrieblichen Präventions- und Früherkennungsprogrammes. Ein solches innerbetriebliches Programm kann, wie bereits erwähnt, nur funktionieren, wenn es einheitlich und transparent ist und vom gesamten Betrieb – Führungsspitze, Betriebsrat, mittleres Management und Basis – getragen wird. Nach unserer Erfahrung kann das vorgegebene Ziel nicht erreicht werden, wenn nur eine dieser Instanzen ausfällt oder es sogar sabotiert.

2.2.2 Maßnahmen zur Sensibilisierung

Ein wesentlicher Punkt ist daher, im Vorfeld einer eventuellen Implementierung eines derartigen Programmes eine Sensibilisierung aller Ebenen des Betriebes zu erreichen. Dies muss mit besonderer Sorgfalt geschehen, um häufig zu beobachtendem Abwehrverhalten vorzugreifen. Bereits hier sollten externe BeraterInnen innerbetrieblichen Entscheidungsträgern zur Seite stehen. Als neutrale BeobachterInnen mit dem entsprechenden Expertenwissen, können sie mit der nötigen Vorsicht auch die „heißen Eisen“ ansprechen.

In jedem Fall ist es notwendig, vor der Installierung einer innerbetrieblichen Arbeitsgruppe mit allen EntscheidungsträgerInnen eines Unternehmens Kontakt aufzunehmen, um die Erwartungen abzuklären, mögliche und sinnvolle Interventionsschritte vorzustellen, die menschlichen und finanziellen Auswirkungen des Problems für das Unternehmen sichtbar zu machen und sie von der Notwendigkeit der oben beschriebenen Maßnahmen zu überzeugen. Das prinzipielle Einverständnis der obersten Führungsebene, der Personalabteilung und des Betriebsrats muss vorliegen, bevor erste Maßnahmen in einer Projektgruppe erarbeitet werden.

2.2.3 Implementierung

Erst nach Abschluss dieser Phase ist die Installierung einer „kick-off group" (vgl. Dietze, 1992) angebracht. Generell erscheint es jedoch sinnvoll darauf hinzuwirken, dass die Tätigkeit derartiger Gruppen nicht nur auf Suchtprobleme beschränkt bleibt, sondern auch die Erlangung der Kompetenz zur Entwicklung breiter angelegter Gesundheitsförderungsprogramme angestrebt wird. Dies erhöht nicht nur die Akzeptanz eventueller Programme in der Belegschaft, sondern erscheint auch im Hinblick auf andere psychosoziale Schwierigkeiten (wie psychosomatische Erkrankungen) oder gesundheitsgefährdendes Verhalten (z.B. Fehlernährung) von Bedeutung. Die Projektgruppe sollte aus Personen bestehen, die am Aufbau eines betrieblichen Präventionsprogammes interessiert sind, wobei neben Betriebsrat und BetriebsärztIn zumindest auch die Personalabteilung vertreten sein sollte. Wesentlich ist, dass ein Mitglied der obersten Führungsebene als ProjektmentorIn fungiert; dieses muss aber nicht Mitglied der Projektgruppe sein. Mögliche weitere Mitglieder dieser Gruppe sind je nach Organisationsstruktur und Aufgabengebiet des Unternehmens SicherheitstechnikerInnen, Jugendvertrauenspersonen u.a.

Diese Projektgruppe erstellt einen Maßnahmenkatalog und begleitet das gesamte Projekt:

Für den Bereich **Primärprävention** heisst das z.B. die Nutzung innerbetrieblicher Medien (Entwurf und Ausführung eines Info-Folders, laufende Beiträge in der Betriebszeitung etc.), Regeln für den Umgang mit Alkohol im Betrieb (Kantine, Feiern etc.), Abklärung der Arbeitsplatzbedingungen etc. Eventuell sind auch zielgruppenorientierte Aktionen z.B. für Lehrlinge anzustreben.

Im Bereich der **Sekundärprävention** sind dies Maßnahmen wie die Installierung einer Krisengruppe, Erarbeitung eines Stufenprogrammes und Schulung von Führungskräften.

Die Krisengruppe soll als Ansprechstelle für Führungskräfte und Betroffene dienen, daher sollten ihr nicht nur Mitglieder des Betriebsrates und der betriebsärztlichen Abteilung angehören, sondern auch entsprechend geschulte Führungskräfte. Die Mitglieder

der Krisengruppe können unabhängig voneinander handeln, sich aber regelmäßig über aufgetretene Probleme bei der Umsetzung des Programmes beraten und an die Projektgruppe rückmelden.

Wie kann nun ein Stufenprogramm aussehen? Bei einem Stufenprogramm wird ein konsequenter Umgang mit gefährdeten MitarbeiterInnen mit Hilfsangeboten gekoppelt. Das bedeutet, dass mit den Betroffenen vier bis sechs Gespräche mit einer zunehmenden Öffentlichkeit und einem wachsenden Ausmaß an Konsequenzen geführt werden. Der Zeitrahmen eines solchen Stufenprogrammes umfasst ca. neun Monate und muss im Betrieb allen MitarbeiterInnen zur Kenntnis gebracht werden. Es muss den bestehenden rechtlichen und betriebsinternen Rahmenbedingungen angepasst werden. Eine Kündigung ist erst möglich, wenn sich betroffene MitarbeiterInnen trotz mehrmaliger Aufforderung keiner Behandlung unterziehen und auch nicht abstinent werden.

Die Aufgabe externer BetreuerInnen in dieser Phase der Projektentwicklung ist die Unterstützung beim Finden eigener, an den jeweiligen Betrieb angepasster Lösungen sowie die Durchführung geeigneter Schulungsprogramme, die zumindest folgende Bereiche umfassen sollten (vgl. Feselmayer et al. 1994):

- Diskrimination
- Selbstreflexion
- Kommunikation
- Information
- Umgang mit betriebsinternen Programmen

Die Punkte Information und Diskrimination dienen der Sensibilisierung für die Suchtproblematik allgemein, vor allem dem Erkennen- und Unterscheidenlernen zwischen Gebrauch, Missbrauch und Abhängigkeit. Die Auswirkungen des Alkoholkonsums auf die Arbeitsleistung sowie typische Wesensveränderungen bei Gefährdeten und Suchtkranken sollen in dieser Phase dargestellt und diskutiert werden.

Die Selbstreflexion betrifft den eigenen Trinkstil und den betrieblichen Umgang mit Alkohol. Laissez-faire in einem Bereich und Restriktion im anderen lassen auf Führungsschwäche schließen. Problemgespräche werden z.B. dann unglaubwürdig, wenn von MitarbeiterInnen Abstinenz gefordert wird und in der Chefetage Alkohol als „soziales Schmiermittel" für den Abschluss von Geschäftsaufträgen verwendet wird.

Kommunikation, die Gespräche mit Gefährdeten und Abhängigen, gehört für Vorgesetzte mit Führungsverantwortung zu den besonders schwierigen Aufgaben. Erfahrungsgemäß ist das erste problemzentrierte Gespräch, also das Konfrontationsgespräch, wo besondere Schwellenängste überwunden werden müssen, eher schwierig. An Hand von exemplarischen Fällen und im Rollenspiel müssen entsprechende Fertigkeiten intensiv trainiert werden (vgl. Beiglböck, 1993).

Als großer Vorteil im Umgang mit dem Problem der zeitgerechten Durchführung dieses speziellen MitarbeiterInnengespräches hat es sich erwiesen, Schulungen im Anton-Proksch-Institut durchzuführen. Das Gespräch mit PatientInnen hilft, das Krankheitsgeschehen besser zu verstehen und nimmt auch die Scheu vor dem Gespräch mit alkoholkranken MitarbeiterInnen. Außerdem werden Vorurteile, wie z.B. „Alkoholkranke sind willensschwach und gehören nur den unteren sozialen Schichten an“, aufgebrochen.

Für den Bereich der **Tertiärprävention** bedeutet dies die Regelung der Zusammenarbeit zwischen dem Unternehmen und einer Behandlungseinrichtung, in unserem Fall dem Anton-Proksch-Institut, da eine Folge des Stufenprogrammes auch die Behandlung des Arbeitnehmers sein kann. Es hat sich als günstig erwiesen AnsprechpartnerInnen in der Behandlungseinrichtung zu ernennen, die sowohl den Führungskräften, als auch den möglicherweise betroffenen MitarbeiterInnen namentlich bekannt sind. So können Hemmschwellen leichter überwunden und die Behandlung schneller begonnen werden.

Um die nötige Vertraulichkeit herzustellen, ist es aber unabdingbar, dass die genannten TherapeutInnen der Behandlungsseinrichtung nicht mit den BeraterInnen des Unternehmens ident sind. Dieser Umstand muss auch immer wieder innerbetrieblich kommuniziert werden.

Die Zusammenarbeit des Unternehmens mit einer Behandlungseinrichtung ermöglicht aber auch ein größeres Verständnis des Unternehmens für therapeutische Prozesse und damit auch eine bessere Wiedereingliederung der MitarbeiterInnen. So wird z.B. die Notwendigkeit einer längerfristigen ambulanten Behandlung besser verstanden, dadurch erfährt der Patient auch direkt am Arbeitsplatz mehr Unterstützung (z.B. bei einem eventuellen Arbeitsplatzwechsel).

2.3 Rahmenbedingungen

Um ein effizientes Vorgehen zu gewährleisten, bedarf es einiger innerbetrieblicher Rahmenbedingungen, die nochmals kurz zusammengefasst werden sollen:

- Den Projektgruppen muss der notwendige zeitliche Rahmen zur Verfügung gestellt werden und alle üblichen Richtlinien der Projektarbeit sind zu beachten.

- Die notwendigen finanziellen Mittel für die Durchführung müssen bereitgestellt werden.
- Die erarbeitete Vorgangsweise darf nicht den DienstnehmerInnenrechten widersprechen und muss mit bestehenden innerbetrieblichen Rechtsvorschriften kompatibel sein.
- Einbeziehung der Ergebnisse der Projektgruppe in die Führungsrichtlinien, d.h. Vorgesetzte verpflichten sich, das problemzentrierte Gespräch mit betroffenen MitarbeiterInnen zu führen.
- Schriftliche Festlegung der innerbetrieblichen Vorgangsweise als Richtlinien oder bei nachgewiesener Sinnhaftigkeit langfristig als Betriebsvereinbarung.

Nach Abschluss der Projektarbeit muss die Projektgruppe in eine ständige Arbeitsgruppe übergeführt werden, die dafür sorgt, dass die Ergebnisse auch weiterhin umgesetzt werden, z.B. durch Schulung neuer MitarbeiterInnen und Führungskräfte, präsent Halten des Themas im betrieblichen Alltag und ständige Anpassung der Maßnahmen an geänderte betriebliche Gegebenheiten.

3 Evaluation

Obwohl die Evaluation getroffener Entscheidungen im betrieblichen Alltag üblicherweise einen hohen Stellenwert einnimmt, wird sie in diesem Bereich unserer Erfahrung nach oft vernachlässigt. Sie sollte jedoch im Sinne einer ständigen Optimierung breitere Aufmerksamkeit finden. Mögliche Evaluationskriterien sind in Abhängigkeit von den angestrebten Zielen:

3.1 Evaluationskriterien primärpräventiver Maßnahmen

Wahrnehmung der Veränderung der Unternehmenskultur im Hinblick auf den Umgang mit Alkohol durch Führungskräfte und MitarbeiterInnen

3.2 Evaluationskriterien sekundärpräventiver Maßnahmen

- Anzahl der durchgeführten Erstgespräche beziehungsweise der Inanspruchnahme des Stufenprogrammes.
- Veränderung der Anzahl der alkoholbedingten Kündigungen und Entlassungen.
- Veränderungen der Unfallstatistik.
- Veränderung der Anzahl der Krankenstandstage, wobei dies aber nur in Einzelfällen möglich ist: zu Beginn eines Programmes ist

eher die Erhöhung der Krankenstandstage als Erfolg zu betrachten, falls nun mehr Mitarbeiter eine stationäre Behandlung in Anspruch nehmen. Krankenstandstage stellen allgemein auch deswegen einen problematischen Indikator dar, weil es außer in Einzelfällen kaum möglich ist, zwischen alkoholbedingten und anderen Krankenständen zu unterscheiden.

3.3 Evaluationskriterien tertiärpräventiver Maßnahmen

- Anzahl der Kontakte zu BetriebsärztIn und Krisengruppe.
- Anzahl der MitarbeiterInnen, die sich einer Behandlung unterziehen.
- Als eine der geeignetsten Methoden hat sich die anonyme Befragung mittels Fragebogen in größeren, aber regelmäßigen Abständen bewährt. Diese Methode hat den zusätzliche Vorteil, dass das Thema „Alkohol am Arbeitsplatz“ ständig präsent bleibt. Diese Präsenz bzw. das kontinuierliche Arbeiten an und mit dieser Problematik ist eine der Hauptvoraussetzungen für ein erfolgreiches Programm.

4 Schlussbemerkungen

Die Prävention von Alkoholproblemen am Arbeitsplatz stellt – sofern es sich nicht um ausschließlich „kosmetische“ Maßnahmen handelt – eine effiziente Methode der Alkoholprävention dar. Sie ermöglicht in einem eng umschriebenen Setting zielgerichtete person- und situationsspezifische Interventionen zu koordinieren und zu evaluieren. Obwohl es sich bei Alkoholpräventionsprojekten um eng umschriebene problembezogene Maßnahmen der betrieblichen Gesundheitsförderung handelt, darf nicht übersehen werden, dass es sich bei der Abwicklung derartiger Programme um Veränderungen im Sinne einer Personal- und Organisationsentwicklung handelt.

Externe BeraterInnen haben daher mit einem entsprechenden organisationspsychologischen und betriebswirtschaftlichen Hintergrundwissen und in Kenntnis organisatorischer Abläufe des Unternehmens vorzugehen. Ein eingeengtes, ausschließlich „psychotherapeutisches“ Herangehen an diese Problematik ist nicht nur kontraproduktiv für das betreffende Unternehmen, sondern führt auch dazu, dass gescheiterte Projekte als weiterer Beleg für die Richtigkeit einer diesbezüglichen nihilistischen Einstellung herangezogen werden und der in Österreich ohnehin nicht sehr florierende Bereich der betrieblichen Gesundheitsförderung weiterhin von den betrieblichen EntscheidungsträgerInnen kaum aufgegriffen wird.

Literatur

Bamberg E, Ducki A, Metz A-M (Hrsg) (1998) Handbuch betriebliche Gesundheitsförderung. Göttingen, Verlag für angewandte Psychologie

Beiglböck W (1993) Alkohol am Arbeitsplatz und Arbeitnehmervertretungen – Probleme und Möglichkeiten. Wr. Zeitschrift für Suchtforschung 16: 1

Beiglböck W (1993) Die ersten Konfrontationsgespräche mit abhängigen MitarbeiterInnen. Inhalt und Funktion problemorientierter Gespräche. Wr. Zeitschrift für Suchtforschung 16: 1

Dietze K (1992) Alkohol und Arbeit – Erkennen, Vorbeugen, Behandeln. Zürich, Orell-Füssli

Eckardstein D V, Lueger G, Niedl K, Schuster B (1995) Psychische Befindlichkeitsbeeinträchtigungen und Gesundheit im Betrieb. München, Rainer Hampp

Feselmayer S, Beiglböck W, Marx R, Hauk E, Zach E C, Fischer C, Narath U, Waigmann S (1994) Klinische Psychologie und Gesundheitspsychologie in Behandlung und Prophylaxe von Suchtkrankheiten. In: Springer A, Feselmayer S, Burian W, Eisenbach-Stangl I, Lentner S, Marx R (Hrsg) Suchtkrankheit. Das Kalksburger Modell und die Entwicklung der Behandlung Abhängiger. Wien New York, Springer, S 153–176

Fuchs R, Rainer L, Rummel M (1998) Alkoholprobleme bei Mitarbeitern: Entscheiden und Handeln von Führungskräften im organisationalen Kontext. In: Fuchs R et al. (Hrsg) Betriebliche Suchtprävention. Göttingen, Verlag für angewandte Psychologie

Seidl C (1989) Alkohol im Betrieb. Personalwirtschaftliche Reihe. Band 2. Wien, Wirtschaftsuniversität Wien

Schneider S (1991) Vorteilhaftigkeitsuntersuchung der Alkoholentwöhnungskur im Anton-Proksch-Institut. Wien, Unveröffentlichte Diplomarbeit

Schoberberger R, Kunze M, Maruna H, Winkler H (1989) Vorschläge zur Bearbeitung des Alkoholproblems am Arbeitsplatz. In: AUVA, BÖP (ed) Neuentwicklungen in der Psychologie. Eigenverlag

Uhl A, Kopf N, Springer A, Eisenbach-Stangl I, Beiglböck W, Preinsperger W, Mader R (1999) Handbuch Alkohol – Österreich, Zahlen, Fakten, Trends 1999, Bundesministerium für Arbeit. Wien, Gesundheit und Soziales

Suchtvorbeugung im Alter

Silvia Franke und **Ewald Höld**

1 Einleitung

Alter und Sucht sind sowohl für sich genommen als auch in Kombination verdrängte und tabuisierte Phänomene, in der Wahrnehmung der Öffentlichkeit wird daher die Suchtproblematik bei älteren Menschen meist als Problem einer Minderheit betrachtet.

Über das Suchtverhalten älterer Menschen, sei es von Substanzen oder Verhaltensweisen, liegen bis heute im deutschsprachigen Raum nur wenig wissenschaftliche Untersuchungen vor. Aus Studien in anderen Ländern weiß man aber, dass Abhängigkeitsprobleme älterer Menschen häufig unterschätzt werden (Bron, Lowack, 1987). Nach einer amerikanischen Studie ist bei ihnen Sucht die dritthäufigste psychische Erkrankung nach Demenz und Depression (Krebs-Roubicek, 1990). Das Fehlen exakter epidemiologischer Daten hängt vermutlich auch mit der Tatsache zusammen, dass sich Sucht im Alter entsprechend dem gesellschaftlichen Stellenwert älterer Menschen vorwiegend in der Einsamkeit abspielt.

Statt bestmöglicher Integration ist der Umgang damit beherrscht von Desintegration, Abschiebung und Verdrängung. Häufig reagiert die Umgebung mit Passivität oder Wegschauen, bis sich das Problem von selbst löst, wie z.B. durch vorzeitigen Tod.

Suchtprävention mit älteren Menschen muss daher in der Öffentlichkeit die aktive Auseinandersetzung mit diesem Thema fördern sowie fachübergreifend kreative und menschenwürdige Antworten auf diese Problemstellung entwickeln.

Dazu müssen das Wissen über die Ursachen von Abhängigkeit, die Ansätze moderner Suchtvorbeugung und die Erkenntnisse der neueren Geriatrieforschung über die altersspezifischen Belastungen, aber auch Entwicklungsmöglichkeiten und Lebenskompetenzen älterer Menschen in Verbindung gebracht werden.

Auf der praktischen Ebene der Suchtvorbeugung mit älteren Menschen bedeutet dies, altersbedingte Einschränkungen durch geeignete Maßnahmen möglichst lange hinauszuzögern und ein sinnerfülltes Leben mit allen sich daraus ergebenden Konsequenzen wie Kontakten, Aufgaben und Selbstverwirklichung so lange wie möglich zu erhalten. Sekundär- und tertiärpräventive Aspekte sind dabei ebenso einzubeziehen wie primärpräventive und gesundheitsfördernde.

Auf struktureller Ebene hat Suchtvorbeugung integrative Aufgaben wahrzunehmen und neue Strategien von der Verkehrsplanung bis zum Wohnbau, von der Nahversorgung bis zur Hauskrankenpflege anzuregen.

Nicht zuletzt gilt es, das Bild älterer Menschen in der Öffentlichkeit positiv zu besetzen, im Sinne systemischer Ansätze die Kommunikation zwischen den Generationen zu fördern und damit die Beziehung zu älteren Menschen wieder zu einer gesamtgesellschaftlichen Aufgabe zu machen.

2 Altern – eine Krise?

Der Anteil älterer Menschen an der Gesamtbevölkerung nimmt in den westlichen Ländern ständig zu und wird in Österreich bis zum Jahr 2030 von einem Fünftel auf ein Drittel steigen, 2030 werden bereits an die 40% der ÖsterreicherInnen älter als 60 Jahre sein (Schöpfer, 1999). Der Begriff „Alter" kann jedoch nur schwer einheitlich bestimmt werden: körperliche, psychische und soziale Kriterien sind zu unterschiedlich, um eine klare Definition zuzulassen. Der Ausstieg aus dem Berufsleben geschieht zunehmend früher, die Erkrankungstendenz ist auch mittels einer besseren bio-, psycho- und sozialen Versorgung in höhere Altersstufen gerückt.
Die WHO unterscheidet nach biologischen Kriterien ältere Menschen (60–75 Jahre), alte Menschen (75–90 Jahre), Hochbetagte (über 90 Jahre) und Langlebige (100 und mehr Jahre).

Im Rahmen der vorliegenden Ausführungen wird der neutrale Überbegriff „ältere Menschen" verwendet, ohne Zuordnung nach diesen Kriterien.

Radebold (zit. n. Kaiser, 1989) definiert mittels entwicklungsbedingter Kriterien die psychosozialen Aufgaben alternder Menschen in Form eines Drei-Phasen-Modells:

- Die erste Phase von ca. 50–60 Jahren ist geprägt durch die Auseinandersetzung mit dem Älterwerden überhaupt und beinhaltet erste Einschränkungen und Veränderungen des bisherigen Rollenbildes in Bezug auf Arbeit, Familie, Partnerschaft, soziale Kontakte und der aktiven Gestaltung der Umgebung in politischer, kultureller und ideologischer Hinsicht.

- Die zweite Phase von ca. 60–75 Jahren ist gekennnzeichnet durch die Realisierung der Pläne für den Ruhestand sowie durch die Bewältigung von zunehmender Krankheitsanfälligkeit und Objektverlusten.
- In der dritten Phase ab ca. 75 Jahren steht die Auseinandersetzung mit verstärkter Krankheitsanfälligkeit und eine deutliche Hinwendung zu Sterben und Tod im Mittelpunkt.

Alter sollte grundsätzlich als Prozess verstanden werden, der bei der Geburt beginnt und das gesamte Leben eines Menschen durchzieht. Zunehmend wird Alter heute zu einem individualisierten Begriff, der von vielen unterschiedlichen Bedingungen abhängt. Dem komplexen persönlichen Erleben alternder Menschen steht eine „alterungsfeindliche" Umgebung gegenüber, die durch Leistungsorientierung, Fixierung auf Jugendlichkeit und die Ästhetik einer künstlichen Körperlichkeit sowie von hoher Mobilität, Flexibilität und der Ökonomisierung des Lebens in allen Bereichen geprägt ist. Damit einher geht die Verdrängung existentieller, lebensbegleitender Themen wie Sinn, Versagen, Krankheit oder Tod. Die Abwehr dieser elementaren Fragen erzeugt Unsicherheiten, Angst und Aggression. Isolation, Vereinsamung und ein Anstieg psychischer Erkrankungen bei älteren Menschen sind eine Folge dieses gesellschaftlichen Defizits.

3 Altersspezifische Bedingungen für das Entstehen von Sucht

3.1 *Psychosoziale Aspekte*

Durch die allgemeine Zunahme der Lebenserwartung und die gute medizinische Versorgung erreichen heute mehr ältere Menschen – auch Suchtkranke – einen Lebensabschnitt, in dem das Demenzrisiko sehr hoch wird. Das bewusste Erleben des Schwindens der Kräfte gehört daher mehr als früher zum Alter. Ältere Menschen müssen durch geistige und körperliche Einschränkungen sowie zunehmende Verluste ständig Veränderungen hinnehmen und um ihr Gleichgewicht und Wertgefühl kämpfen. Wenn die geistigen Kräfte nachlassen, sinkt damit auch die Fähigkeit zum Neutralisieren und Kompensieren „unpassender" Emotionen und „unvernünftiger" Impulse, es kommt zur Reduktion der kontrollierenden Kräfte, die auch vor Sucht schützen.

Der Verlust der Mobilität, das Ausscheiden aus sozial relevanten Beschäftigungen wie z.B. in Vereinen und anderen Formen des Gemeinwesens führen zu Selbstwertverlust und Anpassungsstörungen an aktuelle Tendenzen und Strömungen. Das „Nicht-mehr-mitreden-können/dürfen" bedeutet einen Verlust an Kommunikation, Partizipation und Gestaltungsmöglichkeit und trägt zu verminderter Offenheit für neue Erfahrungen bei. Am schwierigsten zu bewältigen ist sicherlich die Einsamkeit. Menschen brauchen den Kontakt, die Auseinandersetzung mit dem Gegenüber. Fehlt dieser, kann es zu Veränderungen in der Persönlichkeit kommen, die die Einsamkeit noch zusätzlich verstärken, wie z.B. mentalem Abbau, äußerlicher Verwahrlosung, Zwangserkrankungen und Wahnbildungen.

In dieser Lebensphase mit ihren Schwierigkeiten und fehlenden Adaptationsprozessen stellen Suchtmittel mit dem Angebot einer schnellen, kurzfristigen Entlastung eine „einfache Lösung" und damit auch eine große Verführung dar. Dämpfen sie doch Spannungen, lösen traurige Verstimmungen, wirken schmerzlindernd oder machen gefügig. Aktive Bedürfnisse können so besser zurückgestellt werden und werden nicht mehr ausgedrückt. Bewältigungsversuche von psychischem Leid mittels „Eigentherapie" durch Substanzen oder konsumorientierten Verhaltensweisen enden jedoch häufig in der „Suchtspirale" mit allen negativen Folgen für Körper, Psyche und soziale Kompetenz.

3.2 Körperliche Aspekte

Biologische Faktoren wie z.B. die Reduktion der Körpermasse und des Leberstoffwechsels, eine verminderte Nierenausscheidung und veränderte Rezeptortätigkeit bewirken auch einen veränderten Metabolismus in Bezug auf die Resorption und Wirkung von Medikamenten und Suchtmitteln. Auch psychosomatische Reaktionen auf innerpsychische Konflikte oder zwischenmenschliche Probleme können sich zu larvierten Depressionen und chronifizierten Schmerzsyndromen entwickeln. Die Multimorbidität und Chronizität der Erkrankungen verlangen häufig eine langfristige Therapie mit Medikamenten, die durch Toleranzentwicklung einer Sucht Vorschub leisten können. Durch die chronische Einnahme von oft sehr verschiedenen Substanzen verändert sich deren Wirkung, es kommt zu paradoxen Effekten.

Zusätzlich können Alterserkrankungen wie Demenz und Arteriosklerose die Eigenkontrolle beeinträchtigen. Durch die veränderte Empfindlichkeit, die jedoch meist nicht bewusst wahrgenommen wird, kann es dabei zu unabsichtlichen Überdosierungen, Kontrollverlust und in der Folge zur vorzeitigen Pflegebedürftigkeit kommen. Ältere Süchtige haben häufig eine Vorgeschichte: so können in früheren Jahren abhängige, jetzt abstinente oder kontrollierte TrinkerInnen auf Grund der altersbedingten Veränderungen die Motivation zur Abstinenz oder Kontrolle ihres Trinkverhaltens verlieren. Sozial angepasste KonsumentInnen psychotroper Medikamente, die ihren Konsum langjährig aufrechterhalten und eine „low dose dependence" entwickeln, können die Medikamente meist trotz der geringen Menge nicht mehr weiter reduzieren oder absetzen. Ältere Menschen haben oft auch einen stärkeren Entzug mit organischen Folgeschäden.

3.3 Soziale Umgebung

Menschen durchlaufen in ihrem Leben Perioden starker Abhängigkeitsentwicklung, beginnend mit der Abhängigkeit von den Eltern, und erleben den Umgang damit unterschiedlich spannungsgeladen, jedoch meist ohne Krankheitssymptome. Die Lebensphase Alter bringt mit ihren Behinderungen und Einschränkungen zwangsläufig die Entwicklung neuer Abhängigkeiten und starker Bindungen, z.B. an das familiäre System und die öffentlichen Gesundheitsdienste, dabei kann es zum Wiederauftreten starker Bindungsängste und auch zur Entwicklung einer Suchtproblematik kommen.

Die Verschlechterung des Allgemeinbefindens und die Chronizität verschiedener Krankheitsbilder im Alter erfordern eine langfristige Bindung der Bezugspersonen an den Betroffenen und die Übernahme der Verantwortung in immer größeren Lebensbereichen. Durch den zwingenden Charakter dieser Bindung, aber auch durch eine Überforderung der Bezugspersonen kommt es zu Widerständen und Spannungen im System der Beziehung, denen durch Ausgrenzung und Abschieben der Betroffenen ausgewichen werden kann. Speziell bei einer Suchterkrankung bedeutet die Übernahme der Verantwortung für Beschränkung und Regulation innerhalb eines entgrenzenden Suchtsystems eine besondere Form der Verantwortung für den anderen Menschen. Dadurch sind meist Konflikte vorprogrammiert, deren Austragung viel Kraft, Respekt und auch Kompetenz erfordert. Oft ist es die einfachere Lösung, solchen Konflikten durch das Nicht-Wahrnehmen der Symptomatik auszuweichen.

Ältere Menschen sind unauffällige KonsumentInnen, Sucht wird daher oft erst bei einer Klinikeinweisung aus anderen Gründen wie Depression, organischem Psychosyndrom oder einem Unfall diagnostiziert. Die Beschwerden sind meist unspezifisch, die Abgrenzung zur Altersdemenz ist schwierig. Durch die physiologische Herabsetzung der Alkoholtoleranz treten Verwirrtheit und Orientierungsstörungen bereits bei geringen Mengen auf. Auch kann ein Schlaganfall die Symptome überdecken und eine richtige Diagnose erschweren.

Häufig werden die Erfahrungen mit Einsamkeit, Verlusten, Beeinträchtigungen und Immobilität von älteren Menschen auch durch unspezifische körperliche Symptome ausgedrückt, die ärztlicherseits oft missinterpretiert werden. Schmerzen, Schlaf- und Appetitlosigkeit, Obstipation oder Altersdepression werden meist eher symptomorientiert behandelt. Durch den bloßen Einsatz von Medikamenten wird jedoch die Spirale der Symptomatik nur verstärkt und die Behandlung ad absurdum geführt. Das Festhalten an einer aussichtslosen Strategie führt zu einer Entfremdung zwischen BehandlerInnen und Betroffenen. Passivität, Verdrängung und Isolation seitens der PatientInnen, Frustration und Abschiebung in stationäre Pflege seitens der BehandlerInnen sind die Folge. Einfache, symptomorientierte Lösungen können damit zu einem Mosaikstein auf dem Weg zu einer Abhängigkeitserkrankung werden.

3.4 Suchtmittelspezifische Problemstellungen

Im Alter stellt die Beschaffung und der Konsum von Medikamenten einen zunehmend fixen Lebensbestandteil dar. Ein Arztbesuch hat dazu hohe soziale Bedeutung und ist ein Symbol dafür, dass man noch geheilt werden kann. Die Toleranz gegen Krankheiten sinkt, die Verwundbarkeit erhöht sich und Multimorbidität führt oft zum chronischen Konsum vieler verschiedener Medikamente. Neben einer oft unkritischen Verschreibungspraxis spielen auch nicht verschreibungspflichtige Medikamente eine große Rolle, enthalten sie doch oft sehr wirksame Komponenten im Zusammenhang mit Alkohol. Das unkritisch positive Bild der Werbung geht dabei kaum auf Nebenwirkungen ein. Gerade im Alter sinkt jedoch die Verträglichkeit für Medikamente und Alkohol, so dass laufend Dosisanpassungen erfolgen müssten.

Unerwünschte Wirkungen von Medikamenten – Benommenheit, Schwindel, Koordinations- und Persönlichkeitsstörungen – haben einen Häufigkeitsgipfel zwischen dem 50. und 70. Lebensjahr und sind in ihren negativen Auswirkungen nicht zu unterschätzen. Durch die muskelrelaxierende Wirkung einiger Medikamente kann es zu Stürzen und Frakturen kommen, bei anderen Substanzen treten Vergesslichkeit, Verwirrtheiten und paradoxe Reaktionen wie Erregungszustände als Reaktion gehäuft auf.

80% der suchtgefährdenden Langzeitmedikationen werden an PatientInnen über 55 Jahren verschrieben, zwei Drittel aller Psychopharmaka an über 60-Jährige, vor allem an Frauen.

70–80% der verordneten Psychopharmaka sind Beruhigungsmittel oder Tranquilizer, meist Benzodiazepine. Dazu kommen die strukturellen Risiken eines erhöhten Medikamentenkonsums in Institutionen. Durch Personalmangel überforderte PflegerInnen können auf das fraktionierte Schlafbedürfnis älterer Menschen wenig Rücksicht nehmen und neigen eher dazu, sie durch Medikamente zu beruhigen. 75% der HeimbewohnerInnen erhalten Psychopharmaka, in Hamburger Altersheimen bekommt jede 2.–3. Frau und jeder 6.–7. Mann Benzodiazepine zum Schlafen, davon 44% eine zu hohe Dosis (Grond, 1985).

Was die Alkoholabhängigkeit betrifft, so sind nach neueren Schätzungen ca. 2–6% der älteren Menschen alkoholabhängig, überwiegend Männer (Lechner, 1991). Unter BewohnerInnen von Alten- und Pflegeheimen sollen ca. 10–20% alkoholkrank sein (Grond, 1985). Genaue Zahlen existieren darüber nicht, die bisherigen Studien sprechen jedoch dafür, dass die Werte bei Medikamentenkonsum im Alter deutlich höher liegen.

Mehrfachabhängigkeit, vor allem in Kombination von Alkohol und Medikamenten ist bei älteren Suchtkranken besonders verbreitet und betrifft ca. 30–40% der psychiatrisch aufgenommenen Suchtkranken (Bron, Lowack 1987).

Im Bereich der Abhängigkeit von Opiaten und anderen illegalen Substanzen ist für die KonsumentInnen durch die Substitutionsbehandlung eine deutliche Lebensverlängerung zu beobachten, so dass die Symptomatik dieser Personengruppe zunehmend auch zu einem Problem der Altenpflege und Geriatrie werden wird.

Das Spektrum der verhaltensbezogenen Suchtformen im Bereich älterer Menschen ist nicht explizit erforscht, generell kann jedoch davon ausgegangen werden, dass bereits vorhandene Formen zwanghafter und konsumistischer Verhaltensweisen wie z.B. übertriebenes Putzen durch soziale Isolierung, Selbstwertverlust und geistigen Abbau noch verstärkt werden. Eine zentrale Rolle nimmt in dieser Hinsicht der exzessive Fernsehkonsum ein, vor allem in Form des „Zappens“ zwischen den Kanälen, was für die Konzentrationsfähigkeit und Aufmerksamkeitsspanne abträglich ist und die soziale Isolation erhöht. Andere Formen wie z.B. Spielsucht, sind vermutlich im Alter infolge der geringeren finanziellen Möglichkeiten einer gewissen Einschränkung unterworfen, für Spiele mit virtuellem Gewinn gilt dies jedoch nicht.

3.5 Gesellschaftliches Klima

Der Lebensabschnitt Alter wird in unserer Leistungsgesellschaft als defizitär und unproduktiv abgewertet, ein Abbau der geistigen Fähigkeiten im Alter wird als selbstverständlich angenommen. Alter ist nicht mehr gleichbedeutend mit Respekt, Achtung und Bewunderung wie früher, als das Wertbewusstsein der späten geistigen Reife körperliche Einschränkungen ausgleichen konnte. Statt dessen verspricht die Arzneimittelwerbung „Mittel gegen das Älterwerden“. Dieses Phänomen ist Teil einer durchgängigen gesellschaftlichen Strategie, die den Konsum von legalen Suchtmitteln und Waren als Mittel gegen Einsamkeit, Selbstwertprobleme und Verzweiflung propagiert.

Auf Grund kleinfamiliärer Strukturen und der Isolation der verschiedenen Lebensbereiche lässt die soziale Kontrolle gegenüber älteren Menschen nach. An den „funktionslosen“ Alten gibt es wenig öffentliches Interesse, ältere Süchtige werden daher eher toleriert. Jüngere Süchtige haben etwas zu verlieren – Job, Beziehung, Respekt – und zu gewinnen. Für ältere Menschen ist kaum Belohnung für Abstinenz sichtbar, ihr Status ist ohnehin gering, sie erleben sich als nicht mehr gefragt.

Auch der Bereich der Betreuung und Pflege gilt nicht als besonders attraktives Arbeitsfeld und weist strukturelle Defizite auf. So wird die nicht medizinische Pflege älterer Menschen, z.B. im Bereich der Hauskrankenhilfe, als typischer Frauenberuf angesehen, der entsprechend schlecht bezahlt wird und scheinbar nur wenig Voraussetzungen erfordert.

Eine deutliche geschlechtsspezifische Komponente gibt es auch bei den Betreuten. Nicht nur das Alter (mehr als drei Viertel der über 75-Jährigen sind weiblich) auch die Altersarmut ist weiblich dominiert: es gibt mehr Sozialhilfe empfangende, alleinlebende, in schlechten Wohnverhältnissen lebende Frauen, darunter ein hoher Anteil an chronisch Kranken, Pflegebedürftigen und Menschen mit psychischen Problemen (Niederfranke u.a., 1992).

In diesem Zusammenhang sollte darauf hingewiesen werden, dass das Engagement von z.B. Zivildienern im Bereich der Altenpflege, aber auch die zunehmende Verweigerung von Frauen, unbezahlte und sozial nicht abgesicherte Kinder- und Pflegedienste zu leisten, Beiträge dazu sein können, solche patriarchalischen Zuordnungen aufzuweichen.

4 Grundlagen von Suchtprävention

Prävention muss eine Vielfalt unterschiedlicher Dimensionen und Bedingungen beachten; körperliche, physische, psychische und nicht zuletzt soziale und spirituelle. Dabei geht man davon aus, dass Risikofaktoren wie belastende Lebensereignisse etc. durch die Entwicklung von Lebenskompetenzen wie stabiler Selbstwert, Kreativität und Konfliktfähigkeit ausgeglichen werden können.

Es gilt daher nicht nur, suchtfördernde Faktoren im Bereich der Persönlichkeit, der sozialen Umgebung, des Suchtmittels sowie der Gesellschaft zu erkennen und zu minimieren. Prävention muss darüber hinaus für den einzelnen Menschen, aber auch strukturell vor allem im Bereich der Lebensqualität Bedingungen schaffen, die langfristig gesundheitsfördernd wirken.

5 Suchtprävention im Alter

5.1 Konzept des konstruktiven Alterns

Der gesamte Lebenslauf ist nach Erikson eine ständige Auseinandersetzung und Bewältigung von Aufgaben, Krisen und Konflikten, dies gilt auch für das Alter. Es ist ein gängiges Vorurteil, dass bei älteren Menschen die dafür notwendige seelische Plastizität fehlt. Nach aktuellem Wissen der modernen Gerontologie ist in jedem Alter Veränderung möglich. Die Weichenstellungen für eine konstruktive Auseinandersetzung mit Lebensereignissen erfolgen jedoch viel früher als in der tatsächlichen Altersphase. So zeigen Studien, dass das Ausmaß an Offenheit im Alter in hohem Maß durch den biographisch verankerten Lebensstil bestimmt ist, nicht aber durch das Alter an sich (Kruse, Lehr, 1990).

5.2 Konzept der Alterskompetenz

Das Menschenbild moderner Gerontologie besagt, dass der Mensch seinem Alter nicht hilflos ausgeliefert ist, sondern entwicklungs- und glücksfähig bleibt (Rosenmayer, zit. i. Linster 1991). Jedes Lebensalter verfügt über spezielle Kompetenzen (Olbrich, 1991).

Nur 3% der Alten leben in Altersheimen (Haske, 1993). Die überwiegende Zahl der über 70-Jährigen hat damit eine hohe Alterskompetenz, d.h. die Fähigkeit, sich einen weitgehend unabhängigen Lebensstil zu bewahren und erforderliche Alltagsaktivitäten noch selber auszuführen (Gehl, 1995).

Der psychosoziale Aspekt von Alterskompetenz ist durch Aktivität, Anregbarkeit, die Erhaltung eigener, auch außerfamiliärer Interessen, der aktiven Auseinandersetzung mit Belastungen sowie ein hohes Engagement in verschiedenen sozialen Rollen gekennzeichnet.

Das subjektive Ausmaß der Alterskompetenz ist abhängig von

sozialen Bewertungen. Die Einstellung und das Verhalten des Umfelds ist daher entscheidend für die Empfindung von Lebensqualität (Kruse, Lehr, 1990). Nach Kruse und Lehr verfügt ein Großteil der älteren Menschen über ein hohes Ausmaß an seelischer Kompetenz. Vor allem die erfahrungsgebundene Kompetenz sowie die Fähigkeit, mit praktischen Lebensanforderungen umzugehen, sind im Alter stark ausgeprägt. In jenen Bereichen, in denen Leistungsrückgänge gefunden werden konnten, ist es möglich, durch neue Erfahrungen sowie durch Neulernen Leistungsverbesserungen zu erzielen (Kruse, Lehr, 1990).

Die Bewältigung kritischer Lebensereignisse und die Bereitschaft, sie als Möglichkeit zur Weiterentwicklung aufzufassen, wird durch ein stabiles Selbstwertgefühl erleichtert.

Nach Schneider (1991) wird ein weiter Handlungsspielraum als Voraussetzung für Lebenszufriedenheit angesehen: er unterscheidet dabei die vier Dimensionen Tätigkeit, Entscheidung und Kontrolle, Interaktion sowie Anerkennung. Demnach sollten ältere Menschen in möglichst vielen anspruchsvollen Tätigkeiten erfolgreich sein können, über ein hohes Ausmaß an Kontrolle, Selbst- und Mitbestimmung über ihr Leben verfügen und die Art und Häufigkeit ihrer Sozialbeziehungen möglichst zufriedenstellend gestalten können. Ihre Aktivitäten sollten keine reine Beschäftigung, sondern sinnvoll und mit Anerkennung und Status verbunden sein.

5.3 Voraussetzungen und praktische Maßnahmen

5.3.1 Veränderung des gesellschaftlichen Klimas

„Wie müsste eine Gesellschaft beschaffen sein, damit ein Mensch auch im Alter Mensch bleiben kann? Die Antwort ist einfach. Er muss immer schon als Mensch behandelt worden sein.“ *(Simone de Beauvoir)*

Entsprechende Interventionen brauchen als Voraussetzung ein Klima, das alten Menschen etwas zutraut. Ist das, was mit Suchtmitteln ersetzt werden soll – Kontakte, Anerkennung, Zuwendung, gebraucht und gefordert werden – in der Realität als Angebot vorhanden?

Den Spielraum an Anerkennung für ältere Menschen zu erweitern, ist ein langfristiger Prozess, in dem alle gesellschaftlichen Kräfte gefordert sind, neue Werte und Normen zu entwickeln, die das Alter als einen wichtigen Lebensabschnitt anerkennen. Ein zunehmender öffentlicher Imagewandel z.B. bei der Generation der jetzt 50-jährigen Frauen gibt hier durchaus Anlass zur Hoffnung. Vor dem

Hintergrund, dass sozialer Status immer stärker von der Berufstätigkeit abhängt, ist die vor einigen Jahren geschaffene Möglichkeit für PensionistInnen, weiter berufstätig bleiben zu können, ebenfalls als wichtige strukturelle Voraussetzung für die Veränderung des gesellschaftlichen Stellenwerts alter Menschen anzusehen.

5.3.2 Unterstützung von Selbständigkeit und Engagement

Ältere Menschen sollten so lange wie irgend möglich Tätigkeiten ausüben können, die ihnen Gelegenheit zur Kompetenzerfahrung und Bestätigung ihres Selbstwerts geben. Das betrifft im häuslichen und im geriatrischen Bereich Hausarbeiten, die Pflege der eigenen Person sowie geistige und organisatorische Aktivitäten. Im stationären Bereich sollte HeimbewohnerInnen an möglichst vielen Punkten des Tagesablaufs Handlungsmöglichkeiten zurückgegeben werden, wie z.B. durch Mitentscheidung bei Essensplanung, Einkaufen, Tagesablauf, Hausarbeit, der Pflege von sich und anderen sowie der Übernahme sozialer Aufgaben und Tätigkeiten, die das Gefühl vermitteln, gebraucht zu werden.

Mittels Öffentlichkeitsarbeit und engagierten Projekten im regionalen Gemeinwesen können neue Möglichkeiten und Erwartungen an die Älteren herangetragen werden, z.B. durch Mitarbeit in der Nachbarschaftshilfe, in Selbsthilfegruppen und Vereinen etc.

Politisch bietet sich hier ein breites Spektrum an Möglichkeiten von der generellen Einführung der Briefwahl über die Abhaltung von SeniorInnenparlamenten bis zu einer Quotenregelung in politischen Vertretungskörpern und der Schaffung eines Altenministeriums.

5.3.3 Mobilität im öffentlichen Raum

Vor allem ältere Menschen sind auf funktionierende Infrastrukturen in einem sicheren öffentlichen Raum angewiesen. Ihre Mobilität kann durch Maßnahmen wie billige Verkehrsmittel, Hilfen zur Überwindung von Höhenunterschieden, ausreichende Straßenbeleuchtung sowie Ampeln sehr gefördert werden. Durch altersgerechtes Bauen können Möglichkeiten für Kommunikation, Einkaufen, soziale Treffpunkte geschaffen bzw. erhalten werden. Ergänzend sind hier auch Maßnahmen zur Unfallprävention in der Wohnung anzuführen.

5.3.4 Dialog zwischen den Generationen

In unserer Gesellschaft der Ein-Generationen Haushalte muss das gegenseitige Kennenlernen und Respektieren forciert werden. Wertvoll sind dabei Projekte im Sinne der „Oral History“ (die man auch als „Geschichte von unten" bezeichnen kann) oder die z.B. im Rahmen eines „Offenen Heims" die Kommunikation von alten und jungen Menschen fördern. Als VermittlerInnen und KontaktanbieterInnen werden dabei auch Tiere erfolgreich eingesetzt, die laut einschlägigen Studien u.a. Ausgleich und Hilfe bei der Bewältigung von Affekten bieten können und als Therapieverstärker gelten. In Österreich bieten verschiedene Arbeitsgemeinschaften („Tierapeut", „TAT-Tiere als Therapie") Tierbesuche in Altenheimen, Schulen und psychiatrischen Krankenhäusern an.

5.3.5 Fortbildung für professionelle HelferInnen

„Unser Gesundheitssystem ist ein System gegenseitiger Abhängigkeiten zwischen Patienten, Ärzten, Krankenkassen und der Pharmaindustrie" (Sichrovsky, 1984, S 232).

ÄrztInnen sind als wichtige Partner präventiver Strategien anzusehen, sind sie doch als ständige Bezugspersonen älterer Menschen auch Hauptzielgruppe der Pharma-Werbung. Die zunehmende Kritik an der bestehenden Verschreibungspraxis sowie eine verstärkte Problematisierung des Suchtpotentials bestimmter Substanzen tragen dazu bei, dass viele ÄrztInnen heute eher bereit sind, sich kritischer mit dem Konsum von Arzneien auseinander zu setzen.

Oft ist es für professionelle HelferInnen aus verschiedenen Gründen sehr schwierig, die Abhängigkeit eines älteren Menschen zu verstehen und akzeptieren. Zusätzlich gibt es oft Probleme mit Angehörigen, wenn sie PatientInnen mit Alkohol oder Medikamenten versorgen. Die Fortbildung von PflegerInnen und ÄrztInnen zu Themen wie Sucht und Suchtvorbeugung, Medikamentierung und alternative Medikamente sollte daher unbedingt auch Selbstreflexion und Eigenbezug mit einschließen. Die Themenstellungen „Sucht" und „Suchtvorbeugung" finden sich zwar in den entsprechenden Curricula, sind jedoch kaum explizit auf ältere Menschen bezogen, eine Ausnahme bildet hier z.B. das Fortbildungsprogramm der österreichischen Volkshilfe.

5.3.6 Psychosoziale Begleitung

Die Auseinandersetzung mit elementaren Veränderungen und zunehmenden Verlusten ist zweifellos krisenhaft. Um die oben angeführten Lebensveränderungen akzeptieren und integrieren zu können, werden die verstärkte Hinwendung zum Rückblick, die erneute Frage nach dem Sinn und die Verarbeitung offener Fragen zur Notwendigkeit. Hilflosigkeit, Spannungen, Wut und viele andere tiefe Gefühle tauchen dabei auf. Innere und äußere Ressourcen – viel Zeit, Akzeptanz, Erlebnisfähigkeit, und nicht zuletzt auch Energie – sind notwendig, um diese Emotionen und Konflikte befriedigend verarbeiten zu können. Bezugspersonen wie Angehörige und professionelles Pflegepersonal können dabei helfen, die psychosoziale Handlungsfähigkeit zu Krisenbewältigung, Trauerarbeit und Selbsthilfe im Alltag zu fördern. Durch geduldiges Zuhören und Begleiten beim Erzählen von Erinnerungen kann ein positiver Rückblick gefunden und das „psychologische Haus in Ordnung gebracht werden" (Birren, 1974, S 312). Auch aggressive und verwirrte PatientInnen, die keinen Sinn im Dasein mehr finden, können mittels Validationstechniken gut erreicht werden.

Sinnstiftende Beziehungserfahrungen werden zeitlebens auch über die Ebene der Sinnlichkeit erfahren. Liebevolle Pflege, seelische und körperliche Zuwendung über Streicheln und Nähe sind gerade für ältere Menschen notwendige „Nahrung" und vermitteln ihnen die Erfahrung, sich geliebt und wertvoll zu fühlen.

5.3.7 Therapie

Der Umgang mit Konsum, Lust und Genuss muss in jedem Lebensabschnitt neu definiert und erarbeitet werden: Wie viel Lusterleben und Belohnung nach einem langen Leben von Arbeit, Entbehrungen und Versagungen werden Menschen im fortgeschrittenen Alter zugestanden? Sie erwarten Anerkennung für ihr gelebtes Leben. Eine Aufforderung, sich mit einer massiven Fehlentwicklung wie z.B. einer Suchtsymptomatik zu konfrontieren, unterminiert diese Erwartung, die Reaktion sind Schuld- und Schamgefühle.

Die therapeutische Ausrichtung in der Arbeit mit älteren Menschen ist daher supportiv und eher sozial- als psychotherapeutisch ausgerichtet, sie soll Selbstvertrauen und Unterstützung bei der Gegenwartsbewältigung vermitteln. Idealerweise sollte das Lebensalter der TherapeutInnen dabei dem Alter der PatientInnen angemessen sein. Therapieziele sind das Bearbeiten alter und neuer Konflikte, die Auseinandersetzung mit Sterben und Tod sowie die Erlangung einer möglichst positiven Lebensbilanz. „Wir können nicht die Vergangenheit verändern, aber wir können zur Überzeugung hinfinden, dass die Bedeutung der Vergangenheit verändert werden kann" (Saunders, 1999, S 96).

In Bezug auf die Suchtproblematik muss hier festgehalten werden, dass das Recht des Menschen auf Selbstbestimmung übergeordnetes Recht auch in der Altenpflege ist. Abgesehen davon, dass Entzüge bei älteren Menschen oft gravierende medizinische Folgeerscheinungen haben können, sind analog zur kontrollierten Substitutionstherapie bei Drogenabhängigen Maßnahmen wie z.B. eingeteiltes Trinken, ohne Rauschzustände zu erreichen, geeignete Mittel, die Beziehungsebene zu PflegerInnen und Angehörigen zu verbessern und neue Möglichkeiten der Lebensgestaltung entstehen zu lassen. Abstinenz ist damit als untergeordnete Zielsetzung vor der Erhaltung der Lebensqualität zu betrachten.

5.3.8 Ambulante Dienste und Selbsthilfegruppen

Um eine Aufnahme älterer Menschen in stationäre Pflege möglichst lange hintan zu halten, sind ein Ausbau der ambulanten Dienste vor allem im ländlichen Bereich sowie eine ausreichende finanzielle Absicherung von Pflegebedürftigen notwendig. Ebenso wichtig ist es, Angehörige gezielt anzusprechen, sie zu schulen und zu entlasten. In Österreich finden sich entsprechende Selbsthilfegruppen sowie Initiativen der Laien- und Nachbarschaftshilfe am ehesten im großstädtischen Bereich, sie sind aber auf Grund unterschiedlicher kultureller Traditionen nicht im selben Ausmaß vorhanden wie beispielsweise im englisch sprachigen oder holländischen Raum.

5.3.9 Sterbebegleitung

Charismatische Persönlichkeiten wie Elisabeth Kübler-Ross oder Cicely Saunders, die Gründerin der Hospizbewegung, initiierten eine zunehmende Gegenbewegung zum traditionellen, hoch angstbesetzten Umgang mit dem Thema Sterben.

Die Ausklammerung und die damit verbundene Tabuisierung muss laut Kübler-Ross einer Einbindung in den unmittelbarsten Lebensbereich der Familie weichen. Dies bedarf der Motivation der Kinder in den Schulen, wenn es etwa im Lauf einer Generation zu einem Sinneswandel kommen soll. „Sind uns doch die Sterbenden an Lebensreife voraus und vermögen uns darüber zu belehren, was in den letzten Phasen unseres Lebens noch von Wert, Gewicht und Bedeutung ist... Dadurch lässt sich ja die Angst vor dem Tode abbauen, dass wir alle lernen, die Angst vor dem Leben zu verlieren" (Kübler-Ross, 1998, S 172).

Der präventive Wert einer Enttabuisierung des Themas sowie einer humanen Sterbebegleitung kann vor allem im Hinblick auf die Angstreduzierung bei älteren Menschen und ihren Bezugspersonen, nicht zuletzt auch bei Kindern und Jugendlichen als sehr hoch eingeschätzt werden. Mit der Integration des Sterbeprozesses im Sinne eines Übergangs, den es zu gestalten gilt, wird ein essentieller Beitrag zur Humanisierung des Wertbewusstseins in unserer Kultur geleistet.

6 Projektarbeit mit Jugendlichen, Tieren und älteren Menschen: „TIPS – Tiere in der Polytechnischen Schule"

Abschließend soll hier ein primärpräventives Projekt aus dem Schulbereich vorgestellt werden, das u.a. Ansätze der Oral History, des Offenen Heims und des emotionalen Lernens mit Tieren kombiniert. Es wurde 1999 mit dem 2. Platz des Gesundheitspreises der Stadt Wien ausgezeichnet.

In Anlehnung an erfolgreiche tierunterstützte Therapieformen wurde das Projekt mit therapeutischer Unterstützung erstmals im Schuljahr 98/99 an einer Polytechnischen Schule durchgeführt. Das Projekt versteht sich dabei als Komplementärmethode zu einschlägigen suchtpräventiven Maßnahmen und leistet bei den SchülerInnen durch die Einbindung von Tieren als MediatorInnen einen Beitrag zur Steigerung von Motivation und Verständnis für Randgruppen wie pflegebedürftigen älteren Menschen.

Das letzte Pflichtschuljahr ist für viele SchülerInnen belastend, vor allem in Hinblick auf die Berufswahl und den Eintritt in die Arbeitswelt, der häufig fraglich ist. Es ist eine Zeit der Identitätssuche, der Stimmungsschwankungen, des Experimentierens mit Beziehungen, der Ablösung von der Herkunftsfamilie und auch der Konfrontation mit Suchtmitteln.

Während des einjährigen Projekts werden von der Klasse im Verlauf des ersten Semesters einmal wöchentlich die Lern- und Übungsfelder „Verantwortung, Genuss, Orientierung, Kreativität und Wahrnehmung" bearbeitet. Auf das Lernfeld „Suchtmittelaufklärung" wird im Sinne eines ganzheitlichen Ansatzes bewusst verzichtet.

Durch den regelmäßigen, professionell angeleiteten Umgang mit geschulten Tieren im Unterricht sollen die SchülerInnen soziale und persönlichkeitsstärkende Kompetenzen erwerben, die ihnen bei einer eigenverantwortlichen Lebensführung helfen. Dabei können die emotionale Anspannung und das Aggressionspotential der Jugendlichen durch die aufgebaute Bindung und Verantwortlichkeit gegenüber den Tieren gelöst und die Interaktion innerhalb des Klassenverbandes gefördert werden.

Nach dem ersten Semester erfolgt ein von den SchülerInnen organisierter Besuch in einem Pflegeheim mit den Tieren, die dabei helfen die Kommunikation zwischen alten und jungen Menschen herzustellen. Durch Rollenspiele sind die SchülerInnen vorher auf die Situation älterer Menschen – z.B. nach einem Schlaganfall – vorbereitet worden, sie können dabei u.a. ausprobieren, wie man sich mit einer Hand anzieht oder wäscht. Danach reflektieren sie gemeinsam, wie es ist, behindert und auf andere angewiesen zu sein bzw. andere zu unterstützen.

Das Projekt war bei den Jugendlichen und den PensionistInnen ein großer Erfolg und wird im Schuljahr 1999/00 mit einem regionalen Schwerpunkt „Dialog der Generationen“ weitergeführt. In regelmäßigen Abständen sollen die BewohnerInnen eines PensionistInnenheimes im Bezirk besucht werden. Gemeinsam sind verschiedene Aktionen geplant, wie die Gestaltung einer Adventfeier, Futterherstellung für die Tiere, Organisation einer Ausstellung, Planung und Durchführung eines Ausfluges, Einladung an die Schule, Präsentation des Projektes sowie die Gestaltung einer Internetseite.*

Literatur

Bron B, Lowack A (1987) Missbrauch und Abhängigkeit von Alkohol und Medikamenten im höheren Lebensalter. Zeitschrift f. Gerontologie, Heft 20

Birren J (1974) Altern als psychologischer Prozess. Freiburg, Lambertus

Gehl G (1995) Alter und Sucht. Freiburg i. Brsg.

Grond E (1998) Medikamentensucht. „Pro Senectute“, Heft 1

Haske H E (1993) Soziale Kompetenz im Alter. In: Howe J u.a. (Hrsg) Lehrbuch der psychologischen und sozialen Alterswissenschaft. Band 1. Heidelberg, Asanger

Kaiser H J (1989) Handlungs- und Lebensorientierungen älterer Menschen. Bern, Huber

Krebs-Roubicek E (1990) Abhängigkeit bei älteren Menschen. Suchtprobleme und Sozialarbeit, Heft 2

Kruse U, Lehr U (1990) Psychologische Aspekte des Alterns. In: Späth L, Lehr U (Hrsg) Altern als Chance und Herausforderung. Band 2. Bonn, Aktuell

Kübler-Ross E (1998) Leben bis wir Abschied nehmen. Gütersloh, Gütersloher

Linster H W (1991) Anthropologische und ethische Aspekte der Arbeit mit älteren Menschen. In: Haag G, Brengelmann J C (Hrsg) Ältere Menschen. IFT Texte 23. Therapieforschung für die Praxis 11. München, Gerhard Röttger

Niederfranke A, Lehr U M, Oswald F, Maier G (Hrsg) (1992) Ältere Frauen in der Auseinandersetzung mit Berufsaufgabe und Partnerverlust. Schriftenreihe des Bundesministers für Frauen und Jugend, Bd.4. Stuttgart, Kohlhammer

Olbrich E (1991) Prävention, Rehabilitation, Irreversibilität. In: Schütz W et al. (Hrsg) Altern zwischen Hoffnung und Verzicht. Lübeck, Graphische Werkstätten

* (Kontakt: Mag. E. Wohlfahrt, Polytechnische Schule, 1100 Wien, Pernerstorfergasse 30).

Saunders C (1999) Brücke in eine andere Welt. Freiburg, Herder
Schneider H D (1991) Möglichkeiten der Intervention bei älteren Menschen. In: Haag G, Brengelmann, J C (Hrsg) Ältere Menschen. IFT Texte 23. Therapieforschung für die Praxis 11. München, Gerhard Röttger
Schöpfer G (Hrsg) (1999) Alt werden in der Steiermark: Lust oder Last? Graz, Seniorenreport der steiermärkischen Landesregierung
Sichrovsky P (1984) Krankheit auf Rezept. Köln, Kiepenheuer und Witsch

Lebensweltorientierte Sekundärprävention im ländlichen Raum

Kurt Fellöcker

1 Einleitung

Durch die weiter andauernde Strukturkrise der Wirtschaft und auf Grund der dramatischen Auswirkungen einiger Sparpakete stehen Sozialarbeit und Suchtprävention heute zunehmend vor dem Dilemma „Ressourcenorientierung und Integration versus Defizitverwaltung" und sind konfrontiert mit Phänomenen der neuen Armut, der Dauer- und Massenarbeitslosigkeit, mit einer ansteigenden Zahl von Suchterkrankungen sowie mit Desintegration und Verunsicherung, deren soziale Dimension sich insbesondere bei der jüngeren Generation markant abbildet. Die sozialpolitische Entwicklung der letzten Jahre und eine veränderte politische Landschaft, die auf massive Abwertung sozial benachteiligter Bevölkerungsgruppen setzt, lässt besonders im kommunalen Bereich eine Rückkehr zur Defizitverwaltung und zur ordnungspolitischen Kontrolle befürchten.

In Niederösterreich reagierten einzelne ExpertInnen der Suchtvorbeugung, aber auch der Suchttherapie, schon 1990 auf diese Entwicklung mit der Initiierung kleinräumiger Präventionsprojekte (Fellöcker, 1996). Durch die Vernetzung dieser Initiativen und durch einen äußerst kreativen fachlichen Austausch der ExpertInnen entstand eine bemerkenswert innovative Methodik der Suchtprävention (Weninger, 1998), die auch in der Vorbeugungsarbeit anderer Bundesländer bald Eingang fand. Als erste organisatorische Struktur auf ProfessionistInnenebene in dieser „Pionierzeit" der Suchtvorbeugung in Niederösterreich wurde die Arbeitsgemeinschaft Suchtprävention in der Ostregion (ASPRO) 1995 gegründet und auch ein erstes Konzept für eine Fachstelle entwickelt, von den potentiellen

Trägern aber leider zurückgestellt zugunsten einer kostengünstigeren und fachlich weniger fundierten Variante, die dann auch nach einem Jahr scheiterte. Gerade dieser programmierte Misserfolg führte aber zu einem Umdenkprozess der politisch Verantwortlichen und zur Übernahme von Verantwortung für das Thema Suchtvorbeugung. Durch diesen klaren politischen Willen konnte sich Anfang 1999 eine Fachstelle mit breiter Akzeptanz der ExpertInnen etablieren, in deren Rahmen trotz der kurzen Laufzeit im Bereich der Primärprävention bereits vielversprechende Projekte existieren. Beispiele für die aktuelle Arbeit der Fachstelle sind: die Abwicklung von Vorbeugungsprojekten in ca. 80 Schulen in Niederösterreich, ein Schulungsprogramm für ca. 150 Hauptschullehrer, die Entwicklung und Durchführung von ca. 100 Vorstellungen eines präventiven Theaterstücks für die Volksschulen („Viktoria hat Geburtstag") und ein Schulungsprojekt für KindergärtnerInnen. Zwei Fachtagungen „Fantasie verleiht Flügel – Suchtvorbeugung in NÖ" und „Suchtvorbeugung in der Volksschule" erreichten 1999 insgesamt ca. 400 niederösterreichische MeinungsmultiplikatorInnen und ermöglichten einen Austausch mit ProfessionistInnen der Suchtvorbeugung.

Auf der Ebene der ExpertInnen konnte eine Fortbildungsreihe zu Projektorganisation und Planung mit dem Ziel der Qualitätssicherung in der Suchtvorbeugung konzipiert und durchgeführt werden.

Ein weiterer Schwerpunkt sind Projekte der betrieblichen Suchtvorbeugung, die in Niederösterreich aus personellen und organisatorischen Gründen noch am Anfang stehen (dzt. zwei Projekte in Betrieben mit über 400 MitarbeiterInnen) und die Mitarbeit am „Rahmenplan für Suchtarbeit in Niederösterreich" (vergleichbar den Drogenkonzepten in anderen Bundesländern) in enger Kooperation mit dem nö. Drogenkoordinator.

Spätestens zum Zeitpunkt der Erarbeitung dieses Konzeptes wurden die massiven Defizite in der Sekundärprävention deutlich, ein Mangel der auch von den Drogenberatungsstellen, vielen LehrerInnen und anderen ProfessionistInnen der Beziehungsarbeit mit Jugendlichen immer wieder thematisiert wird.

Die lebensweltorientierte, professionelle präventive Arbeit mit konkret suchtgefährdeten Jugendlichen (Sekundärprävention) ist eine der strukturellen Voraussetzungen für Primärprävention. Durch eine einseitige Akzentuierung der Primäprävention könnte sonst schnell der Eindruck entstehen, dass Suchtvorbeugung die Gesunden noch gesünder machen möchte und dabei problematische Entwicklungen Jugendlicher ignoriert.

Als Ergänzung zu den punktuellen sekundärpräventiven Projekten der Fachstelle wie z.B. einem Pilotprojekt zur Vorbeugung im Rahmen von Jugendveranstaltungen (z.B. bei Rave-Parties) musste daher eine kontinuierliche Form der Arbeit mit Problem- und Risikogruppen entwickelt werden.

Der vorliegende Artikel ist der Versuch, die grundlegenden fachlichen und organisatorischen Überlegungen als Antwort auf die spezifische Defizitsituation in unserem Bundesland darzustellen.

2 Die Ausgangssituation

Die ansteigende Zahl von Anzeigen nach dem Suchtmittelgesetz in Niederösterreich – 1998 wurden 2519 Delikte angezeigt (Bundesministerium für Inneres, 1999) – wird zunehmend in der Öffentlichkeit diskutiert und häufig mit der Forderung nach stärkerer polizeilicher Kontrolle und Kriminalisierung der meist jugendlichen KonsumentInnen beantwortet (ein Automatismus, den sich manche politischen Kräfte in Österreich im Nationalratswahlkampf 1999 deutlich zu Nutze machen konnten). Der im ländlichen Raum quantitativ, aber auch volkswirtschaftlich wesentlich bedeutsamere Alkoholabusus wird ebensowenig beachtet wie die Tatsache, dass im Jugendalter mit Medikamenten, Lösungsmitteln oder bestimmten Pflanzen häufig experimentiert wird.

Die Situation von Jugendlichen in Niederösterreich wurde in mehreren wissenschaftlichen Studien (Brunmayer, 1997, Bohrn, 1999) beschrieben, eine detaillierte Darstellung der Ergebnisse kann an dieser Stelle nicht stattfinden, die wichtigsten Ausgangsprobleme seien aber kurz erwähnt:

Die insgesamt 202.963 Jugendlichen in Niederösterreich (im Alter von 14 bis 23 Jahren) leben eher in einer ländlichen, nach außen stabilen Lebenswelt, die aber vor allem in den letzten Jahren zunehmend durch zahlreiche überregionale Veränderungen erschüttert wurde. Die Zwischenerholung der Wirtschaft zu Beginn der 80er Jahre wurde bald abgelöst von einer Strukturkrise, die von den Jugendlichen recht deutlich wahrgenommen wird.

Bleibende und konstitutive Geschehnisse waren weiters der europäische Umbruch 1989 mit dem Wegfall des eisernen Vorhangs sowie die Werbekampagne zur Europäischen Gemeinschaft 93/94, der Beitritt zur EU und die bekannten Folgen für die Landwirtschaft.

Die wirtschaftliche Situation ist prekär, es existieren im ländlichen Raum viel zu wenige Arbeitsplätze, die meisten ArbeitnehmerInnen sind darauf angewiesen, größere Strecken auszupendeln. Im Jänner 2000 standen 492 Lehrstellensuchende 387 offenen Lehrstellen gegenüber, insgesamt waren 7069 niederösterreichische Jugendliche (im Alter von 14 bis 23 Jahren) ohne Arbeit. Die Zahl der Lehrstellensuchenden ist im Vergleich zum Vorjahr um 38,2% gestiegen, die Zahl der Lehrstellen leider nur um 5,4% (Arbeitsmarktservice St.Pölten).

Die Landwirtschaft ist abhängig von den Subventionen der EU, deren Degressivität nicht gerade optimistisch in die Zukunft blicken lässt.

Insgesamt könnte für die Jugendlichen in Niederösterreich durch die häufig erlebten Veränderungen und großen Umwälzungen doch ein Defizit an Stabilität entstanden sein (vgl. Lange/Fellöcker, 1997).

2.1 Kennzeichnend für das Jugendalter allgemein sind:

Die Ausdehnung des Jugendalters als Zeit, in der Jugendliche noch nicht fixe Aufgaben übernehmen und nicht selbständig für ihren Lebensunterhalt aufkommen, die Eltern aber auch nicht mehr den Tagesablauf verplanen und nur gering steuernd auf den Jugendlichen einwirken.

Widersprüchliche Anforderungen, zwischen dem Anspruch der Erwachsenen, der Jugendliche soll seinen Platz in der Gemeinschaft finden, sich möglichst fix verorten. Gefragt ist aber andererseits größte Flexibilität, da ja kein wirklicher Halt möglich ist, ja sogar immer unwahrscheinlicher wird (z.B. garantiert Ausbildung noch lange keine Anstellung, schon gar keine lebenslange). Die Jugendlichen erfahren die Zumutungen der Moderne und der Individualisierung, den Zwang zur selbstverantwortlichen Gestaltung der eigenen Biographie unter unübersichtlichsten Bedingungen (Beck, 1990).

Auswege aus diesen Dilemma bildet das Sich-verorten, das Haltfinden in einer Jugendkultur, die Zugehörigkeit durch Zeichen, Mode, Musik etc. konstituiert.

2.2 Typische aktuelle Entwicklungsthemen Jugendlicher

Zentrales Thema ist weiters die Berufsfindung, das Ausloten von Perspektiven, sich beruflich orientieren. In vielen Fällen, speziell in Niederösterreich, bedeutet das für unsere Zielgruppe Ausbildung im städtischen Bereich, der möglicherweise immer noch als eher fremd und unübersichtlich erlebt wird, eventuell sogar als bedrohlich.

Eine bedeutsame und schwer zu bewältigende Entwicklungsforderung ist die Umstrukturierung der Beziehung zum (und letztlich Ablösung vom) Elternhaus, Identität und soziale Rolle müssen außerhalb der Familie gefunden werden. Gleichzeitig ist die Orientierung auf die Eltern aber noch sehr stark.

In ihrer Freizeit beschäftigen sich Jugendliche in Niederösterreich mit Sport, Ausgehen (Kaffeehäuser, Gasthäuser), Musik (Musikkapellen, Singgruppen, etc.), (volkstümlichen) Tanzveranstaltungen und Diskothekenbesuchen, Lagerfeuer, Moped fahren, Feste etc., bleiben insgesamt aber eher in der Gruppe und im ländlichen Raum. Eine ausgeprägte Alkoholkultur muss vorausgesetzt werden und scheint sich in den letzten Jahren gerade bei Jugendlichen noch zu verstärken (Pantucek, Fellöcker, 1996).

In Niederösterreich existieren 18.313 Vereine, 563 davon sind sogenannte Geselligkeitsvereine, die auch einen Schwerpunkt in Richtung Jugendliche setzen, z.B. Freizeitclubs, Tanzvereine, etc. (Sicherheitsdirektion des Landes Nö, 1/2000). Feuerwehr und Rettung bieten weitere wichtige Betätigungsfelder für Jugendliche, oft ist die Mitarbeit sogar Familientradition. Trotz dieser beeindruckenden Zahlen wurden in den letzten beiden Jahren eine Reihe von kommunalen professionell geleiteten Jugendzentren gegründet (z.B. St.Pölten, Wr. Neustadt, Amstetten, Purkersdorf, Allentsteig etc.). Ein Zeichen dafür, dass die Gemeinden schon längere Zeit deutliche Defizite in der Freizeitgestaltung ihrer Jugend orten.

Brunmayer (1997) kommt zum Schluss, dass eine Korrelation zwischen Freizeitgestaltung und Drogenkonsum insofern besteht, als Jugendliche, die sich in Sport- und Kulturvereinen organisieren, als weniger suchtgefährdet gelten können als ihre Altersgenossen ohne Vereinszugehörigkeit. Die steigende Zahl von Anzeigen nach dem Suchtmittelgesetz sowie von Suchterkrankungen allgemein lässt daher den Schluss zu, dass die tradierten Formen der Freizeitgestaltung in Niederösterreich nicht mehr ausreichen, die Bedürfnisse Jugendlicher abzudecken.

Insgesamt bestätigen alle vorliegenden Studien die Tendenz zum Zerfall schutzgebender sozialer Strukturen mit den Konsequenzen einer zunehmenden Individualisierung („independent living") aber leider auch dem Nachteil einer hohen Suchtgefährdung, die von den existierenden Hilfsstrukturen nur mehr ungenügend kompensiert werden kann.

3 Sekundärprävention durch Mobile Jugendarbeit/Streetwork

Die klassische Einteilung präventiven Handelns in primäre (auf alle Jugendlichen ausgerichtete), sekundäre (auf gefährdete Jugendliche fokussiert) und tertiäre (auf Behandlung konzentrierte) Suchtprävention ist für ProfessionistInnen der Mobilen Jugendarbeit/Streetwork im ländlichen Raum nur teilweise brauchbar.

Die gängigen durchaus erfolgreichen Ansätze in rein primärpräventiven Zusammenhängen beziehen sich dabei – der Logik einer möglichst frühzeitigen Intervention folgend – auf Kompetenzvermittlungen im Kindesalter. Albee (1983) hat diese allgemein akzeptierte Basis für die Konzeption und Planung präventiver Interventionen auf eine griffige Formel gebracht:

$$\text{Inzidenz} = \frac{\text{Organische Faktoren} + \text{Stress}}{\text{Coping-Fähigkeit} + \text{Selbstwert} + \text{Stützsystem}}$$

(*Inzidenz*/Auftretenswahrscheinlichkeit einer Störung; *Coping*/Bewältigung; die Formel sagt aus, dass ausreichende Bewältigungsmöglichkeiten kombiniert mit Selbstwert und sozialen Stützsystemen das Auftreten von Suchtkrankheiten reduzieren).

Für Mobile Jugendarbeit/Streetwork im ländlichen Raum benötigen wir jedoch abseits dieser Konzeption eine flexiblere Anwendung suchtpräventiver Modelle im Sinne einer ganzheitlichen Arbeitsweise, auch wenn dies in der Praxis eine sehr hohe Qualifikation der ProfessionistInnen voraussetzt.

Diesem bislang beschriebenem Ansatz liegt eine Orientierung an den Defiziten nahe, also die Behandlung und Therapie soll „vorgezogen" werden, eventuelle Störungen bereits im Vorfeld verhindert werden. Dies rekurriert auf eine medizinische Denkweise, die den Einzelnen als Träger von Krankheiten oder Krankheitsrisiken betrachtet.

Benötigt wird aber ein Verständnis von Sekundärprävention, das von diesem Ansatz insofern abweicht, als lebensweltorientierte Prävention gefordert wird. Ausgegangen wird dabei von einem „biophilen" Präventionsbegriff, bei dem es um die Zielbestimmung gesundheitsfördernder Strategien geht, weniger darum „etwas zu verhindern", sondern um Aspekte gegenseitiger Unterstützung, Aktivierung und Partizipation (Stark, 1989).

Eine solche, auf die vorfindbare Lebenswelt der Jugendlichen bezogene Prävention bezieht sich auf die Arbeit an unterschiedlichen Lebensräumen mit dem Ziel, Modelle zur Steigerung der Lebensqualität für verschiedene Gruppen mit unterschiedlichen Kompetenzen und Stärken, Schwächen und Defiziten zu entwickeln. Zur eher individuellen Ebene gestaltbarer Lebenswelt treten die strukturellen Voraussetzungen in räumlicher, materieller und sozialer Hinsicht. Spätestens auf dieser Ebene wird die Notwendigkeit, mit anderen Berufsgruppen und Fachgebieten zusammenzuarbeiten, deutlich.

Dieses Verständnis präventiver Tätigkeit weist bereits eindeutig über ein Defizitmodell menschlichen Verhaltens und damit zusammenhängender „pathophiler“ Präventionsprogramme hinaus. Lebendig werden diese Programmatiken durch die Einsicht, dass eine lebensweltorientierte Prävention nur mit, jedoch niemals für oder über die Jugendlichen gemacht werden kann. Hier muss Prävention nicht nur von den Sichtweisen und der Lebenswelt der Zielgruppen ausgehen, die Professionellen sind vielmehr gefordert, den Sinn der Alltagshandlungen der Menschen zu entdecken, ernst zu nehmen und die Jugendlichen als ExpertInnen ihres Alltags wahrzunehmen. Dabei ist festzustellen, dass die oft normativen Vorstellungen der Professionellen über Gesundheit häufig nicht mit dem identisch sind, was Jugendliche ihrem Alltag als Orientierung für „sinnvolles“ Handeln zu Grunde legen.

Präventives Handeln muss vor allem eine „Sensibilität für die Lebenswelt“ entwickeln und unterschiedliche Ansätze und Strategien vereinen. Prävention bedeutet auch die Verhinderung von Entmündigung und Kontrollverlust in allen Lebensbereichen. Mobile Jugendarbeit benötigt also einen sozialökologischen Gedankengang der die beschriebene Gleichung von Albee unter einem anderen Blickwinkel betrachten lässt. Elias (1987) formulierte kontrastierend zu Albee eine Gleichung, die als Planungsgrundlage für präventive Ansätze vor allem Variablen der sozialen Umwelt einbezieht (zit. nach Stark, 1989).

$$\text{Auftretenswahrscheinlichkeit von Störungen in einer Population} = \frac{\text{Stressoren + Risikofaktoren in der Umwelt}}{\text{Ermöglichung von sozialem Lernen + Ressourcen sozialer Unterstützung + Gelegenheit der Erfahrung von Gemeinsamkeit}}$$

4 Grundlagen von Mobiler Jugendarbeit/Streetwork

Auch in der Theoriediskussion sozialer Jugendarbeit werden in den letzten Jahren zunehmend lebenswelt- und alltagsorientierte Handlungskonzepte thematisiert, die in Rückbesinnung bzw. Weiterentwicklung des Methodeninstrumentariums der Gemeinwesenarbeit eine Gemeindeorientierung sowie eine Bedürfnisorientierung an den Bedürfnissen der Jugendlichen akzentuiert. „Die Relevanz der Jugendhilfe für die Gesellschaft wird in den nächsten Jahren offensiv diskutiert und bestimmt werden müssen, da erweiterte und neue Adressatengruppen mit den traditionellen Interventionsinstrumentarien nicht erreicht werden können, bzw. deren Problemlagen sich einem überwiegend kontrollierenden Zugriff entziehen. Hier liegt die eigentliche sozialpolitische Dynamik der Jugendhilfe. Neue Problemfelder erfordern nicht nur neue Praktiken, sondern erzwingen sie auch" (Bundesministerium für Familie, Senioren, Frauen und Jugend 1994).

Zum Beispiel reicht eine alltagsorientierte niederschwellige Kontaktaufnahme auf der Straße, in Parks etc. mit auffälligen Jugendlichen, dazu Beratungsgespräche und ein attraktives Freizeitprogramm das wirksame funktionale Äquivalente zu selbst- und fremdzerstörerischem Verhalten enthält, nicht aus, wenn es im „therapeutischen Abseits" (Thiersch, 1991) des Lebensalltags von Jugendlichen stattfindet. Hinzukommen muss vielmehr eine öffentliche, produktive Auseinandersetzung im alltäglichen Lebensfeld der Jugendlichen, die aber stets dem Ziel einer Integration der ausgegrenzten Jugendlichen in der ländlichen Region verpflichtet bleibt (Specht, 1996).

Mobile Jugendarbeit operiert im Bereich zwischen offener Jugendarbeit und Sozialarbeit mit Jugendlichen als offensive Handlungsstrategie, die in ihren zielgruppen- und lebensweltorientierten Ansätzen, primär für und mit gefährdeten Jugendlichen, also z.B. alleingelassenen, extremistischen, arbeitslosen, suchtgefährdeten, aggressiven oder bereits delinquenzbelasteten Jugendlichen, Jugendlichen in Sinnkrisen, Beratungs- und Hilfsangebote entwickelt. Mobile Jugendarbeit geht weiters von einem für die Zielgruppe parteilichen und geschlechtsspezifischen Konzept aus. Dies bedeutet Arbeit im Lebensfeld der Jugendlichen in Niederösterreich in Mittelstädten und im ländlichen Raum, in Gemeinden, in sozialen Brennpunkten, bei Veranstaltungen, auf der Straße, in Parks, auf Bahnhöfen und im Fußballstadion, in Clubs und Beratungszentren, in der Disco und im ländlichen Wirtshaus; meint Arbeit in der jugendlichen Szenegruppe (Clique, Straßengruppe) und vor allem mit ihren informellen Führern; ist Arbeit mit den Bezugsgruppen der Jugendlichen (Familie, Nachbarn, Bewohner, Schule, Betrieb, Polizei, Jugendamt, Gericht und Öffentlichkeit).

Mobile Jugendarbeit akzentuiert die Veränderung von sozialökologischen Lebensbedingungen und die Bewohnerinteressen, um soziale Probleme stärker in ursächlichen Zusammenhängen anzugehen. Präventiv spielt das Moment der gemeindeöffentlichen Behelligung aber auch Beteiligung der Bewohner an Problemlösungsstrategien eine zentrale Rolle. Eine (konstruktive) informelle Sozialkontrolle verringert in der Folge staatliche Sanktionseingriffe. Die Fachstelle für Suchtvorbeugung favorisiert eine gemeinwesenorientierte „Einbringungsstrategie" für die primäre und sekundäre Suchtvorbeugung mit der die wohnortnahe Versorgung junger Menschen mit sozialen Unterstützungssystemen erreicht bzw. abgesichert werden soll und möchte konkret Jugendliche bei der Artikulation und Realisierung ihrer Ideen unterstützen. Es gilt die Herausforderung anzunehmen, dass zwar neue Abhängigkeiten von institutionellen Sicherungssystemen entstehen könnten, aber die Gestaltungsmöglichkeiten für die Entwicklung unterschiedlicher Normalitätsentwürfe und Lebenskonzepte sich erweitern. Aus dieser Perspektive sollte es gelingen, den bislang dominanten ökonomischen und rechtlich kodifizierten Indikatoren der Klassifikation von Lebensbedingungen Jugendlicher eine Dienstleistungsstrategie entgegenzusetzen, die die Funktion der Sozialen Arbeit in der „Wiederherstellung, Sicherung und Verbesserung der physischen und kulturellen Voraussetzungen zur Teilhabe an den sozialen, ökonomischen und politischen Aktivitäten unserer Gesellschaft" wahrnimmt. (Badura/Gross, 1976, S 13)

Den Jugendlichen wird aber auch ein politisches Verständnis ihrer Lage vermittelt, indem der Einzelne durch erlebnisorientierte Erfahrungen zu einem zunehmend gelingenden Alltag und wachsendem Selbstwert geführt wird, den Voraussetzungen für ein selbstverantwortliches Handeln auch in politischer Hinsicht.

5 Möglichkeiten von Mobiler Jugendarbeit in Niederösterreich

Vorausgeschickt werden muss, dass die konkreten Methoden, Techniken und Aktionen sich den jeweiligen Gegebenheiten, gerade im ländlichen Raum, flexibel anzupassen haben, um eine optimale Zielerreichung zu verwirklichen. Einige konkrete Ansätze werden derzeit schon im Rahmen von Modellprojekten durch die Fachstelle für Suchtvorbeugung umgesetzt, für andere fehlen vorläufig die organisatorischen Voraussetzungen und die finanziellen Mittel.

5.1 Schadensminimierung in Kombination mit Beziehungsangeboten

Durch Information und Intervention lassen sich die negativen Konsequenzen von Substanzmissbrauch wesentlich reduzieren. Um allerdings einen gesunden Umgang der Zielgruppe mit gefährlichen Substanzen dauerhaft zu konstituieren, ist intensiver Dialog und sind Beziehungsangebote unabdingbar.

5.2 Beratungsservice bei Veranstaltungen

Angebote sekundärpräventiver Beratung im Rahmen von (Jugend-) Kulturveranstaltungen können Jugendliche erreichen, die den Weg in klassische (hochschwellige) Beratungsstellen nicht gehen wollen. Die Erfahrungen im Rahmen der Modellprojekte der Fachstelle für Suchtvorbeugung zeigen eine breite Akzeptanz der Jugendlichen, wenn ProfessionistInnen bereit sind, sich auf den Kontakt in diesem Setting einzulassen. In diesem Zusammenhang hat sich die Koordination solcher Veranstaltungen zusammen mit ExpertInnen der primären Suchtprävention als sehr konstruktiv erwiesen.

Als Beispiel hierzu sei ein Rockn'Roll- und Rave-Event (ca. 1200 jugendliche Besucher), veranstaltet von einem kommerziellen Unternehmer auf der Burg Hohenegg (Bezirk St. Pölten), angeführt. Ziel des Pilotprojekts der Fachstelle für Suchtvorbeugung mit dem Namen „Nachtschicht" war, jugendliche Besucher über Suchtmittel und weniger gesundheitsgefährdenden Gebrauch zu informieren, bzw. Beratung für Betroffene und Interessierte anzubieten. Die Angebote umfassten: kostenlose Abgabe von Mineralwasser, Informationen über verschiedene Suchtmittel und Konsumformen, das nö. Jugendschutzgesetz und das Suchtmittelgesetz, dialogische Auseinandersetzung zum Thema Sucht, Beratungen zu jugendrelevanten Problemen und Kreativangebote, die Arbeit mit Mandalas und mit Ton. Vom Veranstalter wurde eine eigene räumliche Zone mit Zelt sowie Bänken und Tischen im Freien bereitgestellt, wo insgesamt 158 Jugendliche und junge Erwachsene im Laufe der Event-Nacht (20 Uhr bis 4 Uhr früh) Kontakt suchten. 42 Jugendliche nahmen intensivere Beratung in Anspruch. Diese Beratungen beinhalteten Auseinandersetzungen zu den erwähnten Themen, aber auch die Bearbeitung von komplexen Problemstellungen.

Überraschend für alle vier eingesetzten MitarbeiterInnen war die unkomplizierte Annahme der Kreativangebote durch die Jugendlichen, die im Sinne intermediärer Tätigkeiten zu effektiven sekundärpräventiven Beratungen führte. Die entspannenden und zentrierenden Kreativangebote waren beliebte Auszeit und rasch stellten sich vertrauliche Gespräche zwischen MitarbeiterInnnen und Jugendlichen her. 20% der Beratungen hatten die Reflexion des eigenen Suchtmittelkonsums zum Inhalt, bei 13% ging es um die derzeitige Lebenssituation. 16% der Jugendlichen benötigten begleitende oder stützende Maßnahmen, die im Rahmen ihrer Lebenswelt verfügbar waren und bei 11% war eine Vermittlung an soziale Einrichtungen notwendig (die restlichen 40% waren Informationsgespräche).

5.3 Optimierung der Jugendfreizeiteinrichtungen durch Vernetzung

Die freie Jugendarbeit in Niederösterreich basiert auf einem System von Vereinen, in denen engagierte, meist ehrenamtliche MitarbeiterInnen einen wesentlichen Teil der Primärprävention abdecken. Die unterschiedlichen Aktivitäten und Angebote der Vereine und Freizeiteinrichtungen treffen nicht immer die Bedürfnisse der Jugendlichen, diese Entwicklung geht die mit den veränderten Ansprüchen der Jugendlichen einher. Eine organisierte Vernetzung und die Etablierung von Supervision erhöht den Wirkungsgrad des Systems und wirkt im Idealfall motivierend auf die MitarbeiterInnen.

In Zusammenarbeit mit den Vereinen und Institutionen sollen vorgefundene Defizite im Freizeitbereich für Jugendliche dokumentiert und nach Möglichkeit durch Angebote ergänzt werden, die Mobile Jugendarbeit/Streetwork initiiert oder selbst setzt. Durch die Ausübung einer Koordinationsfunktion werden natürlich auch die Gemeinden von aktuellen Defiziten informiert und durch die Kooperation Synergieeffekte realisiert.

5.4 *Öffentlichkeitsarbeit für präventive Angebote und Anliegen*

Dieser aus Kapazitäts- und Finanzgründen bisher zu kurz gekommene Bereich bedarf dringend der Ausweitung, um gängigen Vorurteilen entgegenzuwirken und sicherzustellen, dass im Zuge der präventiven Bemühungen keine falschen Erwartungen entstehen (eine häufige falsche Erwartung wäre, dass ProfessionistInnen einseitig illegale Drogen verdammen und Abschreckung betreiben sollen).

5.5 *Koordination und Weiterbildung für ProfessionistInnen der Jugendarbeit*

Regelmäßige Weiterbildung und Vernetzung mit den ProfessionistInnen der Jugendarbeit muss im Zusammenhang mit den Aktionen und den Projekten in Form von Kurzschulungen zur regelmäßigen Einrichtung werden. „Arbeitskreise zur Suchtprophylaxe" haben sich in Modellprojekten (z.B. St.Pölten, Horn) hervorragend bewährt, die Kontinuität der Arbeit zu gewährleisten. Neben der Vernetzung der Jugendeinrichtungen auf institutioneller Ebene bedarf es weiters Vernetzungstreffen mit MitarbeiterInnen der freien Jugendarbeit und sozialen Einrichtungen um speziell im Bereich der Primär- und Tertiärprävention den Standard zu sichern und neue Entwicklungen rasch zu integrieren.

5.6 *Konfliktmoderation zwischen Jugendlichen und involvierten Institutionen*

Konflikte zwischen Jugendlichen, die ihre Freizeit möglichst lustvoll verbringen möchten und Institutionen (Exekutive, private Sicherheitsdienste, die Österreichischen Bundesbahnen, etc.), aber auch Probleme zwischen Szenegruppen (v.a. im städtischen Bereich) und den Institutionen stehen an der Tagesordnung und eskalieren häufig destruktiv. Mobile Jugendarbeit/Streetwork kann diese Konflikte zwar nicht aus der Welt schaffen, aber durch Konfliktmoderation in konstruktivere Bahnen lenken.

5.7 Soziokulturelle Animation

Ein ressourcenorientierter Ansatz, der sich an die Stärken und Fähigkeiten benachteiligter Jugendlichen wendet, erscheint nötiger als die Orientierung an Defiziten. So ist die Jugendlichen-Clique nicht nur Ort des Konsums gefährlicher Substanzen, sonder auch Raum positiverer Freizeitgestaltung, die entsprechend gefördert werden kann.

Ohne die Zielgruppe aus den Augen zu verlieren, kann die Aufgabe von Mobiler Jugendarbeit nicht allein in „sozialen Feuerwehreinsätzen" und Problemmanagement bestehen. Die Positionierung von Mobiler Jugendarbeit außerhalb der Jugendzentren ist daher fachlich unabdingbar, um den Einsatz für „Jugendzentrennotfälle" nicht zur Hauptaufgabe zu machen. Die Verwirklichung von Ansätzen der soziokulturellen Animation außerhalb von Jugendzentren und ähnlicher Institutionen ist methodisches Neuland und bedeutet eine besondere Herausforderung.

5.8 Lebensweltorientierte Beratung

Kennzeichen der Lebensweltorientierung ist ein Verständnis des Alltags von Jugendlichen im ländlichen Raum und deren Beziehung zur Gesellschaft, daran müssen sich Methoden und Techniken bewähren. Das Angebot der Sekundärprävention ist daher nicht diagnoseorientiert, der Zugang nicht auf KonsumentInnen illegaler Drogen beschränkt und Konsumverhinderung oder Heilung der Suchtkrankheit nicht vorrangiges Ziel. Mobile Jugendarbeit/Streetwork beschäftigt sich mit der „Person in der Situation", benötigt werden genaue Kenntnisse der objektiven Lebenswelt (der Besonderheiten der Kultur der Drogenszene, Suchtdynamik, Sprache etc.), aber auch des subjektiven Expertentums der Jugendlichen (deren spezieller Rolle in der Szenegruppe oder Clique, deren Kunst der Gestaltung des Alltags in der Szene etc.).

Der Zugang für Jugendliche zum Angebot muss möglichst leicht und einfach also „niederschwellig" inszeniert werden, keine ganz leichte Aufgabe, denn, wie auch sonst in der Sozialarbeit, ergeben sich viele Widersprüchlichkeiten aus der Gleichzeitigkeit von Hilfe und Kontrolle, von Unterstützung und Stigmatisierung. Gefordert sind Strukturen, die Jugendliche erreichen, die noch nirgendwo betreut werden und von sich aus (noch) keine Hilfe aufsuchen würden, gefordert ist selbstverständlich auch ein institutionelles Setting, das hilft, dort anzuknüpfen, wo der Jugendliche oder junge Erwachsene steht.

5.9 Krisenintervention

Umgangssprachlich wird der Krisenbegriff oft inflationär und als Synonym für alle möglichen Alltagsprobleme verwendet, unter Krisen verstehen wir aber nach Caplan und Cullberg „den Verlust des seelischen Gleichgewichts, den ein Mensch verspürt, wenn er mit Ereignissen und Lebensumständen konfrontiert wird, die er im Augenblick nicht bewältigen kann, weil sie von der Art und vom Ausmaß her seine durch frühere Erfahrungen erworbenen Fähigkeiten und erprobten Hilfsmittel zur Erreichung wichtiger Lebensziele oder zur Bewältigung seiner Lebenssituationen überfordern" (zit.n. Sonnek, 1991). Krisen sollten Wendepunkte zu konstruktiver Wandlung und innerem Wachstum sein, bei ungenügender sozialer Unterstützung allerdings können Krisen auch negative Entwicklungen einleiten, oder chronisch protrahiert werden.

5.10 Grenzen von Mobiler Jugendarbeit/Streetwork

In den Modellprojekten der Fachstelle für Suchtvorbeugung hat sich immer wieder erwiesen, dass Mobile Jugendarbeit/Streetwork Jugendlichen in deren Freizeitraum begegnet und als Freizeitraum genutzt wird, sie darf jedoch trotzdem den sozialarbeiterischen Auftrag nicht vernachlässigen. Streetwork ist Beziehungsarbeit, damit ist naturgemäß die Zahl der zu betreuenden Jugendlichen eingeschränkt. Die Erfahrung hat gezeigt, dass ein Zweier-Team maximal ca. 30 Jugendliche intensiv begleiten kann. Aus diesem Grund ist auch eine Flächendeckung in Niederösterreich nur schwierig und mit hohen Kosten zu erreichen. Das Auspendeln von ProfessionistInnen von der Standortgemeinde in umliegende Gemeinden ist zwar möglich, aber es kann aus Zeit- und Kapazitätsgründen keine fundierte Beziehungsbasis geschaffen werden.

Grenzen ergeben sich für Mobile Jugendarbeit/Streetwork auch dann, wenn entsprechende Fachkompetenz nicht vorhanden ist, z.B. bei rechtlichen, oder medizinischen Fragen etc., hier ist Vermittlung nötig.

6 Implementierung von Mobiler Jugendarbeit/ Streetwork in Niederösterreich

Konkrete Anlässe für die Implementierung von Mobiler Jugendarbeit/Streetwork sind in Niederösterreich die intensive Arbeit der Exekutive und die damit steigende Zahl der Anzeigen nach dem Suchtmittelgesetz. Dies weist scheinbar auf ein Drogenproblem hin, das von den Medien aufgegriffen, aber meist negativ dramatisiert und überzeichnet dargestellt wird. Andererseits gibt es in der Jugendarbeit großen Problemdruck, da Verbände und Jugendzentren sich für viele Jugendliche nicht mehr zuständig fühlen, weiters die schon erwähnte Studie zum Suchtmittelmissbrauch bei niederösterreichischen Jugendlichen (Bohrn, 1999), die für einzelne Regionen massive Zunahmen des Missbrauchs legaler und illegaler Suchtmittel konstatiert.

Die in Niederösterreich erfolgte Installierung von Mobiler Jugendarbeit wird das sogenannte Drogenproblem nicht sofort ausschalten, mit einem Absinken der Zahl der Anzeigen ist bei gleichbleibenden Ausgangsbedingungen kurzfristig nicht zu rechnen. Kurzfristig können aber sehr wohl der gesundheitliche Schaden minimiert und Suchtentwicklungen verhindert werden. Mittelfristig kann Mobile Jugendarbeit die Persönlichkeitsentwicklung aber auch die Lebenswelt benachteiligter Jugendlicher positiv beeinflussen, längerfristig kann ev. der Probierkonsum illegaler Substanzen reduziert werden.

Es besteht die Gefahr, dass in Unkenntnis der konzeptionellen Grundorientierung von Mobiler Jugendarbeit/Streetwork die Möglichkeiten einer Beziehungsarbeit mit den Jugendlichen falsch eingeschätzt werden. Es geht, noch einmal kurz zusammengefasst darum, Beratungs- und Freizeitangebote auch sozial benachteiligten Zielgruppen zukommen zu lassen, ihnen als Universalansprechpartner zur Verfügung zu stehen, Hilfe in Notlagen und Krisensituationen zu leisten und ihre Interessen zu vertreten. Um Missverständnisse bezüglich Möglichkeiten und Grenzen von Streetwork auszuschließen, muss im Rahmen der Implementierung schon zu einem sehr frühen Zeitpunkt den involvierten Institutionen das Aufgabenspektrum konkret aufgezeigt werden. Globale Äußerungen, oder euphorische Presseberichte können zu krisenhaften Entwicklungen führen, die das Projekt gefährden (Reichenauer, Tschemer 1999). Die Form der Implementierung von Mobiler Jugendarbeit/ Streetwork ist daher konstitutiv für deren Erfolg.

Wie bisherige Erfahrungen aus Modellprojekten, aber auch andere in- und ausländische Beispiele zeigen, ergeben sich die größten Probleme für Sekundärprävention aus der mangelnden Anzahl geeigneter BewerberInnen. Eine Lösung des Problems, die Ansprüche an die Qualifikation der MitarbeiterInnen zu reduzieren, ergab zu hohe Fluktuation und die Notwendigkeit, eine eigene berufsbegleitende Ausbildung für die MitarbeiterInnen zu initiieren, das führt aber gerade in der Anfangsphase zu Qualitätsproblemen und verursacht hohe Overheadkosten.

7 Schlussbemerkung

Strukturelle Suchtprävention in Niederösterreich muss Anstrengungen im derzeit defizitären Bereich der Sekundärprävention unternehmen, dies kann durch die Fachstelle für Suchtvorbeugung in Kooperation mit anderen sozialen Einrichtungen in Niederösterreich geleistet werden. Zur Sicherung der Kontinuität, speziell in einer Zeit der bundesweiten Sparpakete im Sozialbereich sowie der Rückkehr zur ordnungspolitischen Defizitverwaltung, wird allerdings noch viel politischer Wille und konkrete Unterstützung nötig sein, um neue Chancen für Jugendliche in Niederösterreich zu realisieren.

Literatur

Badura B, Gross P (1976) Sozialpolitische Perspektiven. Eine Einführung in die Grundlagen und Probleme sozialer Dienstleistungen. München

Beck U, Beck-Gernsheim E (1990) Das ganz normale Chaos der Liebe. Frankfurt/Main

Brunmayr E (1997) NÖ-Jugendstudie 1997. Neuer Zeitgeist – Neue Jugend. St. Pölten, (Jugendreferat des Amts der NÖ Landesregierung)

Deutsche Hauptstelle gegen die Suchtgefahr (Hrsg) (1994) Suchtprävention. Freiburg

Fellöcker K (1996) Jahresbericht des Projekts für Gesundheitsförderung und Suchtprävention. St. Pölten

Fellöcker K, Bernardis A (1998) Reggae und Sozialarbeit. In: Pantucek P, Vyslouzil M Theorie und Praxis Lebenswelt-orientierter Sozialarbeit. St. Pölten

Institut für Sozial- und Gesundheitspsychologie (1999) Substanzkonsum und -missbrauch bei Kindern und Jugendlichen in Niederösterreich. St. Pölten, (NÖ Landesregierung, Sanitätsabteilung)

Kommunale Gemeinschaftsstelle für Verwaltungsvereinfachung (KGst, 1994) Outputorientierte Steuerung der Jugendhilfe, Bericht Nr. 9, S 583. Köln

Lange J, Fellöcker K (1997) Sozialarbeit im ländlichen Raum. St. Pölten

Pantucek P, Fellöcker K (1996) Drogenprävention in der Schule. Evaluation des Projekts für Gesundheitsförderung und Suchtprävention an Hauptschulen und polytechnischen Schulen im Bezirk St.Pölten. St. Pölten

Reichenauer, Tschemer, M (1999) EVAS. Evaluierung aufsuchender Sozialarbeit. Leonding
Sonnek G (1991) Krisenintervention und Suizidverhütung. Wien
Specht W (1998) Alltag und mobile Jugendarbeit. In: Grunwald K, Ortmann F, Rauschenbach T, Treptow R (Hrsg) Alltag, Nicht-Alltägliches und die Lebenswelt. Beiträge zur lebensweltorientierten Sozialpädagogik. München
Stark W (1989) Lebensweltbezogene Prävention und Gesundheitsförderung. Freiburg
Thiersch H (1989) Position und Bedeutung von Jugend in der Gesellschaft. Über Kontextbedingungen und Perspektiven von Straßensozialarbeit. Neue Praxis, 19 Jg.
Weninger P (1998) Suchtvorbeugung der „next Generation". St. Pölten. Diplomarbeit an der Bundesakademie f. Sozialarbeit

Neue Wege in der Suchtprävention: das wissenschaftliche Pilotprojekt *ChEck iT!*

Harald Kriener

1 Ecstasy

1965 synthetisiert der an der University of California in Berkeley lehrende Chemiker Alexander Shulgin eine Substanz mit dem unaussprechlichen Namen Methylendioxymethylamphetamin, kurz MDMA. Er beschreibt die Wirkung, die 120 mg MDMA auf seinen Organismus haben:

> I feel absolutely clean inside, and there is nothing but pure euphoria. I have never felt so great, or believed this to be possible. The cleanliness, clarity, and marvelous feeling of solid inner strength continued throughout the rest of the day, and evening, and through the next day (Shulgin u. Shulgin, 1991, S 736).

MDMA wird 1898 vom deutschen Dissertanten Haber erstmals hergestellt und 1914 im Auftrag der Chemiefirma Merck patentiert. Berichte, wonach die Substanz als Appetitzügler erprobt und von Merck auch zum ersten Mal synthetisiert worden sei (Plaschke u. Plaschke, 1997; Saunders, 1996), erkennen erst Fromberg und Seymour (in Schmidt-Semisch, 1997) als umfangreiche Ansammlung wissenschaftlicher Falschmeldungen. Von Tierexperimenten der U.S.-Armee in den frühen 50er Jahren abgesehen (Cohen, 1998), gerät die Substanz bis zur ihrer Resynthetisierung durch Shulgin in Vergessenheit.

In den USA wird MDMA in den siebziger Jahren auf Grund der emotional „öffnenden“ sowie Gefühle, Empathie und Selbstakzeptanz verstärkenden Wirkung von einigen tausend TherapeutInnen (Shulgin u. Shulgin, 1991; Cohen, 1998) im psychotherapeutischen

Setting eingesetzt. Insbesondere in der Behandlung des Posttraumatischen Stresssyndroms, von Bulimie sowie in der Arbeit mit todkranken PatientInnen und in Paartherapien wird von beeindruckenden Erfolgen berichtet (Saunders, 1997). Manche TherapeutInnen sind sogar der Ansicht, dass eine MDMA unterstützte Sitzung bis zu sechs Monate einer konventionellen Sitzung ersetzen könne (Cohen, 1998).

In den späten 70er Jahren taucht MDMA unter dem Namen „Ecstasy“ oder „X“ in den USA vermehrt in Clubs und Lokalen auf. Nach Medienberichten über die neue Droge im Raum Texas und ersten medizinischen Zwischenfällen wird MDMA am 1. Juli 1985 von der Drug Enforcement Administration (DEA) – gegen die Empfehlung des begutachtenden Richters, die Substanz der Verbotsklasse III zuzuordnen und damit eine therapeutische Nutzung zu ermöglichen – in die Kategorie der gefährlichsten Substanzen aufgenommen, eine Entscheidung, die von den U.S.-Behörden 1988 bestätigt wird. 1986 bewirken die USA, dass MDMA von der WHO in die „Convention on Psychotropic Substances“ eingereiht wird, eine Kategorisierung, die allen WHO-Mitgliedstaaten empfiehlt, MDMA der strengsten Kontrolle zu unterwerfen (Schmidt-Semisch, 1997).

2 Rave

1987 bringen DJ Paul Oakenfold und einige seiner Kollegen hämmernde, pochende und stöhnende elektronische Klänge – die später unter dem Namen „Techno“ bekannt werden sollen – und den damit bereits verbundenen Ecstasy-Konsum von ihrer Urlaubsinsel Ibiza nach England und läuten damit den Beginn einer neuen Jugendbewegung ein. Obwohl Tanzen in englischen Clubs bislang eher unüblich ist, bewirkt die Zusammenführung von Ecstasy und Techno, dass sich tausende schweißüberströmte Jugendliche stundenlang mit lachenden Gesichtern zu den „pumpenden Bässen“ bewegen und einander dann und wann umarmen: „love, peace and unity – rave was born“.

1988 nimmt sich das Boulevardblatt „Sun“ dieser neuen Entwicklung an und berichtet von extremen Nebenwirkungen der „Teufelsdroge Ecstasy“ wie Halluzinationen, Panikattacken und der Gefahr, unter der Wirkung von Ecstasy sexuell missbraucht zu werden. Die anfangs scheinbar haltlosen Berichte wenden sich bald als erschreckende „self fullfilling prophecies“ gegen die junge Szene: die ersten in England mit Ecstasy in Verbindung gebrachten Todesfälle zweier junger Frauen, ein dramatischer Anstieg der von der Exekutive sichergestellten Mengen an MDMA und anderer synthetischer

Drogen sowie RaverInnen, die mit Paranoia, Kreislaufproblemen und – seltener – Hitzschlag in Spitäler eingeliefert werden, sind Indikatoren für die unerfreulichen Ecstasy-Nebenwirkungen. Zwischen 1992 und 1993 kommen schließlich auf Grund der verstärkten Nachfrage aus Amphetaminen und LSD gepantschte vermeintliche Ecstasy-Pillen und andere verunreinigte Tabletten auf den Markt.

Mittlerweile hat die Rave-Bewegung in ganz Europa neue musikalische Nuancen, Kommunikationsstile und Vorlieben für bestimmte psychoaktive Substanzen hervorgebracht. Ungeschriebene Gesetze wie „kein Alkohol und Ecstasy" werden gebrochen, und während für die meisten Beteiligten Raves unregelmäßige, entspannende Wochenendevents ohne beziehungsweise mit kontrolliertem Drogenkonsum bleiben, spiegeln sich für manche, die immer mehr Drogen brauchen, um die erhoffte Wirkung dann doch nicht mehr zu erreichen, in den härteren und dichteren Rhythmen der neuen Techno-Richtung „darkcore" die Langzeitfolgen des anhaltenden Ecstasy-, Marihuana- und Amphetaminkonsums wider: „An die Stelle ausgebreiteter Arme und umarmender Extraversion treten jetzt automatisch-autistische Körperregungen und leeres in sich selbst aufgesogen sein" (Reynolds, 1998).

3 Prävention

Als die aufgeregte „sex, drugs and rock'n'roll"-Berichterstattung wissenschaftlichen Diskussionen über veränderte Drogenkonsummuster, mögliche Langzeitfolgen des MDMA-Konsums sowie Dokumentationen über stetig steigende Mengen polizeilich sichergestellter synthetischer Substanzen wich, begannen sich Anfang der 90er Jahre Teile der Suchtprävention intensiver der neuen Jugendkultur zu widmen.

Anfänglich erschien ExpertInnen der Umstand paradox, dass trotz Berichten über körperliche und psychische Probleme von KonsumentInnen synthetischer Substanzen in Drogenberatungsstellen, bei ÄrztInnen oder PsychologInnen kaum eine Zunahme von Anfragen oder Problemfällen Betroffener dokumentiert wurde. Diese Tatsache kann auf zwei Umstände zurückgeführt werden: zum einen verstehen sich KonsumentInnen der neuen synthetischen Substanzen nicht als DrogenkonsumentInnen, sodass sie selbst bei Problemstellungen auf Grund von Substanzkonsum nicht beim bestehenden Drogenhilfesystem um Rat suchen (Beck und Rosenbaum, 1994). Zum anderen waren das traditionelle, vor allem im schulischen Bereich tätige primärpräventive System – das zumindest den Konsum illegaler Substanzen verhindern will – und das u.a. für bereits süchtige Menschen der Medikamenten- und Opiatszene tätige tertiärpräventive Hilfesystem auf die neuen KlientInnen nicht vorbereitet. Die Scheu der RaverInnen, das klassische Hilfssystem in Anspruch zu nehmen, fand ihr Pendant in der Verunsicherung vieler ProfessionalistInnen. Wie sollte man mit Jugendlichen umgehen, die zwar alle paar Wochen Ecstasy, Speed oder LSD konsumieren, sonst aber keine Anzeichen von Substanzmissbrauch zeigen und die gesamte Woche über „gut funktionieren"? Wie konnte Jugendlichen, für die das Suchtmittelgesetz als Abschreckung nicht ausreichte, näher gebracht werden, dass Substanzen, die kein physisches Abhängigkeitspotenzial besitzen und deren Langzeitfolgen bei moderatem Konsum als gering einzuschätzen sind, dennoch nicht konsumiert werden sollten? Wie konnte vor Inhalten der Ecstasy-Tabletten gewarnt werden, wenn selbst SuchtexpertInnen über den Inhalt dieser Tabletten nichts wissen? Wie konnte Abschreckung funktionieren, wenn in England an normalen Wochenenden nach konservativen Schätzungen ca. 1 Million Einheiten Ecstasy konsumiert werden, pro Jahr aber „nur" sieben Menschen an den Folgen des Ecstasy-Konsums sterben (Saunders, 1997)? Und wie sollte mit einer Szene kommuniziert werden, die die impliziten Regeln aller Jugendkulturen Lügen strafte, indem sie das Tempo und die Leistungsfähigkeit des sogenannten Establishments nicht konterkarierte, sondern vielmehr verinnerlichte und weiter erhöhte?

Es zeigte sich rasch, dass dieser neuen Szene – mit ihrer neuen Musik, ihren neuen Substanzen und ihrer ungeheuren Geschwindigkeit – nicht mit alten Konzepten der Sekundärprävention begegnet werden konnte. Pragmatismus, rasches Handeln und vor allem die Auseinandersetzung mit folgenden Fragestellungen waren gefordert:

Wer sind die KonsumentInnen der neuen synthetischen Substanzen? Welche Wünsche, Motive und Sorgen haben sie? Handelt es sich bei den gehandelten Tabletten und Kapseln hauptsächlich um Ecstasy? Welche chemischen Substanzen sind in welcher Dosierung in den vermeintlichen Ecstasy-Pillen tatsächlich enthalten? Mit welchen Maßnahmen und Aktionen können die KonsumentInnen erreicht werden? Wo soll Suchtprävention für diese Zielgruppe stattfinden?

CHECK IT!

Im Frühjahr 1997 trafen sich in der Drogenkoordination der Stadt Wien Dr. Dan Seidler von der Notfallaufnahme des AKH Wien, Prof. Rainer Schmid vom Klinischen Institut für medizinische und chemische Labordiagnostik des AKH Wien, Gerhard Schinnerl vom Verein Wiener Sozialprojekte und der Drogenkoordinator der Stadt Wien, Peter Hacker, um auf die gestellten Fragen szeneadäquate Antworten mit großer suchtpräventiver Wirkung zu finden. Das Ergebnis der gemeinsamen Bemühungen wurde *ChEck iT!* getauft, wobei *ChEck iT!* für „check your life, check your body, check your drugs" steht. Die praktische Umsetzung des wissenschaftlichen Pilotprojekts sollte in dieser Kombination bis heute weltweit einzigartig bleiben:

Da KonsumentInnen der neuen psychoaktiven Substanzen nur selten Beratungsstellen aufsuchen, muss Suchtprävention dort stattfinden, wo sich möglichst viele potenzielle „UserInnen" aufhalten: bei Raves. Um eine Vertrauensbasis zu den BesucherInnen herstellen zu können, müssen die Inhalte von Informationsgesprächen und Beratungen verständlich und objektiv sein. Um Aufschlüsse über die tatsächliche Substanzsituation zu gewinnen, vor besonders bedenklichen Substanzen im Sinne der „risk reduction" glaubwürdig warnen zu können und bei den KonsumentInnen Interesse für das Projekt zu schaffen, sollte eine zuverlässige und dennoch rasche chemische Analyse der im Umlauf befindlichen psychoaktiven Substanzen angeboten werden. Neben den tiefergehenden Beratungsgesprächen und Substanzanalysen sollten weitere „safer use"-Maßnahmen, von schriftlichen Informationen bis hin zu Gratis-Getränken zu einem möglichst risikoarmen Konsum beitragen und es den KonsumentInnen ermöglichen, kompetent und kritisch über eigene Konsummotive, Konsummuster und Suchttendenzen befinden zu können. Schließlich sollte eine Fragebogenstudie zusätzliche Informationen über Konsummuster und andere für präventive Maßnahmen notwendige Daten liefern.

Nachdem die rechtlichen Voraussetzungen mit dem Bundesministerium für Justiz sowie dem Bundesministerium für Arbeit, Gesundheit und Soziales geklärt und Gespräche mit der Exekutive geführt worden waren, wurde als erster *ChEck iT!* – Schauplatz ein vom Szeneveranstalter „XXX Productions" durchgeführtes Rave im mittlerweile legendären Wiener Gasometer gewählt. Größen der Techno-Szene wie Carl Cox, Westbam, Colin Favor oder Jeff Mills lockten zwischen 1993 und Herbst 1998 regelmäßig bis zu 10.000 BesucherInnen in den ehemaligen Gasbehälter.

Am 3. Mai 1997 wurden in zwei nahe der Tanzfläche aufgebauten Zelten den BesucherInnen während der gesamten Dauer des Raves von einem zwölfköpfigen SozialarbeiterInnen-Team Informationen zu Wirkung und Gefahren der unterschiedlichsten psychoaktiven Substanzen sowie vertrauliche Beratungsgespräche angeboten, wobei die MitarbeiterInnen hinsichtlich der Einnahme der Substanzen eine akzeptierende, jedoch keine befürwortende Haltung einnahmen. In einem weiteren Zelt konnten jene Personen, die an der Zusammensetzung ihrer Probe interessiert waren, einen Bruchteil der Substanz zur chemischen Analyse abgeben. Die Stoffe wurden fotografiert, vermessen, gewogen und beschrieben. Die potenziellen KonsumentInnen mussten einige Fragen zur Probe und zu ihrer Person beantworten, blieben sonst aber anonym. Die Substanzen wurden in einem mobilen Labor vor Ort von Prof. Schmid und einem Team von 7 ChemikerInnen in einem zweiteiligen, auf Flüssigkeitschromatografie basierenden Verfahren analysiert: mit zwei identischen, parallel laufenden Anlagen wird während weniger Minuten bestimmt, ob es sich bei den Substanzen um Amphetamin oder eines der als Ecstasy bekannten Amphetaminderivate handelt. Finden sich in der jeweiligen Probe weder Amphetamin noch Amphetaminderivate oder aber zusätzliche Substanzen, wird der Stoff in einem zweiten Schritt in einem weiteren hochempfindlichen Analysegerät bestimmt. Die Ergebnisse der Analysen wurden anonymisiert und nur für die jeweiligen ProbenabgeberInnen über eine Nummer identifizierbar in den Zelten ausgehängt.

Das Resumee dieser ersten Veranstaltung war gleichermaßen ermutigend wie ernüchternd: obwohl *ChEck iT!* bis zu diesem Zeitpunkt völlig unbekannt war und deshalb großes Misstrauen seitens der BesucherInnen erwartet werden konnte, wurden mit mehr als 300 BesucherInnen Gespräche geführt, hauptsächlich über die Wirkung und Gefahren der unterschiedlichen Substanzen und insgesamt 70 Proben analysiert. Überraschenderweise zeigte sich, dass etwas mehr Befragte (55%) Erfahrungen mit Amphetaminen als mit Ecstasy (52%) gemacht haben. Zu denken gab auch das ausgeprägte und rascher zu Sucht führende Mischkonsum-Verhalten der BesucherInnen, also das gleichzeitige oder nur durch kurze Abstände getrennte Einnehmen verschiedener psychoaktiver Substanzen, etwa in der Reihenfolge Alkohol, Ecstasy, Speed und Cannabis (Kriener, Schmid, Smekal, 1999). Vom Zuspruch der BesucherInnen war das Projekt jedenfalls als voller Erfolg zu werten. Der Markt stellte sich jedoch als noch uneinheitlicher und bedenklicher heraus als befürchtet: von den 50 als Ecstasy abgegebenen Substanzen konnten nur 44% tatsächlich als Amphetaminderivate identifiziert werden, alle anderen Substanzen enthielten zusätzlich Beimengungen wie Amphetamin, Koffein, Ephedrin oder stellten sich schlicht als Medikamente oder Placebos heraus.

Der Andrang der BesucherInnen und die besorgniserregende Zusammensetzung der analysierten Proben sprachen für eine Weiterführung von *ChEck iT!* Das politische Bekenntnis zum wissenschaftlichen Pilotprojekt und das positive Presseecho auf die ersten

Erfahrungen machten es möglich, dass *ChEck iT!* 1997 noch ein weiteres Mal, 1998 viermal und 1999 insgesamt fünfmal durchgeführt werden konnte.

Im Rahmen aller elf *ChEck iT!*-Veranstaltungen wurden über 700 Proben zur Analyse gebracht, wobei die Qualität der Substanzen starken Schwankungen unterlag. Waren etwa im Frühjahr 1998 in weniger als 20% (sic!) aller als Ecstasy zur Analyse gebrachten Substanzen tatsächlich Amphetaminderivate enthalten, fand sich bei den Veranstaltungen im Jahr 1999 in beinahe 90% aller Ecstasy-Proben MDMA, wenn auch in kaum vorhersagbaren Dosierungen. Die Qualitätsschwankungen bei dem mit einem höheren psychischen Abhängigkeitspotenzial ausgestatteten Amphetamin („Speed") fielen geringer aus: zwischen 60% und 88% aller analysierten Proben enthielten Amphetamin. Sehr häufig wurde diese leichter herzustellende und billigere Substanz als Ecstasy verkauft und in manchen Fällen enthielten die vermeintlichen Ecstasy-Proben Substanzen wie Atropin, Chinidin, Diazepam, Ephedrin, Koffein, Loperamid, Methadon oder Tramadol, in keinem einzigen Fall jedoch Strychnin oder Heroin.

Obwohl Ecstasy, Speed oder LSD von den meisten BesucherInnen nur unregelmäßig an Wochenenden zur „Freizeitgestaltung" („recreational use") konsumiert wurden und die Mehrzahl diese Entwicklungsphase ohne auffallende körperliche oder psychische Probleme hinter sich lässt, sah sich das *ChEck iT!*-Team in Gesprächen mit den unterschiedlichsten physischen wie psychischen Problemstellungen konfrontiert. Zu den am häufigsten genannten körperlichen Beschwerden zählen Magenschmerzen, Schlafprobleme, das Ausbleiben der Menstruation oder chronische Appetitlosigkeit. Bei den psychischen Problemen stehen Ängste und depressive Verstimmungen im Vordergrund, manche BesucherInnen berichteten von Wahnvorstellungen, Halluzinationen, länger andauernden Depressionen und sich abzeichnenden oder bereits manifesten psychischen Abhängigkeitsmustern.

Wichtigste Erkenntnis der letzten Jahre ist, dass junge Menschen durch szeneadäquate und pragmatische Projekte in großer Zahl erreicht werden können. Objektive und anschauliche Informationen und Gespräche sowie chemische Analysen an jenen Orten, die sich die Zielgruppe zur Gestaltung ihrer Freizeit wählt, können dazu beitragen, Mischkonsum, den Konsum großer Mengen psychoaktiver Substanzen sowie pharmakologisch besonders bedenklicher Substanzen ebenso zu verringern wie mögliche Suchttendenzen.

Ein im Herbst 1999 in Zusammenarbeit mit der Drogenkoordination Tirol und lokalen Einrichtungen der Jugend- und Drogenhilfe erfolgreich durchgeführtes *ChEck iT!* zeigte, dass auch außerhalb

Wiens Bedarf und Bereitschaft für Suchtpräventionsprojekte mit „drug-checking“, Informations- und Beratungstätigkeit besteht. Die Erfahrung, dass ein im Bundesland Salzburg geplantes Kooperationsprojekt nach tendenziösen Medienberichten und der prinzipiell begrüßenswerten, aber unrealistischen politischen Forderung nach einem drogenfreien Rave schon im Vorfeld abgesagt werden musste, verdeutlicht jedoch, dass ein hohes Maß an kompetenter und sensibler Kommunikation notwendig ist, um die Absichten dieses sehr komplexen und nicht sofort einsichtigen sekundärpräventiven Projekts verständlich zu machen.

Um auch außerhalb großer Veranstaltungen eine kontinuierliche, gesundheitsfördernde Informations- und Beratungstätigkeit garantieren und das Angebot auf jene KonsumentInnen synthetischer Substanzen ausdehnen zu können, die keine Raves besuchen, soll als wichtiger suchtpräventiver Schwerpunkt eine szeneadäquate *ChEck iT!*-Informationsstelle geschaffen werden. Das vereinzelte Auftreten neuer Substanzen – wie das der Anästhetika Ketamin („Special K“) und Gammahydroxybuttersäure (GHB oder „liquid ecstasy") oder des für potenzielle KonsumentInnen von Amphetamin kaum zu unterscheidenden Methamphetamins (das als „Yaba“ in den Medien zweifelhafte Aufmerksamkeit erfuhr) zeigt zudem, dass von präventiver Seite rasche und pragmatische Interventionen weiterhin erforderlich sind. Um über Wirkung und Gefahren dieser Substanzen informieren sowie adäquate und akzeptierte suchtverhindernde Impulse setzen zu können, muss Prävention am Puls der Zeit bleiben – die Beats des Techno schlagen schnell.*

Literatur

Beck J, Rosenbaum M (1994) Pursuit of Ecstasy. The MDMA Experience. Albany, NY, State Universtity of New York Press

Cohen R S (1998) The love drug. Marching to the Beat of Ecstasy. Binghamton, NY, Haworth Medical Press

Kriener H, Schmid R, Smekal G (1999) ChEck iT! Bericht zum wissenschaftlichen Pilot-Projekt ChEck iT! mit Daten und Erfahrungen aus den Jahren 1997 und 1998. Wien

Plaschke M, Plaschke M (1997) Ecstasy: Epidemiologie, Neurobiologie, Effekte, Risiken. München, W. Zuckschwerdt

Reynolds S (1998) Generation Ecstasy. Boston etc., Little, Brown and Company

Saunders N (1996) Ecstasy. Zürich, Ricco Bilger

---

* *ChEck iT!* wird vom Bundesministerium für Arbeit, Gesundheit und Soziales sowie der Stadt Wien finanziert.

Saunders N (1997) Ecstasy reconsidered. London, Turnaround
Schmidt-Semisch H (1997) Designer-Droge Ecstasy? In: Neumeyer J, Schmidt-Semisch H (Hrsg) Ecstasy – Design für die Seele? Freiburg i. Breisgau, Lambertus, S 21–38
Shulgin A, Shulgin A (1991) PIHKAL. A chemical love story. Berkeley, Transform Press

Grenzerfahrungen – Reflexionen aus der Ostregion

Ewald Höld

1 Einleitung

Die österreichische Grenze in Richtung Osten zu überschreiten bedeutet trotz Grenzöffnung, regerem Austausch und verstärktem Handelsinteresse noch immer unterschiedlichste Barrieren zu überwinden und sich in vieler Hinsicht auf weitgehend unbekanntem Territorium zu bewegen. Geschichtliche, politische, kulturelle und sprachliche Eigenart sowie die Isolation in der jüngsten Vergangenheit haben hier Grenzen geschaffen, die zu überwinden sind, wenn Aktivitäten, gleich welcher Art, gesetzt werden.

Internationale Vereinigungen, wirtschaftliche Konzerne und politische Institutionen delegieren entsprechende Aufgaben an spezielle Fachleute oder Gruppen, die in der Arbeit der Grenzüberschreitung Erfahrung haben und durch ihre Position, Entwicklung, Kenntnisse und Fähigkeiten besonders dafür geeignet sind. Hier zählen nicht nur die Sprachkenntnis, sondern es spielen auch einige andere Qualitäten wie kulturelles Verständnis, Dynamik und Nachhaltigkeit im Tun eine besondere Rolle.

Arbeit im Osten bedeutet nicht Neokolonialismus, Entwicklungshilfe oder eine neue Form der Missionarstätigkeit mit der Katechese einer Ideologie, sei sie religiös, politisch oder kulturell. Sie bedeutet Kontakt herzustellen, die gemeinsamen Interessen zu stärken, unterschiedliche Standpunkte als solche zu akzeptieren und aus dieser Spannung heraus gemeinsam zu agieren.

Suchtarbeit „an der Grenze" erfordert auch eine Reflexion der grenzüberschreitenden und entgrenzenden Aspekte des Phänomens Sucht an sich.

Auf der individuellen Ebene beinhaltet der Rausch beim Einzelnen eine Grenzüberschreitung in vieler Hinsicht. Entgrenzende Erfahrungen in Rauschzuständen, Gefühle der Auflösung der körperlichen und seelischen Grenzen, das Überschreiten der Angstgrenze etc. können oft nur destruktiv verarbeitet werden. Im Rahmen der normalen Persönlichkeitsentwicklung kann das Erlebnis von Grenzerfahrung jedoch auch ein Erwerb von Lebenskompetenz sein und einen integrativen Umgang mit Ent-grenzung und Be-grenzung ermöglichen. Das Erlernen des bewussten Umganges mit den eigenen Grenzen ist präventiv wirksam als auch auf therapeutischer Ebene ein Weg aus der destruktiven Suchtspirale.

Auf der gesellschaftlichen Ebene sind viele Systeme an Herstellung, Handel, Regulierung und Kontrolle von Suchtmitteln sowie an Behandlung und Strafverfolgung beteiligt, wie z.B. Finanz, Gesundheit, Sicherheit, Politik etc. Suchtarbeit in ihren verschiedenen Aspekten erfordert daher die Integration von Grenzerfahrungen, das Erlernen eines verträglichen Umgangs mit Grenzen und nicht zuletzt ein ressort- und grenzüberschreitendes Arbeiten.

Als Drogenkoordinator des Landes Burgenland habe ich in den vergangenen fünf Jahren in vieler Hinsicht „Arbeit an der Grenze" geleistet. Die Erfahrungen aus dieser Tätigkeit, aber auch mein persönlicher Hintergrund als Einwohner dieser Region sind in diesen Artikel eingeflossen.

2 Überlegungen zum Begriff der Grenze

Die Funktion der Grenze erstreckt sich vom Mikrokosmos bis in den Makrokosmos, Grenzen durchziehen wie Zwiebelschalen biologische und systemische Strukturen. Offenere Grenzen ermöglichen regen Austausch, verbunden damit ist ein regerer Energiefluss und -verbrauch. Geschlossenere Grenzen verbrauchen im Innern weniger Energie, allerdings besteht die Gefahr eines allmählichen Energieverbrauchs, einer Alterung, einer Verringerung der Ressourcen. Somit ist an der Grenze der Umgang mit den Faktoren Energie, Austausch, Polarität und Gleichgewicht bestimmend für die Vitalität eines Systems.

Der „Eiserne Vorhang", die Chinesische Mauer, die Berliner Mauer wurden als Schutz vor äußeren Feinden begründet. Grenzbefestigungen finden wir aber auch im Kleinen, Persönlichen, wie z.B. im Gartenzaun und nicht zuletzt in der Haut, deren wichtigste Funktion die Abwehr von allen Außenreizen ist. Der Schutz der Grenze schafft Sicherheit und Geborgenheit und ist eine Abwehr gegen die Angst.

Grenzen regeln das Leben von Menschen, schaffen Identität und

Zusammengehörigkeitsgefühl. Durch das Zusammenleben innerhalb eines umgrenzten Gebietes entsteht eine Bindung, für die man sich verantwortlich fühlt und die man nach außen verteidigt, wie Eigentum oder Identität. Die Grenzziehung hilft dabei, Konflikte mit den Nachbarn zu vermeiden, wiewohl sie auch immer wieder Konflikte schafft.

Sprache, Erziehung, Ausbildung und tradiertes Wissen, kulturelle Identität, Spiritualität und Religion schaffen Bereiche, in denen Grenze wirksam wird. Nationalitäten, gesellschaftlicher Status, Wirtschaftskraft und Leistung sind weitere Grenzmarker, die Identifizierung oder Abgrenzung ermöglichen. Darüber hinaus gibt es äußere, sogenannte objektive Grenzen wie politische oder geografische. So sind z.B. die Eigenheiten einer Landschaft, ihre klimatischen Bedingungen und die vom Menschen geschaffenen Veränderungen in vieler Hinsicht prägend für dort wohnenden Menschen. Dies gilt auch für Zeitempfinden und Zeitbegriff: der Umgang mit Zeit, das Ausgerichtet sein auf Vergangenheit und Zukunft bestimmen den individuellen und kulturellen Lebensrhythmus.

Schließlich sollte nicht außer Acht gelassen werden, dass sich derzeit weltweit Grenzen durch Globalisierung, neue politische Ordnungen und Vernetzungen in Bereichen wie Wirtschaft, Information, Sicherheit und Ökologie auflösen. Die zunehmende Dynamik dieses Prozesses bewirkt eine Neuordnung der gesellschaftlichen und individuellen Verhältnisse, es entstehen neue Grenzziehungen mit all ihren Folgen, dies gilt nicht zuletzt auch für die bisherigen Formen von Solidarität und sozialem Engagement.

3 Das Grenzland Burgenland

Das Burgenland kam 1921 als jüngstes Bundesland zu Österreich. Geografisch gibt es keine natürliche Grenze zum Osten hin, der Neusiedlersee ist durch seine Teilung zwischen Ungarn und Österreich eher Verbindung als Trennung. Durch die Anbindung an den Pannonischen Raum sind die Volksgruppen der Deutschen, Kroaten, Ungarn, Roma und Sinti hier angesiedelt. Geografisch, politisch und geschichtlich ergibt sich damit eine bunte Vielfalt, was die kulturelle, nationale und volksgruppenbezogene Grenzziehung und damit die Herausbildung einer klaren „burgenländischen Identität“ erschwert.

Durch die Randlage der Region gegenüber dem Westen und dem fehlenden Austausch mit dem großen osteuropäischen Raum zeigen sich jedoch auch eine gewisse Devitalisierung und Abgegrenztheit, die wirtschaftliche Situation ist schwach.

Die schlechte ökonomische Randlage hat die EU bewogen, das Burgenland als „Ziel 1"-Förderungsgebiet zu definieren. Die Region soll gesondert und vorrangig gefördert werden, um den Anschluss an EU-Standards zu erreichen. Somit ist das Grenzland Burgenland auch zum Entwicklungsland mit all seinen positiven und negativen Auswirkungen geworden.

„Ziel 1"-Förderungsgebiet zu sein bedeutet für die jeweilige Region, viele EU-Fördergelder für wirtschaftliche, wenige für soziale Agenden und keine für den Ausbau der Infrastruktur zu erhalten. Letztere ist im Burgenland vor allem im Bereich medizinischer und sozialer Einrichtungen besonders schlecht ausgestattet.

Durch die Grenzsituation ist die Region auch zu einem Transitland geworden, wobei die wichtigen Verkehrsverbindungen weniger den Landesbürgern im eigenen Land zugute kommen, sondern eher das schnelle Ein- und Auspendeln erleichtern. Lokale Verkehrskonzepte haben sich hier nationalen und transnationalen Konzepten unterzuordnen.

Seit die 250 km lange Grenze nach dem Abbau des „Eisernen Vorhangs" durch die Schengener Verträge zu einer EU-Außengrenze mutiert ist, hat sie eine neue Funktion. Sie ist damit nicht nur Staatsgrenze, sondern auch Außengrenze eines größeren Staatenbundes.

Für die Region bedeutet dies ein Anwachsen der Verkehrsbelastung, des Zollbetriebs, einen großen Konkurrenzdruck durch das nahe Ausland und eine Zunahme des Handels, gefolgt von der Errichtung von Mega-Handelszentren. Zusammenfassend könnte man sagen, dass sich trotz prosperierender Wirtschaftsdaten die subjektive Lebensqualität für die Bewohner verschlechtert hat.

Durch die Funktion der EU-Außengrenze und die damit verbundene Einführung neuer Sicherheitsstandards hat sich die traditionelle Grenzsicherung mit ihren gewachsenen Strukturen drastisch verändert. So verzeichnet das Burgenland ein überproportionales Anwachsen der Beamten für Zoll und Grenzschutz, der Assistenzeinsatz des Bundesheeres zur Grenzsicherung schafft eine bis dahin nicht gekannte Präsenz, die das Bild der Orte und der Landschaft verändert. In einer Zone von 30 km ist im Grenzgebiet eine „Schleierfahndung" möglich, dies betrifft sowohl ausländische als auch ortsansässige Bürger. Der Grenzschutz durch das Bundesheer dient hauptsächlich der Bewältigung der Flüchtlingsproblematik. Die Tatsache, dass sich durch die Abwehr von Flüchtlingen und durch die Schleppertätigkeit menschliche Tragödien abspielen, verdeutlicht, dass innerer Frieden oft durch aggressive Schutzmechanismen aufrechterhalten wird. Wo früher der „Todesstreifen" traurige Berühmtheit erlangte, bestimmen jetzt Wachtürme, Nachtsichtgeräte und Überwachungshubschrauber das Bild. Die Festung Europa wird an der burgenländischen Grenze in einem ganz besonderen Ausmaß verteidigt, die unmittelbaren Folgen sind hier am deutlichsten spürbar.

Wie gehen die BurgenländerInnen mit dieser Situation um? Wie wird die Spannung zwischen Zerstörung und Aufbau bewältigt, wieviel Angst gilt es zu überwinden? Wie wird die Grenze überhaupt bewältigt?

Die Antworten auf diese Fragestellungen sind vielfältig und kontroversiell. Tatsache ist, dass der Anteil an Waffen in den Privathaushalten extrem hoch ist, betreffend gesundheitlicher Probleme belegt das Burgenland mit Leberzirrhosen und Herz-Kreislauferkrankungen die vorderen Ränge. Der Anteil an Selbstmorden ist sehr hoch, Suchtmittelkonsum, vor allem der Alkohol, spielt eine große Rolle.

Gemessen an der hohen Rate psychosozialer Betroffenheit ist die entsprechende Infrastruktur eher karg ausgestattet. Der Mangel an Ressourcen macht eine Unterstützung von außen notwendig. So muss z.B. die stationäre psychiatrische Versorgung in anderen Bundesländern, d.h. in Niederösterreich und in der Steiermark, geleistet werden, was für die Betroffenen und deren Angehörige auf Grund der großen Entfernungen hohe Belastungen mit sich bringt.

Präventive Arbeit muss daher auch entsprechende Schwerpunkte speziell für die Bedürfnisse und Defizite setzen. Eine Partnersuche ist dafür unumgänglich und hier bietet auch der Osten in seiner Größe neue Möglichkeiten.

4 Möglichkeiten der präventiven Suchtarbeit an der Grenze

4.1 Primärprävention

Die Verwirklichung von Ansätzen, die sowohl personen-, als auch strukturorientiert sind, ist in Grenzregionen besonderen Anforderungen ausgesetzt. Sinnvolle Präventionsarbeit über die Grenzen hinweg kann nur mit einem hohen Ausmaß an Sensibilität und entsprechenden Ressourcen geleistet werden. Müssen doch verschiedene Systeme mit anderen Entwicklungen und Positionen mit berücksichtigt werden. Unterschiedliches Gesundheitsbewusstsein und verschiedene Zieldefinitionen müssen aufeinander abgestimmt werden. Auch der Faktor Zeit spielt z.B. in Bezug auf die gegenseitigen Erwartungen eine besondere Rolle.

In randständigen Strukturen sind Ressourcen knapp, Veränderungsarbeit ist mit hoher Angst besetzt, die Akzeptanzschwelle ist hoch. An der Grenze bedeutet auch, an der Peripherie zu sein, hier hört man oft: „Wien (oder Budapest) ist weit". Lokale Projekte haben deshalb Vorrang vor der Erfüllung von Großprojekten, die von einer Zentrale ausgehen.

Bemerkenswert ist, dass bestimmte Phänomene strukturschwacher Gebiete sowohl diesseits als auch jenseits der Grenze auftreten. So ist z.B. hier wie dort der Anteil der Frauen, die durch einen Pendlerhaushalt und eine Nebenerwerbslandwirtschaft neben der Haushaltsführung mit Kindern und eventuell der Pflege von Angehörigen unter extremen Druck geraten, sehr hoch. Für solche strukturellen Probleme gibt es oft keine vorgefertigten Lösungen, präventive Aktivitäten müssen sich daher mit diesen lokalen Gemeinsamkeiten speziell beschäftigen.

Abhängigkeitsfördernde Entwicklungen zu verändern bedeutet Identität und Selbstwert von einzelnen Personen, aber auch von Gemeinschaften zu fördern. Gerade im Burgenland mit seinen vielen Volksgruppen gilt es deren Selbstbewusstsein zu stärken, ihre Ressourcen an Kultur- und Sprachenvielfalt nicht als Makel, sondern als Stärke zu erkennen und diese auch bewusst einzusetzen.

4.2 Grenzüberschreitende Nutzung der therapeutischen Angebote

Hier ist es wichtig, die jeweiligen Standards aufeinander abzustimmen und bei einer guten Übereinstimmung die Detailfragen zu klären. Oft gibt es bei Übereinstimmung in der generellen Strategie unterschiedliche Bestimmungen im Detail, z.B. beim Einsatz von bestimmten Medikamenten. Ein Beispiel aus der Praxis für eine erfolgreiche grenzüberschreitende Zusammenarbeit im Bereich der stationären Behandlung Drogenabhängiger ist die nun mehrjährige Kooperation mit dem Elisabethspital in Sopron/Ungarn. Ebenso werden auf österreichischer Seite ungarische PatientInnen vom burgenländischen psychosozialen Dienst (PSD), dem die ambulante Versorgung Drogenabhängiger obliegt, betreut.

4.3 Begleitmaßnahmen

Die Abstimmung der Aktivitäten rund um die Sicherung der Grenze und der Kontrolle von Einfuhr, Ausfuhr und Handel von Suchtmitteln durch Zoll, Exekutive und Behörden verlangt ein größtmögliches Maß an Kooperation auf beiden Seiten. Organisierte Kriminalität profitiert davon, wenn es keine zwischenstaatliche Abstimmung entsprechender Strategien gibt. Durch einen laufenden Erfahrungsaustausch können sich die Kontrollmöglichkeiten erheblich verbessern.

5 Gestaltung von grenzüberschreitenden Projekten

Bei der Gestaltung und Organisation von Projekten sind etliche Grundregeln zu beachten, einige davon treffen in besonderem Maß für grenzüberschreitendes Arbeiten zu.

5.1 Kontaktaufnahme mit den richtigen Partnern

Es hat sich gezeigt, dass gerade bei der grenzüberschreitenden Arbeit in der Ostregion der persönliche Kontakt mit engagierten Einzelpersonen oder Gruppen eine große Rolle spielt. Solche Kontakte sind in der Regel nicht reglementiert und es gibt oft keinen institutionalisierten Austausch über vorgegebene Systeme. EntscheidungsträgerInnen wünschen sich häufig Kampagnen, die von „oben" dekretiert werden könnten, gerade diese sind jedoch in der Regel in ihrem Wert nicht besonders relevant. Dagegen können sich eher unübliche Kontaktpartner im weiteren Verlauf als sehr tragfähige und fruchtbare Beziehungen herauskristallisieren. Da Basisarbeit und übergeordnete Funktion einander ausschließen, ist jedoch auch die Unterstützung durch Personen mit Koordinationsfunktion für die nachhaltige Planung und Durchführung eines Projekts von großer Bedeutung. Gefragt sind sie hier in erster Linie als OrganisatorInnen und LogistikerInnen, nicht als Fachleute.

5.2 Behördliche und andere Stützsysteme

Bei grenzüberschreitenden Projekten sind die Behörden ein wichtiger Partner in allen Fragen der transnationalen Zusammenarbeit, beispielsweise bei Visaerstellung, Passformalitäten, Erleichterungen im Grenzverkehr, Geldtransfer etc. Sie ermöglichen auch die rechtliche Unterstützung bei notwendigen Veränderungen eigener Verordnungen und sogar Gesetzen, wie z.B. Jugendschutz, Medikamententransfer, Zollgesetze etc. Da grenzüberschreitende Projekte gerade in östlichen Systemen oft nationale Sicherheitsfragen berühren, ist die Zusammenarbeit mit den öffentlichen Kontrollsystemen und der Exekutive anzustreben. Die Erfahrung lehrt, dass eine frühe Einbindung von exekutiven Systemen in die Planung von Projekten spätere Behinderungen ausschließt. Auf Sicherheit bedachte Systeme prüfen außerdem den Nutzen für das eigene Land in einem gesonderten Maß, was eine zusätzliche Unterstützung darstellen kann.

5.3 Öffentlichkeitsarbeit

Bei grenzüberschreitenden Aktivitäten ist die Polarität zwischen Ablehnung und Annahme gerade im Suchtbereich oft sehr ausgeprägt, hier spielen auch die übergeordneten (gesundheits)politischen Ausrichtungen der jeweiligen Länder und Regionen eine Rolle. Eine gezielte Öffentlichkeitsarbeit mit speziell informierten Medienleuten kann hier aufklärend wirken, Vorurteile abbauen und Unterstützung für das Projekt bewirken.

5.4 Konfliktfähigkeit, Flexibilität und Toleranz

Alle Beteiligten sollten über eine hohe Konfliktfähigkeit verfügen, da im Projektverlauf eigene Spannungen und die Spannungen der Partner oft sehr stark zum Tragen kommen und durch die Grenzsituation noch verstärkt werden. Durch den nicht immer möglichen ständigen Diskurs kann es zu ausgeprägten Krisenzeiten mit Zweifel und Entfremdungsgefühlen kommen, die nur mittels Entgegenkommen, Flexibilität und Toleranz bewältigt werden können

5.5 Überregionale Finanzpartner

Projektförderer wie die Europäische Union, die Weltgesundheitsorganisation (WHO) oder das Drogenkontrollprogramm der Vereinten Nationen (UNDCP), EU-Programme wie PHARE und TACIS oder private Initiativen wie die Soros-Stiftung sind hinlänglich bekannt. Die Teilnahme an diesen Programmen stellt hohe Anforderungen an die Verwaltung und Organisation der Projekte, vor allem durch die vorgegebenen Standards bei Projektentwicklung, Evaluation und Monitoring. Laufendes Berichtswesen ist dabei zwingend vorgeschrieben, dies erfordert eine gute Abstimmung der Projektpartner in Verwaltungsfragen.

5.6 Ideologische Übereinstimmung

Zu große ideologische Unterschiede können sich auf die gemeinsame fachliche Kooperation sehr ungünstig auswirken. Es gilt daher, eine möglichst breite Kontaktplattform zu finden, auf der technische und methodische Fragen in annähernd großer, auch ideologischer Übereinstimmung diskutiert und entworfen werfen können. Ideologisches Sendungsbewusstsein schafft Misstrauen und wirkt sich kontraproduktiv für die praktische Arbeit aus. Vielleicht verfügen gerade Grenzregionen mit ihrer durchmischten Bevölkerung und diffusen Identität über einen günstigeren, eher pragmatisch als ideologisch geprägten Zugang als zentrale Strukturen mit hohem programmatischem Auftrag.

5.7 Pflege einer Kultur des Austausches

In Regionen, die eine Kultur des Austausches pflegen, werden grenzüberschreitende Projekte besser zustande kommen, als in Regionen, wo es diese Kultur des Austausches nicht oder nur in geringem Ausmaß gibt. In Österreich gibt es hier sehr unterschiedliche Gepflogenheiten, was sich bei einem Blick auf die Landkarte der grenzüberschreitenden Aktivitäten sehr gut nachvollziehen lässt. Dabei spielen naturgemäß die unterschiedlichsten Faktoren eine Rolle. So gibt es geografische, geschichtliche, ökonomische oder andere Gründe, die den Aufbau einer solchen Kultur fördern oder behindern können.

Auf der Schiene des Austauschs können Kultur, Identität und Bewusstsein dargestellt und der notwendige Hintergrund für spezifisches fachliches Arbeiten geschaffen werden. Musik, Literatur, bildende Kunst und andere Aktivitäten transportieren den nationalen Hintergrund oft besser als theoretische Grundsatzerklärungen.

6 Bedingungen für Projektentwicklung

6.1 Lange Vorlaufzeit

Durch die oben erwähnte Einbindung der verschiedenen AkteurInnen wird die Notwendigkeit einer langen Vorlaufzeit evident. Die unterschiedlichen Zeithorizonte spielen dabei ebenso eine Rolle wie das Ausmaß der Adaptationsarbeit, die sich z.B. durch notwendige Neudefinitionen von Grundsätzen und Fachfragen sehr aufwendig gestalten kann. Oft sind bei den Partnern die Bedingungen und die Ressourcen für ein effizientes Arbeiten noch nicht entsprechend vorhanden. Es gilt daher, sich flexibel auf die jeweilige vorhandene Situation einzustellen, dies bedeutet aber auch oft eine Einschränkung der eigenen Ansprüche an professionelles Handeln.

6.2 Sprachliche Ressourcen

Sprache transportiert viel vom Verständnis für den Partner auf allen Ebenen, das Finden einer gemeinsamen Sprache ist daher von großer Wichtigkeit. Sprachliche Kompetenzen mit Abstufungen wie „Kurzvokabular", „Schnellkurs-Sprache" bis hin zu einer guten Zwei- und Mehrsprachigkeit mit einem tiefergehenden sprachlichen und kulturellen Verständnis sind dafür notwendig. Je polyglotter ein Team zusammengestellt ist, um so leichter bewältigt es die Zusammenarbeit mit anderen Teams über die Grenzen hinweg, gerade Grenzregionen bieten dafür oft ideale Bedingungen.

6.3 Kulturelles Verständnis

Grenzregionen haben gegenüber den inneren Regionen eines Landes häufig den Vorteil gemeinsamer kultureller Wurzeln mit dem „Fremden". Die Auseinandersetzung mit kulturellen und geschichtlichen Fragen darf jedoch in keinem Fall ausbleiben. Um ein echtes Verständnis füreinander zu schaffen, müssen Vorurteile, gegenseitige „Bilder" und tradierte Haltungen ständig überdacht und an die Realität angepasst werden. Von außen importierte Projekte (wie z.B. slowakische Anti-Raucherkampagnen nach US-amerikanischem Vorbild) laufen häufig Gefahr, die Zielgruppe nicht zu erreichen und der Output bleibt im Verhältnis zum Aufwand minimal.

6.4 Reisemöglichkeit

Mobilität ist unabdingbare Voraussetzung für eine grenzüberschreitende Projektgestaltung. Die Reisekosten nehmen einen großen Teil des Budgetrahmens in Anspruch und müssen entsprechend berücksichtigt werden. Äußerst hilfreich sind virtuelle Informationstechniken wie Email und Internet, die auch in den östlichen Ländern zunehmend vorhanden sind.

7 Was macht den Unterschied zum Problem für die Zusammenarbeit?

7.1 Verschiedene Zeitbedürfnisse

Gerade in den östlichen Ländern wird mit dem Faktor Zeit anders und oft wesentlich großzügiger umgegangen. Fachliche Tätigkeiten, Entscheidungsprozesse, neu strukturierte Verwaltungen haben ein anderes Zeitmanagement als in westlichen Strukturen. Hier ist ein koordiniertes und vor allem auf den beim Partner vorhandenen Zeitfaktor abgestimmtes Vorgehen notwendig.

7.2 Geschichtliche Sensibilitäten

In Grenzregionen spielen Ängste, erlittene Traumata aus der Geschichte, archetypische Verhaltensweisen im Umgang mit dem Fremden – wie Abwehrhaltung, Aggression, Machtspiele – eine große Rolle und müssen in der Situation der Zusammenarbeit berücksichtigt werden. Um zwischenmenschliche Fremdheitsgefühle abzubauen, ist ein emotionsloser Zugang zur eigenen und fremden Geschichte durch konsequente Bearbeitung und Bewältigung von Vergangenheit notwendig.

7.3 Wechsel der politischen Verhältnisse

Gerade die jungen Demokratien im Osten unterliegen oft einer drastischen Veränderung der politischen Verhältnisse innerhalb relativ kurzer Zeit. Reformatorische und restitutionelle Kräfte wechseln sich in den regierenden Funktionen ab, die auch die transnationalen Tätigkeiten und internationalen Kontakte bestimmen. Ebenso beeinflusst ein Wechsel der Mehrheitsverhältnisse in westlichen Demokratien den Verlauf von Projekten. Je stärker diese unabhängig von Verwaltungsstrukturen in der Basisarbeit verankert sind, desto weniger sind sie auch durch politische Machtwechsel beeinflussbar.

8 Projekt „Der Spielzeugfreie Kindergarten" – „Summertalks" in Mattersburg 1998

8.1 Der Spielzeugfreie Kindergarten

Der Psychosoziale Dienst des Landes Burgenland (PSD) beauftragte eine Mitarbeiterin mit der Durchführung des Pilotprojekts „Spielzeugfreier Kindergarten".

Der Ansatz des Projekts geht von der Tatsache aus, dass Reizüberflutung und Leistungsbezogenheit den Kindern zuwenig Zeit für Kommunikation, Kreativität und Fantasie lassen. Durch die verminderte Aktivierung der Kinder während des Projekts seitens der KindergärtnerInnen, die eher begleiten als anleiten, wird die Eigenverantwortung und Selbständigkeit der Kinder in einem tolerierbaren Rahmen gefördert. Dies geschieht durch das vordergründig einfache Wegräumen des Spielzeugs, nachdem Eltern, KindergärtnerInnen und Kinder ausreichend darauf vorbereitet wurden. In der Folge sind die Kinder auf sich allein gestellt und haben die Möglichkeit, durch Kreativität, Kommunikation und Gruppenaktivitäten ihre eigene Spielwelt zu gestalten. Diese Periode dauert bis zu drei Monaten, wobei sie im Burgenland in der Dauer von sechs bis acht Wochen durchgeführt wird.

8.2 Vom Projekt zu den „Summertalks"

Die guten Erfahrungen mit dem Projekt wurden in einem fachlichen Rahmen vorgestellt, zu dem auch Fachleute aus den angrenzenden ungarischen Komitaten eingeladen waren, die großes Interesse an dieser Art der Prävention zeigten. In der Folge wurden zwei Symposien – „Summertalks" – organisiert, die EntscheidungsträgerInnen aus der Gesundheitsverwaltung, den Ausbildungsinstitutionen sowie KindergärtnerInnen aus dem Burgenland, der Steiermark, Ungarn und der Slowakei zusammenführten. Die Koordinationsfunktion übernahm der Kinder- und Jugendanwalt des Landes Burgenland.

Hauptreferentin war die Entwicklerin des Projekts, Elke Schubert aus Deutschland, die neben den projektspezifischen Aspekten auch die Erfahrungen aus andern europäischen Ländern mit einbrachte. Die Leiterin der Informationsstelle für Suchtprävention der Stadt Wien berichtete über die wissenschaftliche Evaluation des Wiener Projekts und eine Mitarbeiterin des PSD über die burgenländischen Erfahrungen. In den Workshops erfolgte ein Know how-Transfer an Hand der praktischen Erfahrungen, dabei wurde ausführlich die Frage der Einbettung der Projektinhalte in die Ausbildung der KindergärtnerInnen sowie die Möglichkeiten des weiteren transnationalen Austauschs diskutiert.

Die Reaktionen der Printmedien sowie lokaler Radio und TV-Stationen auf das Projekt und die „Summertalks" waren unisono sehr positiv. Finanzielle Ressourcen konnten sowohl von der burgenländischen Landesregierung und der EU als auch vom Bundesministerium für Arbeit, Gesundheit und Soziales requiriert werden. Auf der Seite der Partner haben die ungarischen Komitatsverwaltungen, eine private Stiftung sowie die slowakische Regierung Zuschüsse getätigt.

8.3 Transfer

In weiterer Folge fanden Veranstaltungen in Ungarn statt, auch in der Slowakei wurde das Projekt in Kindergärten durchgeführt. Im Rahmen der „Europäischen Woche der Suchtprävention" nahmen ungarische, slowakische und slowenische KindergärtnerInnen an der von der Informationsstelle für Suchtprävention der Stadt Wien veranstalteten Enquete „Suchtprävention im Kindergarten“ teil, bei der u.a. das Projekt „Spielzeugfreier Kindergarten“ vorgestellt und ein Workshop speziell für ausländische KindergärtnerInnen gestaltet wurde.

Ein weiterer Austausch findet auf der Ebene der burgenländisch-kroatischen Kindergärten statt: So bewarben sich kroatisch sprechende KindergärtnerInnen aus Ungarn in kroatischen Kindergärten als PraktikantInnen, um das Projekt aus erster Hand zu erleben. Unterstützt wurde dieses Projekt mit einer speziellen Förderung der burgenländischen Landesregierung für kroatische Kindergärten. Diese besondere Form der Kooperation auf der Ebene der Volksgruppen ist ein gutes Beispiel dafür, wie die Ressource der Mehrsprachigkeit von Minderheiten grenzüberschreitende Aktivitäten ermöglichen kann.

Im Zuge des Projekts wurden Broschüren im Burgenland ausgearbeitet, die als Unterstützung für KindergärtnerInnen, Eltern und andere Interessierte dienen können. Durch eine spezielle Förderung des Bundesministeriums für Arbeit und Gesundheit konnten diese Broschüren auch in kroatisch, ungarisch und slowenisch übersetzt werden.

8.4 Zusammenfassung

Die Umsetzung des Projekts „Summertalks“ hat alle Beteiligten bereichert. Es hatte beträchtliche Auswirkungen auf die Region und darüber hinaus und wirkt immer noch weiter. Wertvolle Erfahrungen wurden eingebracht und ermöglichen eine weitere grenzüberschreitende Zusammenarbeit auf unterschiedlichsten Ebenen.

Literatur

Falbesoner B (1998) „Alles o.k?“ – Suchtvorbeugung im Kindergartenalter. Psychosozialer Dienst, Burgenland

Fischer U Ch, Krieger W (1998) Suchtprävention an der GemengSchubert E, Strick R (1996) Leitfaden zum „Spielzeugfreien Kindergarten“. Aktion Jugendschutz, München

Schubert E, Strick R (1996) Spielzeugfreier Kindergarten. Aktion Jugendschutz, München

UNDCP (1999) Directory of non-governmental organizations working in drug demand reduction, June 1999

Kontaktadressen

Die vorliegende Auswahl ist auf jene Institutionen beschränkt, deren Arbeitsauftrag überwiegend aus Prävention und Gesundheitsförderung besteht und kostenfreie Angebote zumindest mit beinhaltet. Auch einige Drogenberatungsstellen bieten Suchtprävention als Teil ihres Aufgabengebiets an, entsprechende Angaben finden sie in den regionalen Informationsbroschüren. Die jeweils zuoberst angeführte Fachstelle für Suchtprävention in ihrem Bundesland vermittelt gerne weitere Angebote.

Kärnten

Koordinationsstelle für Suchtprävention
Amt der Kärntner Landesregierung /Abt. 12

Träger: Land Kärnten
MitarbeiterInnen: Pädagogin, Psychologe

Angebote: Koordination und Vernetzung des suchtpräventiven Angebots in Kärnten. Projektberatung und -begleitung, MultiplikatorInnenschulungen für PädagogInnen, SozialarbeiterInnen, MedizinerInnen etc., Vermittlung von ReferentInnen, Materialien zu verschiedenen Schwerpunkten. Öffnungszeiten: Mo–Do 8–16 Uhr, Fr 8–13 Uhr (Terminvereinbarung notwendig)

Adresse: Hasnerstraße 8, 9020 Klagenfurt, Tel. 0463/51 37 43, Fax 0463/51 37 43-38
e-mail: abt12.spraev@ktn.gv.at

Niederösterreich

Fachstelle für Suchtvorbeugung NÖ

Träger: Gesundheitsforum NÖ

MitarbeiterInnen: SozialarbeiterInnen, PädagogInnen, PsychotherapeutInnen
Angebote: Informations-, Kontakt- und Vermittlungsstelle für alle Belange der Suchtvorbeugung. Co-finanzierung von Projekten und Koordination und Vernetzung der primären und sekundären Präventionsarbeit in NÖ. Aktivitäten zur Qualitätssicherung, Dokumentation und Evaluation der Suchtvorbeugung.
Beratung und Fortbildung für Personen aus dem pädagogischen, sozialen und betrieblichen Arbeitsfeld für z.B. Aktionstage für Schulen, Kurse für Betriebe etc. Praxisreflexionen und Coaching bei Problemen mit Suchtmitteln in div. Organisationen.

Öffnungszeiten: Mo 11:00–17:00 Uhr, Di bis Do 8:00–17:00 Uhr, Fr 8:00–12:00 Uhr – (Terminvereinbarung erbeten)

Adresse: Kremsergasse 37/ DG, 3100 St. Pölten. Tel. 02742/314 40 FaxDw 19
e-mail: gfnoe.st.poelten@netway.at, website: www.fachstelle.at

Oberösterreich

Institut für Suchtprävention

Träger: Pro mente OÖ

Zielgruppen: LehrerInnen; SchülerInnen; Verantwortliche in Arbeitswelt, Gemeinde, Kindergarten, Schule; Verantwortliche in der Familienarbeit; BetreuerInnen in der Kinder- und Jugendarbeit; Jugendliche, die Auskünfte zum Thema Sucht und Suchtprävention brauchen; Interessierte am Thema Sucht und Suchtprävention; Betroffene, die an einer Vermittlung zu entsprechenden Beratungsangeboten interessiert sind.

Angebote: Vorträge, Schulungen, Tagungen, Seminare, Workshops, Elternabende, Entwicklung und Begleitung suchtpräventiver Projekte in Schulen, Kindergärten, Einrichtungen der Jugendarbeit, Betrieben, Gemeinden, Erstellung von Materialien (Broschüren, Falter, Unterrichtsmaterialien, Artikel, Gutachten, etc.), Beratung von Organisationen, Gremien, Wissenschaftliche Tätigkeit, Infostände, Ausstellungen, öffentlich zugängige Bibliothek und Videothek, regionale Tätigkeit.
Angebote für Schulen: Beratung/Begleitung (Projekte, Aktionen, Unterrichtsarbeit), Unterrichtsmaterialien, Referatsgrundlagen, Fortbildung für Lehrer.
SchülermultiplikatorInnenprojekte, Vortrag zum Thema „Sucht und

Suchtvorbeugung" bei pädagogischen Konferenzen, Durchführung von Vorträgen bei Elternabenden und Elternvereinsabenden.

Wichtig: Das Institut für Suchtprävention ist keine Beratungsstelle für Suchtprobleme, wir vermitteln aber gerne an entsprechende Beratungsstellen weiter.

Wartezeit: Je nach zeitlicher Auslastung der MitarbeiterInnen.

Kosten: Das Angebot ist größtenteils kostenlos.

Adresse: 4020 Linz, Mozartstraße 43, Tel. 0732/778936, Fax 0732/778936 – 20, e-mail: info@praevention.at, www@ praevention.at

Öffnungszeiten: Mo–Do 8:00–12:00 Uhr und 13:00–17:00 Uhr, Fr 8:00–12:00 Uhr

Regionale Mitarbeiterinnen in den Bezirken: Steyr, Steyr–Umgebung, Kirchdorf: Herbert Baumgartner, Tel: 07227/7270 bzw. 0664/4355325, e-mail: baumgartnerh@praevention.at

Freistadt, Perg: Margot Brandstetter, Tel: 07941/6921 bzw. 0664/4355322, e-mail: brandstetterm@praevention.at

Ried, Braunau: Mag. Irmgard Bretbacher, Tel: 07752/70598 bzw. 0664/4355324, e-mail: bretbacheri@praevention.at

Rohrbach, Urfahr-Umgebung: Ulrike Schwarz, Tel: 07289/4603 bzw. 0664/4355326, e-mail: schwarzu@praevention.at

Eferding, Schärding, Grieskirchen: Siegfried Unger, Tel: 07221/72085 bzw. 0664/4355323, e-mail: ungers@praevention.at

Gmunden, Vöcklabruck: Mag. Rudolf Gruber, Tel: 07612/88572 bzw. 0664/4355321, e-mail: gruberr@praevention.at

Linz-Land, Wels, Wels-Land: Mag. Bettina Kalliauer, Tel: 0664/4355327, e-mail: kalliauerb@praevention.at

Salzburg

Akzente Salzburg – Suchtpräventionsstelle

Träger: Landesjugendreferat Salzburg

MitarbeiterInnen: PsychologInnen und PädagogInnen

Angebote: Information und service, Medien, Bibliothek, Bildungsangebote, Schule, Projekte. Öffentlichkeitsarbeit

Öffnungszeiten: Mo 11:00h–19:00 Uhr, Di–Do: 09:00 Uhr –13:00h
Adresse: Nonntaler Hauptstraße 1, 5020 Salzburg, Tel. 0662 84/92 91-44, Fax 0662/84 92 91-16, e-mail: supra@akzente.net

Steiermark

VIVID–Fachstelle für Suchtprävention Steiermark

Träger: Volkshilfe Steiermark und Caritas Diozese Graz-Seckau
MitarbeiterInnen: SozialarbeiterInnen, PsychologInnen, PädagogInnen, 1 Sekretärin

Angebote: Entwicklung, Durchführung und Begleitung von Projekten der primären Suchtprävention in Schulen, Kindergärten Jugend- und Sozialeinrichtungen, Betrieben und Gemeinden; Vorträge, Workshops, zielgruppenorientierte Fortbildung zur primären und sekundären Suchtprävention („Step by Step" in Kooperation mit der Drogenberatungsstelle des Landes Steiermark), Vermittlung von ReferentInnen; Vernetzung primärpräventiver Initiativen in der Steiermark sowie Beratung von Organisationen und Gremien; Information und Medienservice

Öffnungszeiten: Mo, Mi, Do: 14 –17 Uhr, Di, Fr: 9 –12 Uhr

Adresse: Hans-Sachs-Gasse 12/II , 8010 Graz, Tel. 0316/82 33 00, Fax 0316/82 33 00-5, E-mail: vivid@stmk.volkshilfe.at, Homepage: http://www.checkit.at/vivid/

Tirol

kontakt&co – Suchtpräventionstelle Tirol

Träger: Rotes Kreuz – Jugendrotkreuz Tirol
MitarbeiterInnen: PädagogInnen, Suchtberater

Angebote: kontakt&co bietet Unterstützung in der primären schulischen Suchtprävention (Unterrichtsbehelfe, Projektberatung, LehrerInnen-Fortbildung, fun&friends-Programm mit SchülerInnen als Multiplikatoren) und in der Sekundärprävention (step by step-Programm: Schulungen zur Früherkennung und Intervention bei Verhaltensauffälligkeiten im Vorfeld möglicher Suchtprobleme; Praxisreflexion: fachliche Beratung von Direktion und LehrerInnen bei Problemen mit Suchtmitteln an Schulen). Für eine Vertiefung in die Thematik oder für Schülerreferate können die Fachbibliothek und das Pressearchiv genutzt werden. Über weitere aktuelle Angebote informieren der vierteljährlich erscheinende Newsletter, Info-Falter und die Homepage der Suchtpräventionsstelle.

Öffnungszeiten: Mo–Do 8.00–16.00 Uhr
Adresse: Bürgerstraße 18, A-6020 Innsbruck, Tel. 0512/585730, Fax 0512/585730-20, Email: kontaktco@jrk.t.redcross.or.at, Homepage: http://www.t.redcross.or.at/jrk/kontactco

Vorarlberg

SUPRO, Werkstatt für Suchtprophylaxe

Träger: Stiftung Maria Ebene, Zentrum für Suchtkrankheiten
Team: Multiprofessionelles Team aus den Fachbereichen Psychologie und Pädagogik

Tätigkeitsschwerpunkte: Beratung und Information aller an den Themen Sucht und Suchtvorbeugung Interessierten (SUPRO-Report, Broschüren, Fachliteratur, Videos); Vermittlung von qualifizierten Fachleuten aus dem Bereich Sucht (Sozialarbeiter, Ärzte, Psychotherapeuten, Psychologen, Pädagogen, Juristen etc.); Entwicklung, Umsetzung und Auswertung von Programmen zur Suchtvorbeugung; Unterstützung und Begleitung von Projekten zur Suchtvorbeugung; Bereitstellung und Umsetzung von Evaluations-Know-How; Aufbereitung und Vermittlung wissenschaftlicher und praktischer Erkenntnisse der Suchtprophylaxe; Erhebung und Auswertung Vorarlberg-spezifischer Daten durch eigene Untersuchungen und die Erfahrung und Information praktisch Tätiger
Voraussetzungen für eine Zusammenarbeit: Freiwilligkeit, Aktive Mitarbeit, Finanzielle Mitbeteiligung

Besonderheiten im fachlichen Angebot: SUPRO-Report: (4x jährlich erscheinende Publikation zum Sammeln), „step by step“ (interaktive Schulungssoftware für die Sekundärprävention in der Schule – Früherfassung von problematischem Verhalten und gezielte Intervention), Café Saigon (ein zeitgemäßes, speziell für Jugendliche entwickeltes Suchtpräventionsprogramm, das die interaktiven Möglichkeiten neuer Computertechnologien nutzt), Dokumentation
Kontaktaufnahme: Jeweils zu den Öffnungszeiten, auch ohne Voranmeldung.

Öffnungszeiten: Jeweils von Montag bis Freitag von 9.00 bis 12.00 Uhr und Montag bis Donnerstag von 14.00 bis 16.00 Uhr. Termine am späteren Nachmittag oder am Abend nach Vereinbarung.

Adresse: Moosmahdstr.4, 6850 Dornbirn, Tel. 05572/55 1 55, Fax 05572/55 1 55 –15, E-mail: supro@supro.at, www.supro.at
Leitung: Martin Hefel

Wien

ISP-Informationsstelle für Suchtprävention der Stadt Wien

Träger: Stadt Wien (MA15)
MitarbeiterInnen: SozialarbeiterInnen, PsychologInnen, PsychotherapeutInnen

Angebote: Koordination und Vernetzung des suchtpräventiven Angebots in Wien. Fortbildung und Projektberatung für Schlüsselpersonen u.a. aus dem pädagogischen, sozialen und betrieblichen Arbeitsfeld (z.B. KindergärtnerInnen, LehrerInnen, LehrlingsausbildnerInnen).
Unterstützung bei der Entwicklung von regionalen bezirksbezogenen Aktivitäten, Vermittlung von ReferentInnen.

Öffnungszeiten: Mo u. Fr 13–16 Uhr, Di u. Do 9–12 Uhr (Terminvereinbarung erbeten)
Adresse: Alserstraße 20/6, 1090 Wien, Tel. 531 14/85 810, Fax 531 14/7977, e-mail: isp@M15.magwien.gv.at

Gesundheitsförderungszentrum (GFZ)

Träger: Stadt Wien und Bund (Unterabteilung am Pädagogischen Institut der Stadt Wien und Pädagogischen Institut des Bundes in Wien)
MitarbeiterInnen: LehrerInnen

Angebote: Seminare und Workshops zur Gesundheitsförderung, u.a. zum Thema Sucht und Suchtvorbeugung. Beratung und Unterstützung bei Projektplanungen an Schulen. Arbeitsgemeinschaften zu aktuellen Themen, Vorstellen von Unterrichts- und Arbeitsmaterialien sowie von konkreten Projekten. Referate bei LehrerInnenkonferenzen und Elternabenden. Vermittlung von ReferentInnen für den Unterricht.

Öffnungszeiten: Mi 9–15 Uhr (Terminvereinbarung erbeten)
Adresse: Grenzackerstraße 18, 1100 Wien, Tel/Fax 60 118/4267

Kriminalpolizeilicher Beratungsdienst (KBD)

Träger: Bundespolizeidirektion Wien
MitarbeiterInnen: SicherheitswachebeamtInnen mit speziellem Aufgabengebiet im Bereich Sucht und Drogenprävention

Angebote: Information und Beratung zu den Themen Sucht und Drogen, Mitarbeit bei Projekten an Schulen oder jugendrelevanten Einrichtungen, Informations- und Projektarbeiten mit LehrerInnen und Eltern, Aufklärung bezüglich rechtlicher Fragen, Peerprojekte.

Hinweis: Der Kriminalpolizeiliche Beratungsdienst beschäftigt sich auch mit den Themen Gewaltprävention, Prävention von sexuellem Missbrauch und Sicherheitstechnik.

Öffnungszeiten: Mo–Fr 7.30–16.30 Uhr
Adresse: Damböckgasse 4/3, 1060 Wien, Tel. 52 102/4483,4491, 4492

Schulberatungsteam (SBT)

Träger: Stadtschulrat für Wien, Abteilung I
MitarbeiterInnen: BeratungslehrerInnen und psychagogische BetreuerInnen

Angebote: Das Schulberatungsteam bietet SchulleiterInnen, LehrerInnen, SchülerInnen und Erziehungsberechtigten Fortbildung in Form von Seminaren, Workshops und Pädagogischen Konferenzen zur Sucht- und Gewaltvorbeugung an, berät bei der Projektplanung im psychosozialen Bereich und übernimmt auch Teile bei der Durchführung von Projekten.

Öffnungszeiten: Mo–Fr 8–13 Uhr

Adresse: Wehlistraße 178, 1020 Wien, Tel. 726 31 82, Fax 726 31 78

Weitere Angebote in Wien finden Sie in der Broschüre:

„Sucht, Beratung u. Therapie“
Bezug: Jugendinfo Wien
Adresse: Bellaria Passage (U2/U3 Volkstheater), 1010 Wien
Öffnungszeiten: Mo–Sa 12–19 Uhr, Tel. 1799, E-mail: jugendinfo.wien.blackbox.at

Springer-Verlag und Umwelt

GPSR Compliance

The European Union's (EU) General Product Safety Regulation (GPSR) is a set of rules that requires consumer products to be safe and our obligations to ensure this.

If you have any concerns about our products, you can contact us on ProductSafety@springernature.com

In case Publisher is established outside the EU, the EU authorized representative is:

Springer Nature Customer Service Center GmbH
Europaplatz 3
69115 Heidelberg, Germany

Batch number: 10815974

Printed by Printforce, the Netherlands